Lesage

W0286770

MAVE SALTER

ALTÉRATION DE L'IMAGE CORPORELLE

Le rôle de l'infirmière

Traduit de l'anglais
par Laura Ovion

Conseillère d'édition
Cécile Boisvert

L'édition originale de cet ouvrage a été publiée en Grande-Bretagne sous le titre *Altered body image. The nurse's role.*

InterÉditions
7, rue de l'Estrapade
75005 Paris

Diffusion exclusive au Canada :
Éditions du Renouveau Pédagogique, ERPI
8925, Boulevard Saint-Laurent
Montréal, Québec, H2N 1M5

ISBN : 2 7613 0758 5

ISBN : 2 7296 0398 0

Auteurs de l'ouvrage

CAROLE BLACKMORE, Royal Marsden Hospital, Sutton, Surrey.

JENNIFER CREEVY, Royal South Hampshire Hospital, Southampton.

JANE DAVIDSON, Robert Jones & Agnes Hunt Orthopaedic Hospital, Oswestry.

LINDA DAVIS, Atkinson Morley's Hospital, Londres.

BRIDGET DOLAN, Atkinson Morley's Hospital, Londres.

SALLY GLEN, The London Hospital, Londres.

SANDRA HITCHENS, Royal South Hampshire Hospital, Southampton.

GWILYM JONES, Robert Jones & Agnes Hunt Orthopaedic Hospital, Oswestry.

MARY LEVANS, Atkinson Morley's Hospital, Londres.

MARGOT LINDSAY, The National Hospital for Nervous Diseases, Queen Square, Londres.

LYNDA MAY, Birmingham Accident Hospital, Birmingham.

JAN MAYCOCK, Waltham Forest Health Authority.

MARGARET RUTTER, Overseas Development Administration.

MAVE SALTER, Royal Marsden Hospital, Sutton, Surrey.

ANN TAIT, University College Hospital, Londres.

LOUISE WOODHEAD, Atkinson Morley's Hospital, Londres.

Table des matières

Avant-propos

Comment arrive-t-on à soigner des malades présentant une altération de l'image du corps ? Ou comment peut-on aider les étudiants à acquérir les qualités et les connaissances nécessaires pour aider ces malades à s'adapter et se sortir de ces expériences traumatisantes ?

On a trop souvent supposé que ces connaissances existaient intrinsèquement et qu'elles se développaient automatiquement chez toute élève infirmière. En tant qu'infirmières, nous avons cherché en vain des textes à recommander à celles qui veulent améliorer leurs connaissances, et nous avons fini, après plusieurs essais infructueux, par les écrire nous-mêmes.

J'ai eu de la chance. L'infirmière avec laquelle j'ai fait mon apprentissage aurait pu écrire ce livre elle-même, bien que je ne croie pas qu'elle en aurait compris ni le titre (*Altération de l'image corporelle*) ni tout ce qu'il implique. Elle aurait considéré que cela faisait partie du travail de l'infirmière et n'aurait pas poussé plus loin son analyse.

C'est en décembre 1962 que je fis mon premier stage dans un service. Le service Nightingale était un service de chirurgie cardiaque, thoracique, abdominale et cancéreuse pour femmes. La surveillante du service avait énormément d'expérience; elle portait une blouse qui lui arrivait à la cheville, une cape et (du moins c'est ce que j'avais compris) avait sa place réservée dans la cafétéria et la salle de repos des surveillantes. J'ai eu de la chance de travailler avec elle, car elle prit sa retraite le jour où je terminai mon stage.

Elle savait tout sur la manière de soigner les gens ayant des problèmes d'altération d'image du corps et elle savait parfaitement faire comprendre aux élèves infirmières, aux jeunes diplômées et aux internes que ces gens étaient des individus à part entière qu'il fallait traiter avec sympathie, respect et de manière positive.

C'est juste avant Nöel que je l'accompagnai pour soigner Christine. Christine avait quatorze ans, juste quatre de moins que moi à l'époque, et on lui avait fait une colostomie pour un mégacôlon congénital. Je me souviens de ce que me dit ma «guide» avant d'aller avec elle pour refaire le pansement et nettoyer la stomie. Durant les trois mois qui suivirent, j'eus le privilège d'apprendre comment une infirmière expérimentée pouvait aider un malade à s'adapter au problème de l'image corporelle et à voir, de manière positive, la liberté que cette opération chirurgicale traumatisante allait lui apporter.

Ce livre est destiné aux infirmières qui soignent des malades stomisés et qui n'ont personne pour les guider.

Elle m'a également présentée à M. Howe qui se trouvait dans l'une des quatre chambres particulières du service. Que faisait-il dans une chambre particulière dans un service pour femmes? La raison était simple : il n'y avait pas de chambres particulières dans les services pour hommes et M. Howe voulait son intimité. Il avait une tumeur du visage qui lui avait mangé la joue, la mâchoire, l'oreille et déplacé l'orbite et les dents.

Ce livre est écrit pour des infirmières qui ont à soigner des M. Howe, qui doivent refaire le pansement du trou qu'il a sur le visage quatre, cinq à six fois par jour sans trahir le moindre dégoût pendant que l'œil qui lui reste scrute attentivement son visage. C'est pour celles qui n'ont personne pour leur apprendre à l'aider à manger, boire et communiquer que ce livre est écrit.

Phyllis était dans une autre partie du service. Phyllis avait une tumeur suppurante du sein; encore aujourd'hui je ne peux supporter l'odeur de la lavande (en fleurs, talc, eau de cologne, savon) parce que cette odeur me rappelle Phyllis.

Ce livre est fait pour les infirmières qui n'ont personne pour leur apprendre à faire le pansement de plaies suppurantes, à apprécier les fleurs et le parfum pour maintenir une certaine image corporelles et à accepter que même les malades qui se meurent veulent montrer la meilleure image d'eux-mêmes lorsqu'ils ont des visiteurs.

J'ai soigné Lettuce (son vrai prénom était Laetitia — son surnom Lettuce signifie «laitue»). Lettuce fut admise au nouvel an parce que le service de traumatologie était fermé. Elle subit une amputation d'urgence (en-dessous du genou) pour mélanome cancéreux. Je me rappelle notre fierté d'avoir participé à ses efforts pour marcher et la véritable joie qui se peignit sur son visage lorsqu'elle quitta le service au bras de son mari... en marchant. Je revis Lettuce six ans plus tard, dans une séance de préparation à la naissance. Personne n'aurait pu dire qu'elle n'avait qu'une seule jambe. C'était une jeune femme gaie et attirante, qui avait accepté son corps comme il était.

J'ai également soigné des gens sous Méthotrexate®, qui fut l'un des premiers médicaments anticancéreux. Je sais que les effets secondaires peuvent être terribles parfois, mais ces malades faisaient des ulcères internes ou externes et développaient trop souvent une agranulocytose qui se révélait fréquemment irréversible. Ces malades étaient soignés avec empathie et compréhension tout comme leurs parents et amis.

Le soin empathique de ces patients n'est évidemment pas nouveau. En tant qu'étudiants, on nous a appris l'importance des fleurs, des draps propres, du respect de soi, des bains réguliers, des repas appétissants et d'une approche encourageante et sympathique. Je ne sais pas combien de temps il a fallu à ma guide pour acquérir ces connaissances et les passer aux autres. Ce que je sais, c'est qu'elle les aurait acquises plus vite si elle avait eu un livre comme celui-ci pour l'aider.

Les infirmières se démarquent aujourd'hui du modèle médical et ressentent le besoin d'étendre leurs propres connaissances en matière de soins infirmiers. L'accent est mis tout au long de ce livre sur l'importance du bien-être psychologique et sur la manière dont il affecte les aspects sociaux et physiques de la guérison et de la qualité de la vie du malade.

Préface

L'altération de l'image corporelle, sujet autrefois négligé, prend de plus en plus d'importance dans le cadre des soins infirmiers aux malades. Ce point est essentiel lorsqu'on établit leurs plans de soins. Des informations sur ce sujet paraissent dans les revues, mais rien, jusqu'à présent, n'a été publié sous forme de livre.

Ce livre a été écrit pour servir de référence à l'infirmière lorsqu'elle se retrouve face à des malades dont l'image du corps est altérée. Il recouvre les différentes maladies, les blessures et les traitements qui peuvent conduire à un changement d'image corporelle. Il aidera l'infirmière à mieux comprendre le concept qu'a l'individu de sa propre image, de quelle manière elle peut être radicalement altérée et les graves problèmes psychologiques qui en résultent. En ayant cela à l'esprit, l'infirmière doit prendre conscience de ses propres concepts de l'image corporelle ainsi que des attitudes verbales et non verbales qu'elle peut transmettre aux malades lors des soins.

Tout en s'adressant aux infirmières généralistes, ce livre peut également intéresser et aider les infirmières spécialisées ou celles qui travaillent dans des unités spécialisées. Les auteurs espèrent qu'il sera utile aux membres des équipes hospitalières qui sont les premières à recevoir les malades dans un état grave, et qu'il permettra à toutes les infirmières de reconnaître et d'anticiper les problèmes d'altération d'image corporelle afin d'aider les malades à assumer leur deuil.

1

Image normale et image altérée du corps

Mave Salter

Certains contes pour enfants s'apparentent à des histoires d'épouvante; parcourez leur bibliothèque et vous tomberez sur des titres comme «L'Homme à deux têtes» et «Le Méchant troll». Ainsi, dans «Le Vilain petit canard», chaque illustration souligne les détails du drame, mais l'histoire s'achève sur une métamorphose en un cygne magnifique. Combien de fois les malades ne se sentent-ils pas de vilains canards et combien de fois les infirmières ne doivent-elles pas les aider à se voir, sinon physiquement, du moins mentalement, sous la forme de superbes cygnes? Ce chapitre d'introduction va explorer ce qui se cache derrière l'image du corps et l'importance qu'accorde la société à la beauté physique. Seront abordées les différentes façons de percevoir l'altération de l'image corporelle et les maladies qui en sont la cause, ainsi que les réactions des malades concernés.

Les médias semblent véhiculer à longueur de journée l'idée selon laquelle il est essentiel de paraître en bonne santé et d'avoir un beau corps, une image à laquelle la société attache une énorme importance au vu du nombre et de la multiplication des instituts de beauté et des salles de remise en forme. La publicité à la télévision, au cinéma ou dans la presse écrite cherche à conditionner les gens : il faut se conformer à ces images. Si certaines femmes trouvent cela acceptable – surtout celles qui ont un corps intact –, d'autres, pour qui l'image de leur corps ne correspond pas à leurs attentes ou à celles d'autrui, peuvent éprouver des problèmes psychologiques importants.

Nombreuses sont les définitions de l'image corporelle. Smith (1984)* déclare : « Nous avons tous une certaine image de notre corps. Cette image se forme à la naissance et se développe au fur et à mesure que nous grandissons. À l'adolescence, nous traversons une crise, car l'image de l'enfant est remplacée par celle de l'adulte. Notre image est renforcée par les comportements sociaux et notre environnement. Nous aspirons tous à la perfection qui se révèle impossible à atteindre. » L'image du corps dépend, pour une large part, de notre éducation; si l'on a vécu dans un environnement où les bons et les mauvais côtés, les marques et les tares étaient acceptées, et si l'on a reçu des félicitations méritées, alors l'acceptation par les autres conduit à l'acceptation de soi. Woods (1975) affirme : « L'image du corps a été conceptualisée comme une image mentale de son propre corps, c'est-à-dire la façon dont le corps apparaît au moi. » Chilton (1984) suggère :

> L'image corporelle joue également un rôle important dans la compréhension de soi. La nature de la perception que nous avons de nous-mêmes est indissociable de celle que nous avons de notre propre corps. Le corps, partie visible et matérielle de nous-mêmes, est au centre de ce qu'une personne perçoit. L'image corporelle est l'expression de la façon dont un individu, consciemment ou inconsciemment, appréhende son corps – sa taille, sa fonction, son apparence comme son potentiel. Une personne ayant une grande estime d'elle-même aura tendance à mieux se comprendre.

* On trouvera à la fin de l'ouvrage les références complètes des auteurs cités. Dans le texte, le nom des auteurs est suivi de l'année de publication concernée (N.d.E.).

Que se passe-t-il quand une personne se regarde et qu'elle n'aime pas ce qu'elle voit ? Par exemple, notre image déformée dans le labyrinthe de miroirs d'une fête foraine, un reflet inattendu dans la vitrine d'un magasin sous une pluie battante, peuvent nous prendre par surprise. Se voir en vidéo ou entendre sa voix enregistrée pour la première fois provoque souvent une question embarrassée du type : « Je suis vraiment comme ça, c'est vraiment ma voix ? » L'apparence des autres influe souvent sur notre façon de penser; notre regard sur nous-mêmes apparaît indissociable de notre perception d'autrui. Il faut également prendre en compte les stigmates que Goffman (1963) définit comme étant « la situation d'un individu rendu incapable de s'intégrer socialement; une personne qui a un défaut ou un handicap est assimilée dans l'esprit de la société à quelqu'un d'impur. Le mot *stigmate* vient du grec et fait référence aux marques corporelles destinées à mettre à la vue de tous quelque chose d'inhabituel et de mauvais quant à la morale de celui qui les porte. »

Certaines personnes sont nées avec une déformation, mais c'est dans la comparaison aux autres qu'elles se sentent différentes. Les jeunes enfants, quelles que soient leurs différences physique, mentale, de couleur, de religion, etc., s'acceptent tels qu'ils sont; ce sont les adolescents et les adultes qui ont des problèmes avec l'image de leur corps, problèmes qui peuvent affecter leur santé et leur bien-être. La perfection n'est pas de mise, et si l'on dit d'un nouveau-né en bonne santé qu'il est parfait, c'est qu'il a le bon nombre de « pièces », dans les bonnes proportions.

Une personne souffrant d'anorexie mentale, maladie souvent chronique, ne voit pas la véritable image de son corps, mais une silhouette épaisse et peu séduisante qui doit perdre du poids. En effet, l'altération de l'image corporelle ne se limite pas à un changement d'apparence (prenons à nouveau l'exemple de l'anorexique dont le problème sous-jacent est d'ordre psychologique et pas seulement physique) ou à un handicap visible, car si l'on s'accepte physiquement, on se sent habituellement bien. À l'inverse, si l'on se sent mal, on a souvent mauvaise mine. Aussi, de nombreuses femmes se surveillent ou se soignent-elles en période prémenstruelle; un changement de coiffure, un vernis à ongles ou un mascara différents, la visite d'une voisine à l'heure

Exemples de catégories d'altération d'image corporelle

Congénitales	Héréditaires	De la reproduction	Médicales	Traumatiques	Chirurgicales
Dystrophie musculaire progressive	Chorée de Huntington	Grossesse	Arthrite	Brûlures	Tout ce qui a rapport avec l'oncologie
Spina bifida		Stérilité	Anorexie mentale		
		Fausse couche	Boulimie		
		Ejaculation précoce	Obésité		
			Maladies de peau		
			Sclérose en plaques		
			Gêne sensorielle		

Du processus de vieillissement	Révélées	Cachées	Permanentes	Temporaires
Chute de cheveux	Tête/cou	Stomie	Stomies	Alopécie
Obésité	Amputation	Seins	Tête/cou	Stomie
		Gynécologie	Seins	Incontinence
		Impuissance	Tumeur au cerveau	Fistule
		Tératome		
		Stérilité		
		Incontinence		

N.B. Certains de ces exemples n'appartiennent pas spécifiquement à leur catégorie; par exemple, une stomie, une fistule et une alopécie peuvent être temporaires ou permanentes.

du café ou une nouvelle recette pour leur famille : tout effort pour avoir l'air bien leur permettra de se sentir moins mal.

McCrea (1984) écrit : « Le corps de la femme n'a probablement jamais été aussi mal vécu qu'aujourd'hui; un malaise généralisé dont il faut chercher l'origine dans les modèles dont on nous bombarde et auxquels nous essayons vainement de ressembler. Les gens qui rencontrent des problèmes avec leur image corporelle ne devraient pas souffrir de telles angoisses, aussi convient-il de se demander si ces difficultés sont dues à la société ou à la maladie. » À propos de l'obésité, McCrea poursuit : « Être gros dans notre société est un tel stigmate que les obèses finissent par avoir une image déformée du corps. » Les obèses peuvent donc avoir autant de problèmes que les anorexiques; l'anorexique, en affamant son corps, en compromet le bon fonctionnement – troubles hormonaux, anovulation – et met sa vie en danger; l'obèse, lui, risque un accident vasculaire cérébral, une hypertension artérielle, du diabète et des varices. Ajoutons que les hommes ne sont pas les derniers à souffrir des altérations de leur corps : un homme victime d'une alopécie visible changera souvent sa coupe de cheveux et s'achètera une perruque pour masquer sa calvitie.

L'IMAGE DU CORPS EN TANT QU'ENTITÉ PERMANENTE

Imaginons deux individus, l'un porteur d'une maladie congénitale affectant son corps, l'autre souffrant d'un handicap suite à un accident; ressentiront-ils leur infirmité d'une manière différente? Croire que le premier, parce qu'il n'aurait rien connu d'autre, ne ressentirait aucun manque est une erreur, car ce serait méconnaître la relation personnelle que chacun entretient avec les changements de l'image de son corps, et l'importance capitale de l'âge auquel ces changements s'accomplissent. Comme le disait une jeune femme victime d'une déformation congénitale : « Le fait d'être aimée pour moi-même, en dépit de mon apparence, m'a aidée à cesser de m'apitoyer sur mon sort et m'a appris à me respecter. Être handicapée était devenu moins important que d'aimer et d'être aimée» (Stewart, 1975). Qu'elle soit congénitale ou intervenue au cours de la vie, la déformation suscitera chez autrui un sentiment de curiosité et de répulsion. La comparaison à l'intérieur de groupes homogènes est courante; elle affecte surtout l'adolescent que le traumatisme de la puberté lié au développement du corps rend vulnérable; celui-ci s'inquiétera de sa grande taille, celui-là, dont la croissance est normale, se trouvera trop petit. L'image du corps change constamment, d'autant qu'il convient également de prendre en compte l'acquis culturel et religieux de la personne. Certains stoïciens pensent qu'ils doivent bravement supporter les épreuves que Dieu leur a imposées et qu'ils seront récompensés dans une autre vie; d'autres, qui voient dans leur affliction un sujet de honte, peuvent être traités en parias par leur famille ou par les responsables religieux. Les besoins spirituels d'une personne étant tout aussi nécessaires que ses besoins physiques, il revient à l'infirmière de les inclure tous deux dans son plan de soins.

Ne pas aimer l'image de son corps affecte le comportement et celui des autres. Un exemple simple : une coupe de cheveux ratée : si la personne est ulcérée, déçue, aucun compliment n'améliorera la situation; mais si elle fait face, elle sera acceptée; à un comportement négatif et hésitant, les gens répondent de la même façon. Faites un compliment à une personne et vous la verrez rayonner; cela renforce son ego ainsi que l'image qu'elle a d'elle-même.

L'APPRÉCIATION DE L'IMAGE DU CORPS

Salter (1983) suggère : «Chacun a une manière bien différente d'estimer la valeur qu'il attribue à l'image de son corps comme en témoignent les réactions aux changements dus au vieillissement ou à la maladie; par exemple, celles d'une belle femme face à l'apparition de vergetures ou de rides; celles d'un mari qui devient chauve, d'un père obèse ou de cet homme que l'on ampute.» Il est possible d'acheter des crèmes et des lotions pour camoufler les rides et les vergetures; des préparations spéciales peuvent stimuler la repousse des cheveux et on peut toujours faire de l'exercice pour éliminer un excès de poids; mais que tenter quand on a une jambe artificielle? Si la majorité des gens est sensibilisée au processus de vieillissement, seule une minorité doit subir l'amputation d'un membre avec ses conséquences sur l'image du corps.

La population en Europe se compose aujourd'hui d'un large éventail de races et de nationalités, mais les gens sont toujours désignés en fonction de la minorité ethnique à laquelle ils appartiennent. La couleur de la peau a une grande importance sur l'image du corps, comme le démontrait encore récemment l'apartheid en Afrique du Sud. La peau des Noirs ou des gens de couleur peut devenir blanche si les couches de mélanine sont détruites; une maladie de peau peut pigmenter l'épiderme et scarifier les tissus du malade (les cicatrices chéloïdes en sont un bon exemple); aussi les infirmières doivent-elles également avoir conscience des problèmes que les gens de couleur peuvent rencontrer.

Dans une maladie, le diagnostic à lui seul peut dévaloriser l'image corporelle, que ce soit dans le cas d'une maladie sexuellement transmissible – qui peut causer la séparation d'un couple – ou encore dans celui d'un cancer lorsqu'on sent que les cellules cancéreuses se développent insidieusement dans le corps et le détruisent. Cependant, l'altération de l'image corporelle peut être utilisée pour célébrer la sexualité : combien de femmes enceintes, sous le regard complice de leur mari, exhibent ce ventre distendu?

LES DIFFÉRENTS TYPES D'ALTÉRATION DE L'IMAGE CORPORELLE

Les parents ou les frères et sœurs d'enfants physiquement ou mentalement handicapés pourront souffrir d'être soit rejetés soit pris en pitié. C'est ce qu'exprime la mère d'un enfant porteur du syndrome de Down : «Chaque fois que je la sors, je sens que les gens sont désolés pour nous, et cela malgré le fait que j'ai deux enfants parfaitement normaux. Je ne veux pas de leur pitié, je veux juste que ma fille soit acceptée telle qu'elle est.» D'autres parents se plaignent de ce qu'ils vivent : l'apitoiement des autres sur leur sort ou le dégoût, puis la fuite et l'oubli. Il est difficile de prendre ces gens en charge dans la collectivité, car la façon dont la société considère ces enfants et ces adultes exacerbe leur peur de « gêner » les voisins.

Les gens très grands ou très petits sont extrêmement sensibles à leur taille ; par exemple, un adulte d'âge mûr trouvera humiliant de voir que seuls les vêtements d'enfants lui conviennent. La mucoviscidose est une maladie héréditaire courante qui oblige les enfants malades à subir des séances quotidiennes de physiothérapie, des hospitalisations fréquentes et à prendre des compléments alimentaires ; pourtant ces enfants veulent, ainsi que leurs parents, mener une vie normale, ne pas être traités différemment. Imaginez que vous souffriez d'infections pulmonaires chroniques à répétition et que vous fassiez des efforts désespérés pour respirer dans une boîte de nuit ou un bar bondés – ces malades préféreront souvent cela à une mise à l'écart et à l'étiquette « différents », ce qui les éloignerait de leurs camarades. De même, les jeunes diabétiques mangeront et boiront des choses qui leur sont interdites pour être comme les autres.

Certains changements de l'image corporelle sont visibles par tout le monde – par exemple, un jeune homme qui, après une chimiothérapie, se retrouve chauve. En revanche, il sera possible à une femme qui aura subi par exemple une mastectomie, de dissimuler à tout le monde sa mutilation. Mais comment les gens qui perdent un peu leurs cheveux, qui prennent ou perdent quelques kilos, s'inquiètent de leur apparence – la façon dont ils se voient – se sentiront-ils lorsque leur corps subira un changement radical à la suite d'une maladie ou d'une intervention chirurgicale ?

Les aveugles, les sourds ou les muets peuvent avoir de graves problèmes avec leur image corporelle. Les problèmes de peau tels que l'acné, le psoriasis et l'eczéma sont souvent la cause d'une grande détresse accompagnée de sentiments d'impureté chez le malade qui s'imaginera indigne d'être touché, créant alors chez autrui des réactions négatives. L'acné est un problème qui touche particulièrement les adolescents et nécessite une prise en charge attentive. Perte de féminité, tel est le sentiment des femmes dont les problèmes gynécologiques entraînent soit un avortement, soit une stérilité ou une hystérectomie – cette perte sera d'autant plus ressentie par une femme désirant ardemment la modification de l'image corporelle que provoque la grossesse. De même, le sentiment d'être atteint dans leur virilité obsède les hommes subissant une prostatectomie, laquelle entraîne une éjaculation rétrograde.

Les brûlures peuvent être une autre source d'altération de l'image du corps, surtout si elles s'exposent au regard d'autrui : sur le visage ou sur d'autres parties du corps généralement découvertes ou qui le sont en été. Certaines interventions sur le visage peuvent être mal vécues malgré l'assurance de trouver à sa disposition d'excellentes techniques de camouflage.

Avec l'arthrite rhumatoïde, la maladie de Parkinson et la sclérose en plaques, maladies invalidantes et défigurantes, le malade voit l'image de son corps changer progressivement, et c'est cette progression qui lui permettra, peut-être, de mieux s'habituer au changement que ne pourrait supporter facilement une personne qui se retrouverait paraplégique du jour au lendemain. La personne souffrant d'une sclérose en plaques passera de la canne au déambulateur, puis au fauteuil roulant; il se peut qu'elle ressente un immense sentiment de frustation et de colère, car chaque phase de détérioration signifiera une perte d'indépendance; mais passer brusquement de l'état de personne en pleine santé, sportive, au statut de paraplégique, apparaît insupportable. Toutefois, il n'y a pas que les affections permanentes qui altèrent l'image que l'on a de son corps.

LES AFFECTIONS TEMPORAIRES

Lorsqu'on considère les états temporaires rencontrés en cancérologie, on y trouve une large gamme d'altérations d'image du corps; ici les gens doivent non seulement se faire à l'idée que leur corps, auparavant normal, a subi des changements, mais accepter le fait que le traitement entrepris ne leur apportera pas la guérison définitive à laquelle ils aspirent. Si les malades acceptent leur cancer et viennent mois après mois se faire soigner, ils refusent l'idée de perdre leurs cheveux : « Non, s'il vous plaît, pas ça ! » Les jeunes enfants souffrant de leucémie ne sont pas aussi préoccupés par l'altération de leur image corporelle et l'acceptation des autres que le sont leurs parents. Pour eux, le fait d'avoir une moustache « comme celle de papa » peut être un jeu (elle est due aux effets secondaires du traitement qui provoque de l'hirsutisme). De même, le port d'une écharpe pour cacher leur tête chauve peut ne pas déranger les petites filles, alors qu'il se révèle souvent dramatique pour les adolescentes. Imaginez ce que peut ressentir une jeune fille issue d'une famille branchée lorsqu'elle doit se « raser » différentes parties du corps à cause des effets du traitement.

On peut rendre les malades pratiquement incontinents en pratiquant la radiothérapie sur le bassin, ce qui provoque de fréquentes allées et venues aux toilettes et, parfois, une diarrhée incontrôlable ou des mictions fréquentes. Eux aussi pensent que l'image de leur corps et l'éclat de santé qu'ils possédaient auparavant ont été altérés par les cathéters, les poches à urine ou à colostomie ou encore les couches – bref, une régression infantile. Ils sont embarrassés par les altérations dont ils doivent tenir compte dans le choix de vêtements adaptés à ces appareillages. Si les infirmières se font les avocats des malades, alors il n'est rien de plus normal que de parler de la façon dont on peut rendre moins voyants les accessoires destinés aux incontinents et de fournir des couches moins épaisses pour des sorties ou des occasions spéciales. Apporter une aide pratique contribue à une meilleure adaptation émotionnelle des malades.

Il faut également parler des personnes ayant une tumeur au cerveau. Ils se heurtent aux objets, oublient tout, font des remarques bizarres par moment et en sont conscients. Quelle appréciation ont-ils de la valeur de leur propre personne ? Comment leur partenaire ou leur famille réagissent-ils à leur changement de personnalité ? L'homme d'affaires comme le portier retraité de l'hôpital souffriront de ce qu'ils appréhendent comme un manque de dignité : ils n'acceptent pas que leur femme veille sur eux, car ils estiment que, en tant que chefs de famille, c'est à eux que revient de faire vivre la famille. Il peut arriver qu'ils se rebellent pour sauvegarder les derniers vestiges de leur indépendance. Ceux qui les soignent doivent donc trouver des moyens pour leur permettre d'y parvenir. Un certain sens diplomatique est nécessaire à l'infirmière qui se retrouve face à ce genre de personnes. De nombreux malades préféreraient continuer sans l'intervention d'une infirmière, surtout quand ils sont chez eux. Les familles peuvent donc refuser de profiter des services proposés par la collectivité parce qu'elles préfèrent «faire contre mauvaise fortune bon cœur» et prétendre devant leurs voisins que tout va bien.

Les hommes ayant des tumeurs testiculaires n'ont peut-être pas une apparence différente mais, une fois encore, il s'agit d'un domaine très personnel de leur anatomie et de leur vie qui se trouve affecté. Ils peuvent avoir des difficultés à désigner leurs organes génitaux par leur nom. Le langage du soignant est donc important; l'infirmière se laissera guider par les termes que le malade utilise sans chercher à insister pour qu'il les désigne par les termes anatomiques d'usage.

Une jeune femme souffrant d'un cancer du col – dont le vagin est une masse d'adhérences ou qui a des problèmes à cause de fistules, ce qui l'empêche d'avoir des rapports sexuels – peut se sentir coupable (souvent à tort) jusqu'à voir dans les symptômes associés à sa maladie une punition pour certains comportements sexuels passés. Elle peut très bien penser que son incapacité à satisfaire son mari comme avant décidera de son manque d'attentions pour elle et de sa recherche de compensations ailleurs. Il peut être bon pour tel couple de suggérer un autre moyen de se satisfaire l'un l'autre sans qu'il y ait forcément rapport sexuel – les orienter sur un type de prothèse qui pourrait les aider dans leur situation. Envoyer les gens chez un sexologue peut les aider à trouver une solution plus adaptée à leur cas ou, malgré un préjugé négatif des malades envers l'univers de la psychiatrie, leur expliquer qu'en cas de dépression ou de tendances suicidaires, le psychiatre sera la personne la plus à même de les aider. Stewart (1975) dit : «Si un mariage est solide – c'est-à-dire si les partenaires sont mûrs et se comprennent, s'ils sont francs et n'émettent pas de réserves quant au plaisir qu'ils tirent de leur relation –, alors ils peuvent tenir le coup.»

LES CHANGEMENTS PERMANENTS

Il faut aussi examiner le cas de ceux qui subissent un changement permanent de leur image corporelle – tel ce jeune homme, autrefois si sportif, qui, atteint d'un sarcome, doit apprendre à vivre avec une seule jambe, une prothèse, des béquilles ou le fauteuil roulant. L'amputation d'un membre, particulièrement quand on ne s'y attend pas, a des répercussions physiques et psychologiques terrifiantes. Ainsi le major Stephen Hambrook, vétéran de la guerre des Malouines, faisait remarquer le stress profond dû au doute quant à sa capacité à concilier travail, famille et vie sentimentale. « Le sentiment de ne pas être une personne complète peut rapidement entraîner un état d'esprit qui annihilera une personnalité et détruira la capacité à penser de manière positive » (Potterton, 1986).

La chirurgie de la tête et du cou nécessite de nombreuses consultations avant l'opération, et il faut aider patiemment le malade durant les différents stades du traitement, lors de la cicatrisation des plaies et des greffes cutanées. Pour les malades subissant des changements dans l'image de leur corps, le soutien moral est un paramètre indispensable et les attitudes positives du soignant peuvent être le moteur qui entraînera celles de la famille. Voir les infirmières s'asseoir sans réticence près d'un malade et être à l'aise avec lui, invitera ses parents et ses amis à adopter la même attitude de soutien. Les patients font face à leur maladie et en viennent à croire de nouveau en eux-mêmes de différentes manières. Certains peuvent faire face à des interventions graves et défigurantes, alors que d'autres perdent leur sang-froid face à quelque chose qui peut nous sembler trivial mais qui, de toute évidence, a pour eux une grande importance. Bien que, médicalement, toutes les tumeurs se ressemblent, que la chirurgie qui s'y rapporte soit la même, la crise est différente selon les malades. Échanger un baiser, acte d'amour pour la plupart des gens, devient délicat pour quelqu'un ayant une lésion faciale.

Il existe une autre catégorie de malades : ceux qui disent avoir suffisamment de chance pour pouvoir dissimuler leurs problèmes; mais, cachés ou non, les problèmes sont toujours là. Ces gens pensent souvent qu'ils pourrissent de l'intérieur. Aussi la femme qui a subi une mastectomie ou une exérèse locale d'une tumeur du sein s'inquiète-t-elle de ce qu'elle va dire à son mari et à ses enfants et des effets ultérieurs qu'auront sur son corps la radiothérapie, la chimiothérapie ou le traitement hormonal. Elle est troublée par sa maigreur, qui ne cesse de s'accentuer pendant l'évolution de la maladie, ou par le poids pris et les boursouflures de son visage lors du traitement par les stéroïdes. La complimenter sur la beauté naturelle de ses traits dont elle garde une opinion positive, c'est renforcer du même coup sa confiance en elle qu'elle manifestera par exemple en changeant de coupe de cheveux ou en achetant une nouvelle robe. Apporter une oreille attentive et une aide opportune lui permettra de surmonter ses peurs : on peut lui demander si elle désire qu'un membre du personnel infirmier discute de son opération avec ses enfants en adaptant le langage à leur âge et à leur sexe. De plus, l'infirmière l'aidera à supporter son traitement en lui prodiguant conseils, réconfort et disponibilité.

Évoquons maintenant le cas des malades ayant subi une colostomie. Leur handicap est caché, mais ils ont du mal à l'accepter, car « l'équivalent de leur anus se trouve sur leur abdomen, à un endroit très en vue, qui demande une attention continuelle. Cette colostomie peut faire l'objet de complications diverses et devenir ainsi une composante dominante de la vie quotidienne de la personne » (Salter, 1983). La façon dont l'infirmière essayera d'aider les patients à accepter cette altération de l'image corporelle sera traitée au chapitre 13, mais il est intéressant ici de différencier les malades dont le corps a changé sans que cette altération soit visible de ceux dont le changement s'expose au regard de tous.

Il est important de savoir si un malade a peur que les gens découvrent son secret. Si tel est le cas, il peut aller très loin pour cacher son changement d'image. Pour Goffman (1963) : « Lorsque la différence n'apparaît pas immédiatement, la personne concernée doit alors décider si elle le dira ou non, si elle laissera les choses suivre ou non leur cours, si elle mentira ou non. »

Wassner (1982) déclare : « Les réactions des adultes face à une opération mutilante sont liées au degré de développement de leur image corporelle, mais certains facteurs provoquent des réactions différentes : l'âge, le sexe, la personnalité, les croyances, les valeurs, les attentes et l'origine socioculturelle, auxquels s'ajoutent le niveau de préparation au changement, la cause du changement et les relations avec l'équipe soignante. »

Donavon et Pierce (1976) identifient trois composantes du processus d'adaptation. D'abord, changement dans l'échelle des valeurs de l'individu, de sorte que les caractéristiques physiques deviennent moins importantes. Ensuite, limitation des effets du handicap, qui ne doivent pas empiéter sur des régions indemnes du corps ou sur des comportements qui n'ont aucun rapport avec lui. Enfin, le facteur physique ou la fonction altérée doivent être considérés comme un atout. Costello (1974, cité par Donavon et Pierce, 1976) dit que les malades ayant vécu des altérations de l'image corporelle à la suite d'une intervention chirurgicale doivent passer par cinq phases :

1. Il faut donner au malade le temps d'accepter l'apparence de la plaie opératoire.
2. Il doit la toucher et l'explorer.
3. Il doit accepter la nécessité d'apprendre à se prodiguer des soins.
4. Il faut qu'il devienne indépendant et qu'il acquière la maîtrise des soins quotidiens.
5. Il doit reconstruire une nouvelle image de son corps et si possible y adapter son style de vie.

LES EFFETS DE L'ALTÉRATION DE L'IMAGE CORPORELLE DANS LA MALADIE

Pour les gens qui souffrent de maladies graves, les examens et le traitement sont synonymes de séjours à l'hôpital pour des durées variables. La maison, la famille et les relations sociales vont leur manquer; ils éprouveront des sentiments confus sur l'existence, seront peu sûrs d'eux-mêmes et ne se sentiront pas à la hauteur : « L'hôpital signifie que l'individu quitte soudain sa famille pour se retrouver dans un environnement étrange qui fonctionne selon des règles qui n'ont de signification et d'utilité qu'à l'intérieur de l'établissement. L'individu doit créer de nouvelles relations avec des autorités qui ont des compétences dont son existence même peut dépendre. Ses repères sont complètement changés » (Pritchard, 1981).

Kübler-Ross (1969) dit :

> Le processus de deuil comprend cinq stades. En apprenant la perte, la personne refuse la gravité de la condition. Puis vient la colère qui

> s'exprimera aussi bien envers les infirmières et le corps médical que la famille et les amis, Dieu ou le mauvais sort. Au troisième stade, le malade marchande avec la vie (ou le mauvais sort), pour essayer d'échapper à la situation. Alors s'ensuit une période de dépression, car il se rend compte du caractère inéluctable de sa situation ainsi que de la perte et de la séparation que cela implique. Enfin, vient l'acceptation et l'occasion de répondre de manière réaliste à la situation.

Ce qui suit décrit de manière plus détaillée certaines étapes de ce processus de deuil :

> « Le docteur vient de me dire que j'ai un cancer du rectum et qu'il faudra me faire une colostomie, mais moi je me sens bien. Comment se peut-il qu'il ait raison ? »
> (La discussion avec ce malade tournerait autour de l'incrédulité/refus.)
> Avant son opération, on fixe sur l'abdomen du malade une poche de colostomie pour qu'il s'habitue à la « sensation » de la porter. À l'infirmière qui lui demande comment il se sent à la veille de son opération, il répond en arrachant la poche et en la jetant à l'autre bout de la pièce : « C'est la faute de mon docteur. S'il m'avait écouté, je n'aurais pas à subir cette terrible opération. »
> (La discussion avec ce malade tournerait autour du transfert de l'objet de sa colère.)
> Pendant la période du « si », le malade marchande avec Dieu : « Si vous me rendez la santé, je promets que je réparerai mes erreurs et que je serai meilleur » ou bien : « Si vous supprimez cette horrible maladie, je ne tromperai plus ma femme. »

Les malades vivent différemment les stades de douleur. Ils restent souvent déprimés et peuvent entrer et sortir de ces différents stades en progressant ou en régressant jusqu'à ce qu'ils acceptent la situation. Il peut être utile pour les infirmières de se demander ce qu'elles ressentiraient dans les situations suivantes :

> Vous rentrez chez vous en bus après qu'on vous a dit en consultation de revenir à l'hôpital dans une semaine pour y subir une colostomie, ou bien : Voilà trois mois que votre femme est rentrée après une opération des seins, et malgré vos encouragements, elle n'a rien fait pour rétablir une relation sexuelle.

Emerson (1983) reconnaît qu'« une crise se produit lorsque l'équilibre qui existait est rompu. Toutes les réponses habituelles pour le rétablir sont inadaptées et complètement décalées. Son propre comportement devient imprévisible, alors même que se produit une dépréciation du moi. Il vaut mieux essayer de s'assurer que soient rassemblées les conditions qui permettent à la personne confrontée à un deuil de pleurer, pour la rassurer sur la normalité des sentiments et des pensées étranges et souvent effrayantes qui l'assaillent. Et lorsque le plus gros du chagrin est passé, on peut montrer comment ajuster sa vie de manière plus réaliste et satisfaisante. »

Wilson-Barnett (1980) souligne : « Donner la bonne information diminue l'anxiété et aide aussi à trouver une adaptation rapide à des événements stressants, parce que les malades peuvent se préparer avant qu'ils n'arrivent, c'est-à-dire au moment où ils sont le plus réceptifs, et non lorsqu'ils sont rongés par la douleur. La préparation est un véritable processus de partage des connaissances médicales et infirmières avec les malades afin que les stratégies à mettre en place pour faire face soient plus efficaces. Quand on est prévenu, on est armé; si les malades font confiance aux infirmières pour qu'elles anticipent leurs besoins d'informations, d'autres événements qui nécessitent un ajustement plus important peuvent sembler moins menaçants. »

La maladie barre inévitablement des chemins menant à certains buts qu'on s'est fixés dans l'existence, et un cercle vicieux de changements d'humeur, de dépression et d'espoirs inassouvis se met en place. Les malades peuvent prétendre contrôler la situation alors qu'il n'en est rien; ils peuvent essayer de protéger leurs parents de ce qu'eux savent ou suspectent et, à leur tour, les parents se réfugieront derrière une bonne humeur pour le bien du malade. Un rire qui sonne faux, un comportement de façade, la conspiration du silence peuvent être détectés dans les deux camps. Si les sentiments intenses, nés de la maladie, ne sont pas reconnus ou exprimés, ils sont intériorisés; une dépression plus profonde guette alors le malade.

Smith (1984) insiste sur le fait que « chaque malade a ses préoccupations et ses besoins particuliers que seuls un examen approfondi de l'histoire et de la solidité de sa famille ainsi que de son éducation vont révéler. Les réactions du soignant et l'acceptation de ce nouveau changement auront à leur tour une influence sur l'attitude que le malade aura envers lui-même.» Parfois, on donne trop d'informations aux malades sans leur donner suffisamment de temps pour les digérer. Se voir révéler le diagnostic, le traitement et le pronostic d'un seul coup est une pilule amère à avaler qui ne permet pas souvent de résoudre la crise. Chaque malade est différent et l'information doit être soigneusement dosée; certains (mais ils forment une petite minorité) supporteront stoïquement «la vérité, toute la vérité, rien que la vérité». D'autres se refuseront à entendre ne serait-ce que la moindre allusion à des complications ou des problèmes. Il peut être meilleur d'asséner un coup à la fois afin de donner la possibilité d'en guérir et de faciliter le passage des stades menant à l'acceptation.

Régresser donne une impression de sécurité lorsque le monde extérieur est intolérable. Régresser c'est supplier, prier : «S'il vous plaît, guérissez ma maladie, rendez-moi mon indépendance, aidez-moi à réaliser mes ambitions, à éliminer cette souffrance morale.» La douleur morale dont souffrent les malades de temps à autre a un lien avec l'expérience passée qu'ils ont de ce type de douleur. Le type de maladie et le type de deuil auxquels ils sont confrontés sont une menace pour leur identité; pourtant, leur passage par les différents stades jusqu'à l'acceptation montre qu'ils regardent la réalité en face.

LA SEXUALITÉ

Ellis (1981) déclare : «La sexualité est une partie intégrante de chaque personne et elle se compose de la conscience que l'on a de son propre corps comme source de plaisir, de la perception de soi comme être masculin ou féminin ainsi que de la conscience que l'on a d'être, intrinsèquement, un être sexué.» Au fur et à mesure de la progression de la maladie, la sexualité devient souvent une source d'inquiétude : quelle sera la réaction à l'image changée du corps du (de la) partenaire? Peuvent-ils physiquement avoir des rapports? Il est nécessaire d'insister sur le fait que les rapports sexuels ne sont pas les seules façons d'exprimer son amour, qu'il existe d'autres moyens si les deux partenaires sont d'accord.

Hine & Daines (1987) suggèrent :

> Dans le cadre des soins infirmiers, il serait envisageable que les infirmières abordent le thème de la sexualité avec le malade et son partenaire pour qu'ils puissent la prendre en charge dans les meilleures conditions possibles.
> En matière de sexualité, certains malades ont surtout besoin de conseils pratiques, que les infirmières devraient être pratiquement et émotionnellement préparées à donner lorsqu'on les leur demande. De même, ce qui ressemble à première vue à une demande de conseils pratiques peut cacher une tentative de poser un problème plus complexe. L'infirmière doit être attentive à ce qui est moins évident et être consciente du fait qu'un problème sexuel est souvent le symptôme d'un désaccord plus général dans la relation.
> Les gens ont souvent des difficultés à se voir faire l'amour dans d'autres positions que celle du missionnaire, pensant que toute autre posture serait le signe d'un comportement anormal. Ils auront donc besoin de quelqu'un qui les aidera à exprimer ce qu'ils ressentent et à prendre une décision en la matière. Dans ce cas, comme dans la plupart des autres, il est important que le malade puisse en parler avec son (ou sa) partenaire; l'infirmière pourrait avoir un rôle en les aidant à communiquer.

Il peut être nécessaire d'orienter la personne vers des groupes de thérapie ou d'entraide. Dans le cas de personnes seules, la présence d'amis ou de parents attentifs ne permet pas d'être rassuré quant à son charme, la possibilité d'attirer encore un partenaire. Rappelons que ce ne sont pas toujours les jeunes gens qui se retrouvent dans cette situation. Toutefois, il peut y avoir des avantages à être seul : on n'est pas obligé de répondre aux attentes des autres.

L'HOMOSEXUALITÉ

Il faut aussi tenir compte de l'homosexualité en tant que concept qui altère l'image que l'on a de son corps. Bancroft

(1976) commente : « L'homosexualité en tant que sujet et en tant qu'expérience est encore entourée de sentiments assez forts. Il existe un besoin d'intervention médicale lorsqu'une personne n'est pas sûre de son orientation sexuelle et qu'elle est encore à la recherche d'une image appropriée d'elle-même et individuellement satisfaisante. » Toutefois, Crown (1980) affirme : « Plus on lit des choses et plus on réfléchit sur l'homosexualité, plus on se rend compte que l'étiquette générique homosexualité n'a pas plus de sens que l'étiquette hétérosexualité. Tout comme il y a de nombreuses façons d'exprimer son hétérosexualité, il y en a de nombreuses pour exprimer son homosexualité. Utilisé dans ce sens, ce terme devrait être employé au pluriel. »

Alors qu'il ne s'agit pas ici de parler des soins à apporter aux malades du SIDA, on ne peut ignorer l'augmentation prévue du nombre des futurs malades. Si toutes les personnes atteintes du SIDA ne sont pas homosexuelles, l'infirmière aura à soigner des homosexuels atteints de ce virus, à la fois à l'intérieur et en dehors de l'hôpital. Par nature, les homosexuels ont eu des incertitudes quant à leur identité sexuelle pour finir par accepter leur sexualité. Ils ont déjà vécu un changement dans la manière dont ils se voient, et la maladie les poussera encore plus loin dans cette acceptation. La prudence s'impose donc lorsqu'on offre de conseiller une personne venue effectuer un test de recherche du virus HIV, car un résultat positif ne signifie pas grand-chose du point de vue pronostic. Des altérations physiques visibles telles que la perte de poids, l'œdème glandulaire et les lésions cutanées (sarcome de Kaposi) peuvent se produire en même temps que les répercussions psychologiques d'un changement de mode de vie et d'une mort inéluctable. Le malade sidéen peut se maintenir dans un état satisfaisant pendant de longues périodes mais, à cause d'un manque de confiance en lui, il peut voir dans le soignant celui qui lui donne la permission de continuer à mener une vie aussi normale que possible (Wells, 1987).

Il faut rappeler que l'infirmière ne peut pas supposer *a priori* que tous les malades sont hétérosexuels, et un malade homosexuel pourrait se retrouver confronté à d'insurmontables difficultés si, par exemple, il devait subir l'excision du rectum à la suite d'une colostomie. Il faudra impérativement expliquer, avec beaucoup de précisions, que la stomie ne doit pas être utilisée comme organe sexuel, mais que l'on peut conseiller des activités sexuelles de substitutions appropriées.

La réponse à la question du malade : « Est-ce que la chirurgie/le traitement affectera ma vie sexuelle ? » doit être de demander : « Quelles sont vos habitudes sexuelles ? » Un malade peut être bisexuel, être marié et avoir encore des tendances homosexuelles. La sexualité est donc un domaine qui demande expressément une communication attentive. Les infirmières peuvent accepter ou non les pratiques homosexuelles, et il y a celles qui ont des convictions morales ou religieuses sur le sujet : elles doivent se rappeler que leur devoir est de soigner le malade comme il est et non comme elles voudraient qu'il soit. Il peut donc être sage de leur suggérer d'en parler avec une collègue ou une association connaissant le problème, c'est-à-dire avec ceux qui peuvent donner les meilleurs conseils.

ÉTUDE CLINIQUE

Tom Harris, un coiffeur d'une quarantaine d'années, devait subir une intervention majeure et vitale. La première fois que l'infirmière l'a rencontré, c'était aux consultations externes après que le chirurgien lui eut expliqué la nature de l'intervention qu'il allait subir. Il était sur le point de commencer une radiothérapie de quatre semaines avant la chirurgie, et parce qu'il était évident, dès le début, qu'il aurait besoin de beaucoup de soutien, il fut très utile de passer beaucoup de temps avec lui pour qu'il s'exprime. Il pleurait en demandant, désemparé : « Pourquoi moi ? » L'infirmière lui expliqua que, bien qu'elle ne pût répondre à cette question, ils pourraient tous – la famille et les soignants – travailler ensemble et qu'il s'en sortirait. Il demanda si elle serait toujours là pour l'aider et elle lui répondit que oui. L'infirmière lui expliqua qu'il n'existait pas de manière rapide et facile de s'en sortir, mais qu'il finirait par y arriver. Durant son traitement, elle le vit refuser, se mettre en colère, marchander, puis, doucement, accepter son état. Alors qu'on le préparait pour le bloc, il dit : « J'y suis résigné à présent; je ne le veux pas; s'il y avait une autre solution, je la choisirais, mais je sais que je dois tirer le meilleur parti de ce que j'ai.»

Le plan de soin ci-après présente les différents domaines où le malade est demandeur d'aide et les remarques suivantes complètent ce plan.

Problèmes 1 et 2

À deux reprises, Mme Harris a accompagné son mari dans le service de radiothérapie où il lui fut expliqué, en présence et avec l'accord de son mari, l'importance de la chirurgie. On l'a vue une fois dans le service avec Tom (avant l'opération) lorsque tous les deux ont lu attentivement, en compagnie de l'infirmière, le petit guide destiné à l'éducation des malades. (De nombreux fabricants d'appareillages éditent ce type de brochures explicatives.) Voici un extrait des échanges entre le malade et son entourage.

> *L'infirmière.* — Mme Harris, comme vous le savez, votre mari a parlé avec le chirurgien et moi-même du problème d'impuissance qui suit une cystectomie, et je me demande si vous aimeriez en discuter ?
> *Mme Harris.* — Eh bien, je sais que Tom vous a dit que cet aspect de notre mariage a encore de l'importance pour nous – je pense que c'est encore plus important pour lui que pour moi. Je, j'ai... essayé de le rassurer en lui disant que cela ne faisait rien, mais je pense que tout cela le travaille encore.
> *L'infirmière.* — Donc vous pensez que, bien que le côté sexuel de votre mariage ait encore de l'importance pour vos deux, le problème sera plus difficile à surmonter pour lui que pour vous ?
> *Le malade.* — Je suppose que c'est parce que je me sens encore assez jeune et vigoureux. Cette tumeur est une vraie tuile. À mon âge, j'ai encore plein de choses à prouver, et pouvoir me dire que je suis encore un homme est important.
> *Mme Harris.* — Mais je te l'ai dit, Tom, tu seras encore attirant. Après tout je suis la seule qui te verra sans tes vêtements et, de toute façon, je préfère t'avoir comme ça plutôt que de ne plus t'avoir du tout...

Plan de soins

	Problèmes/ besoin du malade	But	Actions	Évaluation
1	Besoin de conseil avant l'opération en y impliquant si possible le partenaire/parent, en mettant l'accent sur un retour à une vie normale, la continuation des relations sociales et l'adaptation au changement de l'image corporelle	S'assurer que le malade est physiquement et émotionnellement capable de supporter l'opération : • Comment ressent-il l'opération en matière de changement d'image du corps ? • Prévoit-il des problèmes particuliers?	L'inviter à poser des questions à l'équipe; à l'aide du guide destiné aux malades, lui montrer la partie anatomique qui subira une altération	Comprend tout ce qu'on lui dit; se sent capable de faire face
2	Pense que sa femme ne le trouvera plus attirant sexuellement	Faire passer l'idée qu'il sera encore sexuellement attirant	Proposer au malade et au partenaire de parler à quelqu'un de leur âge et de leur milieu qui a suivi un traitement similaire	Se sent plus détendu lors de la visite suivante
3	(Deuxième jour post-opératoire) A peur que toutes les cellules cancéreuses n'aient pas été enlevées, de l'altération de son image corporelle et de sa maladie	Diminuer les inquiétudes quant à un possible cancer résiduel	Encourager le malade à dire comment il se sent	Reste en colère et plein de ressentiment et ne croit pas que la chirurgie l'ait guéri

4	Besoin de regarder la plaie lorsqu'il se sentira prêt	Faire accepter de voir la plaie	Encourager le malade à regarder la plaie et lui rappeler ce qui a été dit de l'apparence qu'elle aurait	Est heureux de voir la cicatrice
5	Inquiet de ce qu'il va dire au reste de la famille et à ses amis sur son opération	Aider le malade à décider de ce qu'il dira aux autres	Parler à ses enfants à la visite suivante; croit qu'il n'en parlera qu'à ses deux meilleurs amis	Se sent détendu et reconnaissant à l'égard de ceux qui comptent pour lui et qui ont bien réagi
6	Est physiquement prêt à sortir mais se sent déprimé	Améliorer son humeur et créer un environnement où le malade est capable de parler de son avenir	Voir le malade seul à seul; lui demander franchement comment il voit l'avenir	Répugne d'abord à parler mais dit qu'il se sent mieux d'avoir exposé ses problèmes et de savoir qu'il sera suivi
7	Retour à la maison; appréhende de sortir	Encourager à sortir plus souvent : faire des courses, aller au restaurant, voir des amis...	Parler de ce qu'il ressent par rapport à son mode de vie (auto-évaluation)	Occupe mieux son temps et s'habitue petit à petit au changement de son image, étant donné la fréquence de ses activités sociales

Problème 3

Le malade. — Cette opération a bien enlevé toute la tumeur, n'est-ce pas docteur ?
Le médecin, M. Cox. — Autant que nous puissions en juger, M. Harris, la radiothérapie et l'opération nous permettent de penser que le cancer a été enlevé. Nous vous suivrons de près dans l'avenir et...
Le malade. — Vous ne pouvez pas me garantir que tout a été enlevé ? Après tout ce que j'ai subi ? Je suis venu tous les jours à l'hôpital pour le traitement, et je viens d'avoir cette grosse opération. Et vous ne pouvez toujours pas me dire que tout va bien ?
Le médecin. — M. Harris, nous avons de nombreux malades qui se portent exceptionnellement bien cinq ans, et même dix ans après l'opération. Je crois vous avoir vu l'autre jour avec l'un de mes malades qui, huit ans après son traitement, travaille toujours et profite de la vie, et son pronostic est bon.
(*Silence. Le médecin s'en va et l'infirmière reprend la conversation.*)
L'infirmière. — Vous craignez que tout n'ait pas été enlevé, Tom ?
Le malade. — Je suppose que je veux une réponse que personne ne peut me donner – que je suis complètement guéri.
L'infirmière. — Je suppose que nous voulons tous être sûrs de rester indéfiniment en bonne santé. Je dois accompagner M. Cox pendant sa visite dans le service. Dès que ce sera terminé, je reviendrai vous voir, ou préférez-vous que je demande à une infirmière du service de venir maintenant ?
Le malade. — Non, je suis désolé. Je suppose que j'ai trop fréquenté l'hôpital, et tout ce que je veux maintenant, c'est de m'en sortir.

M. Harris a continué à difficilement surmonter sa colère quant au fait que le cancer ait pu provoquer un changement si radical dans sa vie, mais avant de quitter l'hôpital, son ressentiment s'était apaisé.

Problème 4

L'infirmière. — Tom, nous voulons enlever la poche aujourd'hui et jeter un coup d'œil sur la stomie. Je vous donnerai un miroir lorsque j'aurai nettoyé votre urostomie. Vous pourrez alors la regarder

si vous vous sentez prêt... Vous rappelez-vous de ce que nous avions dit sur l'aspect qu'elle aurait ? Qu'elle serait enflammée, rouge et pas cicatrisée, presque comme un morceau de viandre crue ? (*L'infirmière enlève la poche et nettoie le tour de la stomie.*) Vous sentez-vous prêt à regarder ?
Le malade. — Ce n'est pas aussi moche que je ne le pensais; ce n'est pas très joli quand même ! (*Rires.*) Je me demande ce qu'en pensera Pat.
L'infirmière. — Vous aimeriez que votre femme la voie bientôt ou préférez-vous attendre pour lui montrer comment changer la poche ?
Le malade. — Je pense que j'aimerais en finir le plus vite possible. Pourrai-je la lui montrer ce soir lorsqu'elle viendra ?
L'infirmière. — Pas de problème; appelez seulement l'une de nous lorsque vous serez prêt et nous viendrons vous apporter un peu de soutien moral, à moins que vous ne préfériez être seul ?
Le malade. — Je ne sais pas... peut-être qu'un soutien moral pour la première fois ne sera pas de trop !

Problème 5

L'infirmière. — Je crois savoir que votre femme était rassurée lorsqu'elle a vu la plaie hier. Vous sentez-vous plus détendu maintenant ?
Le malade. — Oui, mais nous nous sommes quand même demandé ce que penseraient les enfants, si nous devions la leur montrer une fois de retour à la maison, ou s'il vaut mieux qu'ils ne la voient pas du tout.
L'infirmière. — Quel est votre avis ?
Le malade. — On ne peut pas dire que je sois particulièrement fier de tout ça mais, d'un autre côté, on ne voit pas ça tous les jours, n'est-ce pas ? Pat pense que Jenny pourrait être un peu troublée. Vous savez comment sont les adolescentes... Je pense que je me déciderai une fois de retour à la maison; s'ils demandent à voir ce que l'on m'a fait, je le leur montrerai, mais s'ils ne le demandent pas, nous n'en parlerons pas.
L'infirmière. — Cela semble sage. Mais n'oubliez pas, le fait de sortir d'ici ne veut pas dire qu'il s'agit d'un adieu. Votre propre docteur, l'infirmière de votre quartier et les membres du service sont là pour vous aider. Vous reviendrez ici en consultation externe. Si quelque chose vous inquiète, il vous suffira de contacter votre docteur ou nous.

Problème 6

L'infirmière. — Tom, pourriez-vous venir avec moi dans une petite salle que nous avons à l'autre bout du couloir ? J'ai pensé que ce serait une bonne chose de discuter de votre sortie en privé.
Le malade. — Merci, c'est étonnant la manière dont les conversations s'arrêtent dès que l'on met les rideaux autour du lit !
L'infirmière. — Comme vous le savez, Tom, M. Cox suggère que vous rentriez chez vous demain matin. Vos fils ont été enlevés, vous savez prendre soin de votre stomie, mais nous nous demandions si vous vous sentiez encore mal à l'aise à l'idée de rentrer si tôt ?
Le malade. — Je veux rentrer chez moi. J'en ai assez de cet endroit ! J'ai l'impression que je ne suis pas encore tout à fait bien dans ma peau, hum, je suis en fait assez déprimé (*Silence.*) Que va-t-il se passer lorsque je serai de retour chez moi ? Cela me rend très nerveux, parce que je ne suis plus la même personne.
L'infirmière. — Vous aimeriez rentrer chez vous mais vous vous sentez déprimé et nerveux parce que vous pensez que vous ne serez plus le même Tom Harris. Pour votre famille, pour les amis qui sont venus vous voir, et pour nous, vous êtes toujours le même.
Le malade. — Que ferai-je quand Pat et moi irons au lit demain soir ? Ce sera tout à fait pénible, j'ai la chair de poule rien qu'à y penser.
L'infirmière. — M. Cox vous a laissé entendre qu'il vaut mieux prendre votre temps pour envisager la pose d'un implant pénien. Votre femme le sait aussi, si bien que tout ce que vous aurez à faire sera de vous comporter de façon naturelle et, une fois que vous vous sentirez prêt, de trouver des substituts en matière de sexualité... Vous pourriez toujours commencer par passer l'après-midi de demain chez vous, et s'il n'y a pas de problème, rentrer définitivement le lendemain, de manière à vous habituer progressivement...

Problème 7

L'infirmière du secteur. — J'ai pensé que le moment est venu de parler de la manière dont vous vous adaptez à votre situation, Tom. Votre première visite de contrôle est pour la semaine prochaine, et l'équipe sera intéressée de savoir comment vous vous portez.

Le malade. — Je me sens bien plus fort physiquement. Comme vous le savez, j'ai bon appétit et je bricole dans la maison et le jardin. Mais sortir ne me fait pas encore vraiment envie; la poche tient bien, mais je n'ai pas confiance dans les restaurants ou les magasins. Qu'est-ce que ce serait si je retournais à mon travail devant les clients !
L'infirmière du secteur. — Je suis sûre que votre confiance en la poche viendra avec le temps. Êtes-vous déjà allé faire les courses avec votre femme ? Vous pourriez toujours tenter une courte sortie et en augmenter progressivement la durée. (*La conversation continue sur sa capacité à s'adapter au changement de son image corporelle.*) Votre femme semble vous soutenir beaucoup. J'ai parlé avec elle hier, si vous vous rappelez, et elle a dit que, sur le plan émotionnel, vous sembliez aller beaucoup mieux.
Le malade. — Oui, je me sens moins déprimé, peut-être encore un peu incertain face à l'avenir, mais la poche et tout ce qu'elle signifie ne me dérangent plus...

Ainsi peut-on déclarer avec Wood (1975) que « L'image du corps est un concept dynamique, sujet à des changements dans les réponses aux influences subies par le corps lui-même. » L'altération de l'image corporelle peut être le résultat du processus de vieillissement, de la maladie, d'un accident ou d'une blessure, et chaque individu réagira de manière différente à ce changement. Il est important de se rappeler que les malades doivent être vus dans le contexte de leur famille (quand c'est possible) et que l'infirmière est considérée comme faisant partie d'une équipe multidisciplinaire dont les membres doivent travailler ensemble pour aider le malade.

2

Le nouveau rôle de l'infirmière

Mave Salter

C'est en elles que les infirmières doivent trouver les ressources qui leur permettent d'aider les malades à faire face à l'altération de l'image de leur corps jusqu'à les amener à s'accommoder de leur vie. Le médecin, l'infirmière, l'assistante sociale, le physiothérapeute ou l'orthophoniste ont tous un rôle à jouer dans l'équipe soignante; pourtant, c'est à l'infirmière, en tant que première dispensatrice de soins, que revient la responsabilité d'assumer la part la plus importante de ce processus de soutien. Ce chapitre examine les devoirs et les moyens de l'infirmière pour améliorer la qualité des soins.

D'abord, les infirmières doivent s'interroger sur la perception qu'elles ont de leur propre image. Une saine acceptation d'elles-mêmes s'impose avant de pouvoir participer au processus destiné à aider les malades à s'accepter tels qu'ils sont. Pour cela, une sérieure introspection peut être bénéfique : par quoi ont-elles été influencées à la maison, à l'école, durant l'adolescence et depuis qu'elles ont commencé à exercer ? Ont-elles appris à s'accepter ou ont-elles des difficultés à se regarder dans un miroir ? Que ressent l'infirmière, en tant qu'individu, à l'idée d'avoir à s'occuper de malades souffrant d'une image changée de leur corps, ou de gens possédant une conception différente de la vie ? N'est-elle pas gênée, par exemple, d'aider les homosexuels à s'adapter après une excision abdomino-péritonéale du rectum ? Ne préférerait-elle pas voir un autre membre de l'équipe soignante s'en occuper ? Même si une infirmière n'approuve pas le mode de vie d'un malade, elle ne doit pas le condamner, mais l'accepter en tant que personne et en tant qu'individu. C'est de courage, et non d'échec, qu'il faut parler lorsque les infirmières reconnaissent qu'elles peuvent avoir elles-mêmes des problèmes pour lesquels elles ont besoin d'aide.

Rogers (1961) qualifie cette acceptation de regard positif et inconditionnel. Les infirmières doivent avoir une approche exempte de jugement. Elles commencent le processus d'aide en expliquant à un malade que ce qui semble insupportable maintenant, le sera moins avec le temps. Les progrès technologiques ont permis des améliorations constantes des traitements chirurgicaux et médicaux. Toutefois, aux gens qui refusent leur apparence et qui ne sont pas motivés pour aller de l'avant, la technologie moderne ne peut pas être d'un grand secours : un malade peut très bien progresser et régresser, ce qui est normal durant la période de deuil : avancer et reculer jusqu'à ce que vienne enfin l'acceptation. Une altération de l'image corporelle, qu'elle soit visible ou non, change intrinsèquement le corps ; son effet sur la personnalité peut être considérable, à moins que des professionnels ne lui apportent de l'aide. Ainsi, on considère le malade guéri le jour où, se regardant dans un miroir, il acceptera la personne qu'il y voit.

LE RÔLE DE CONSEIL

Qu'une infirmière travaille dans un service, en consultation externe ou à domicile, qu'elle soit spécialisée ou non, l'un de ses premiers rôles consiste à aider les malades au fur et à mesure qu'ils cherchent à s'accommoder de leur sort. Mais comment ? S'il n'est pas toujours nécessaire d'avoir suivi des cours spécialisés pour être capable d'aider les malades, de tels cours ont leur place en permettant aux infirmières d'affronter leurs propres stress ou tensions. Rogers (1961) déclare : « L'avenir ne dépend pas des sciences physiques. C'est à nous d'essayer de comprendre et de tenir compte des interactions entre des êtres humains qui essaient de nouer des relations. »

L'Association britannique du Counselling précise que « conseiller signifie donner au patient l'occasion d'explorer, de discuter et de clarifier des modes de vie plus satisfaisants et profitables. » Cette association a publié une déclaration beaucoup plus détaillée (Godden & Charles Edwards 1984) qui ne décrit pas plus que la définition précédente en quoi consiste l'activité de conseil (Tschudin, 1987). Précisons qu'il s'agit d'un processus qui implique une conversation réfléchie dans une atmosphère de compréhension.

Par conversation réfléchie, on entend partage et compréhension sans précipitation ; il s'agit à la fois de communication verbale et non verbale. Les types de communication non verbale incluent la position/distance du malade par rapport à l'infirmière, les gestes qui peuvent aider les infirmières à comprendre l'état d'âme du malade, le contact visuel et l'expression du visage, le toucher, le ton de la voix et les impressions. Les vidéos sur la communication constituent des outils éducatifs utiles ; les points suivants peuvent fournir des références utiles quand on regarde ces vidéos ou quand on analyse ses propres relations avec les malades. Considérez ce qui suit comme un exercice.

Position

Que remarquez-vous sur la manière dont le malade et vous êtes assis ? Que remarquez-vous sur votre position et celle du malade ? À quel moment l'un ou l'autre d'entre vous change-t-il de position ? Quel effet cela a-t-il ?

Les gestes

Que remarquez-vous sur les gestes effectués par le malade et vous ? Que vous apprennent les gestes effectués par l'infirmière et le malade sur ce que chacun ressent ?

Concept visuel et expression du visage

Quelle est l'importance du contact visuel entre le malade et l'infirmière ? Discutez de l'utilisation faite par l'infirmière du contact visuel pour vérifier si le malade comprend ce qu'elle dit, et vice versa. Comment le malade estime-t-il que le moment est venu de soulever certains sujets avec l'infirmière ? Étudiez les expressions du visage du malade et de l'infirmière. Qu'apprenez-vous de ce qu'ils ressentent ?

Le toucher

Quand l'infirmière touche-t-elle le malade et vice versa ? Pensez-vous que ce contact soit utile et si oui, pourquoi ?

L'écoute

Comment l'infirmière montre-t-elle qu'elle est attentive ? Jusqu'à quel point doit-on être attentif et décontracté ?

Le ton de la voix

Que remarquez-vous à propos du ton de la voix de l'infirmière ou du malade. Qu'y apprenez-vous de ce que ressent l'infirmière et le malade ? Discutez de l'utilisation du silence par l'infirmière et le malade.

Le passage des informations

Que remarquez-vous sur la manière dont l'infirmière transmet les informations et en recherche auprès du malade et vice versa ?
Combien y a-t-il de changements de sujet dans la conversation ?
Qui change de sujet ?
Pourquoi pensez-vous qu'il y ait un changement de sujet ?
Comment encouragez-vous et découragez-vous le malade à exprimer ses sentiments ?
Comment vous assurez-vous que le malade comprend ce que vous dites ?
Jusqu'à quel point pensez-vous que l'infirmière comprend ce que dit le malade ?

Les sentiments

Quels sentiments ou quelles angoisses pensez-vous que le malade essayait d'exprimer dans cette conversation ?

La compréhension

Que dit ou que fait l'infirmière pour montrer qu'elle comprend les problèmes du malade et qu'elle a l'intention de l'aider ?
Jusqu'à quel point pensez-vous que l'infirmière a compris ce que le malade a dit ?

Quelques termes :

Question ouverte : c'est une question formulée de telle manière que l'interlocuteur est libre de répondre comme il le désire. Par exemple : « Comment vous sentez-vous aujourd'hui ? »

Question fermée : c'est une question formulée de telle manière que l'interlocuteur n'a qu'un choix limité de réponses. Par exemple : « Vous sentez-vous mieux ? » La réponse sera « oui » ou « non ».

Question dirigée : elle oriente l'interlocuteur vers la réponse que l'on désire ou que l'on préfère. Par exemple : « Vous vous sentez mieux, n'est-ce pas ? » Ici, un malade saura que la réponse attendue est « oui ».

Indice : il peut comprendre une question directe ou indirecte, ou une déclaration faite dans l'espoir d'obtenir une certaine réponse de l'interlocuteur.

Conversation orientée : ici l'un ou l'autre des participants prend l'initiative du cours que prend la conversation.

Reformulation : elle consiste à sélectionner des signaux dans les mots ou les sentiments exprimés par un malade et à les répéter de telle manière qu'ils encouragent le malade à s'étendre sur le sujet ou l'idée. Par exemple, un malade peut dire : « Je me sens si tourmenté », auquel cas l'infirmière répondra : « Vous êtes tourmenté ? », encourageant le malade à exprimer davantage ses pensées et ses sentiments.

La douleur émotionnelle... s'exprime souvent en gestes... parce qu'elle est trop forte et trop difficile à exprimer avec des mots (Earnshaw-Smith, 1982).

Qu'est-ce qu'une atmosphère de compréhension ? Il ne s'agit certainement pas d'un rideau tiré autour du lit avec des gens à l'extérieur qui écoutent tout ce qui se dit. Un aspect important, quand on a un entretien avec un malade, c'est de choisir une pièce confortable, protégée de tout élément susceptible de déranger, avec des chaises confortables et identiques. S'il n'existe pas de pièce de ce genre, il y a lieu de choisir un endroit calme et informel, éloigné des perturbations qu'engendrent le téléphone ou les signaux sonores. Les infirmières qui soignent les gens doivent instaurer un climat de confiance dans une atmosphère de calme : prendre une chaise, s'asseoir sur le lit, donner des indications verbales et non verbales témoignant de leur intérêt, avoir le temps de s'impliquer et le vouloir. C'est l'infirmière qui, dispensant les soins, passe le plus de temps au contact du malade. Si une infirmière permet à un malade d'exprimer ce qu'il ressent et ce qu'il pense, et si elle agit comme une caisse de résonance et l'aide à accepter une nouvelle expérience, alors elle doit lui permettre d'affronter ses problèmes avec moins d'anxiété et de tension. Conseiller ne veut pas dire donner des conseils; c'est explorer avec le malade les différents choix qui s'offrent à lui et l'aider à prendre les bonnes décisions.

Les infirmières doivent passer beaucoup de temps à parler avec les malades de ce qu'ils ressentent et non pas juste laisser le temps s'écouler en espérant éviter des questions étranges auxquelles elles ne souhaitent pas répondre. Les infirmières doivent montrer qu'elles se préoccupent autant du bien-être physique que du bien-être mental de l'individu, et ne pas lui donner l'impression qu'elles sont trop occupées pour l'écouter.

Il arrive très souvent que, dans un gros service, les malades posent des questions juste au mauvais moment : le soignant peut être si émotionnellement épuisé que la dernière chose qu'il désire à ce moment précis, c'est de donner aux autres alors qu'au contraire, il a besoin de recharger ses propres batteries. L'infirmière peut expliquer son dilemme, prendre note du problème et accepter de revenir pour en discuter le plus tôt possible ou proposer l'aide d'un autre professionnel plus disponible. La guérison et la paix de l'esprit seront la récompense du temps passé à soigner et à écouter les besoins des malades.

Brandon (1982) déclare que : « Parfois les gens trouvent qu'il est difficile de donner de sa personne, et pourquoi ? Peut-être parce que nous sentons que nous avons des insuffisances; nous avons peur de prendre le risque d'utiliser ce que nous avons de chaleur humaine et d'amour. Être prêt à changer est la seule qualité fondamentale qui permet d'aider les autres. C'est alors seulement que vous pouvez délivrer un message d'espoir réaliste tiré de votre propre vécu et des épreuves que vous avez endurées. Car ce sont ces difficultés qui fournissent une base concrète pour que la communication avec des gens en détresse puisse fonctionner. » Aussi les membres des professions de santé doivent-ils se connaître eux-mêmes, identifier leurs problèmes, leur stress et leurs tensions et d'abord chercher à les résoudre avant d'aider les autres. Le soignant doit se poser la question : « Suis-je en mesure de faire face aux bons et aux mauvais côtés de l'existence ? » Pouvoir y répondre signifie que les soignants ont également besoin d'aide, ce qui suppose le caractère vital de la communication entre infirmières. Il est nécessaire d'avoir une vie en dehors du travail où l'on puisse se relaxer et déconnecter de temps en temps.

LE STRESS ENGENDRÉ PAR LA PROFESSION D'INFIRMIÈRE

Beaucoup de choses ont été écrites récemment sur la nature éprouvante du travail d'infirmière.

> Les infirmières, et en particulier les élèves infirmières, sont soumises à un stress important auquel elles ne peuvent souvent faire face qu'en mettant des distances entre elles et leurs malades, en se cachant derrière l'acte à accomplir ou en quittant le service. Il y a là un manque flagrant, renforcé par le principe que les infirmières ne doivent pas s'impliquer émotionnellement dans leurs relations avec les malades, ne pas pleurer, ne pas montrer qu'elles sont bouleversées. En tant que professionnelles, nous omettons de nous intéresser aux soignantes, nous oublions de les aider à exprimer leur peine et de les encourager à s'ouvrir franchement afin d'exprimer ce qu'elles ressentent face à ce travail. Il faudrait permettre à nos infirmières d'avoir une relation humaine avec leurs camarades et les parents de ces derniers. Cela fait partie de la prise en charge globale du malade (MacDonald, 1983).

Firth (1984) dit :

> Que se passe-t-il lorsque l'individu qui a un travail stressant n'est pas suffisamment soutenu ? En l'absence d'autres aides — un personnel suffisant, des stages de formation professionnelle, un soutien en dehors du travail —, l'infirmière peut souffrir de dépression ou de surmenage professionnel. Les indications suivantes peuvent être utiles aux cadres infirmières pour améliorer la qualité de l'aide dispensée à leurs collègues :
>
> > Faire bien comprendre aux membres de l'équipe que vous avez du temps à leur consacrer lorsque quelque chose les tracasse.
> > Demander l'opinion de l'équipe et donner des conseils ou des avis.
> > Développer l'aptitude à l'écoute lorsque vous vous trouvez avec d'autres équipes.
> > Vérifier que vous avez bien compris : « Ainsi vous voulez dire que... »
> > S'efforcer à ce qu'il y ait des retours entre vous et le reste de l'équipe, et veiller à ce qu'ils soient positifs et constructifs.
> > Accompagner toujours les critiques d'un retour positif.
> > Faire attention aux aspects non verbaux des entretiens (le ton de la voix, le débit des paroles, le contact visuel, les gestes, etc.), vitaux pour attirer l'attention, et donner un retour positif ou négatif.
> > Insister sur l'importance de la capacité à écouter et à rechercher les idées, les opinions et les sentiments des autres.
> > Insister sur l'apprentissage des techniques de communication par l'intermédiaire des jeux de rôles et d'autres exercices pratiques.

Une conséquence grave du stress et de la fatigue est le *burnout*. Ce dernier serait certainement moins fréquent chez les infirmières si elles s'aidaient les unes les autres et étaient capables de se confier leurs problèmes sans les qualifier d'échecs. Une profession dont les membres se soucient de leur bien-être réciproque est beaucoup plus solide que celle où le chacun pour soi prédomine. Les infirmières passent toutes leurs journées de travail à soigner les autres, pourquoi n'arrivent-elles donc pas à le faire pour leurs collègues ? Peut-être sont-elles trop fatiguées à la fin de la journée pour écouter les problèmes de ces dernières; peut-être ont-elles elles-mêmes trop de motifs d'angoisse. Si les infirmières savaient qu'elles peuvent se tourner vers leurs collègues sans peur d'être condamnées pour une incapacité occasionnelle à faire face, ces situations seraient moins fréquentes. Personne n'est infaillible, et il est temps que les infirmières s'en rendent compte. Être parfois incapable de faire face ne signifie pas que l'on est une ratée, mais que l'on est humain (Laurent, 1984).

Le *burnout* est à présent un problème connu chez les infirmières. Les contingences économiques, le manque de personnel, les jeunes infirmières confrontées seules à des urgences où la vie des malades est en question, conduisent à un stress plus ou moins grave; le nombre de jours de travail perdus pour congé de maladie augmente régulièrement. Il est donc important qu'un système de soutien soit mis en place pour garder la tête hors de l'eau. Les ressources intrinsèques de l'infirmière l'aideront donc à faire face aux stades de refus, de colère, de marchandage, de dépression et d'acceptation par lesquels passent ses malades. De telles réactions/réponses nécessitent que l'infirmière soit capable d'écouter, de reformuler et de poser des questions.

LES SOINS INFIRMIERS DISPENSÉS AUX MALADES SUBISSANT DES CHANGEMENTS DE L'IMAGE CORPORELLE

L'infirmière doit apprendre et utiliser des techniques efficaces qui lui permettront de reconnaître les problèmes évoqués ci-dessus et d'y répondre de manière appropriée, ce qui lui permettra d'aider le malade lorsqu'il les rencontre. Les malades ont peur de l'inconnu, mais on peut les aider en en parlant. Salter (1983) reconnaît que :

> Parler librement d'un sujet permet sa compréhension et, ensuite son acceptation. La discussion et l'éducation commencent en expliquant pourquoi la maladie a progressé ou pourquoi le traitement ou l'opération sont nécessaires. Il faut donner au malade confiance dans les professionnels de la santé qui veulent ce qu'il y a de mieux pour lui. Les infirmières ne doivent pas avoir peur d'empiéter sur les prérogatives des autres professionnels qui le soignent. Sous réserve qu'il y ait une coordination avec les autres membres de l'équipe

> soignante afin d'être sûr qu'aucune information contradictoire ne soit donnée, plus on discutera avec les patients, même plusieurs fois sur le même sujet, mieux ce sera pour eux. Il faut écouter et répondre aux besoins exprimés avant, pendant et après la maladie ou le traitement. Il s'agit d'une éducation continue du malade et de sa famille, et nous pouvons l'aider à se considérer comme une personne acceptable et en bonne santé.

Par exemple, si quelqu'un a toujours eu du mal à faire face à une crise, il est inutile de s'attendre à le voir changer à l'occasion d'une maladie. Si la personne apprécie les soins dont elle est l'objet à cause de la maladie, il faudra beaucoup l'encourager pour qu'elle aille mieux, et l'attention devra se porter sur la famille tout entière : encourager, peut-être, le conjoint à sortir et se distraire sans qu'il se sente coupable, en dépit des protestations de la personne malade.

LES SOINS APPORTÉS À LA FAMILLE

Quand c'est possible, les malades doivent pouvoir choisir la personne avec laquelle ils ont les meilleures relations dans l'équipe soignante. Avec l'accord du malade, les parents, les amis et les collègues de travail sont les mieux placés pour jouer un rôle dans sa guérison. Les inclure (avec la permission du malade) dans son programme de soins signifie que l'équipe soignante étend, au lieu de le limiter, le champ des possibilités du malade et qu'elle le prépare à rentrer chez lui. C'est sûrement là que le mot *réadaptation* prend tout son sens : encourager le malade à embrasser un mode de vie acceptable, voire reprendre celui qu'il avait avant.

Titmus (1976) dit :

> Combien de fois n'a-t-on pas vu de malades sortir de l'hôpital, complètement perdus, encore anxieux et terrorisés, désabusés parce que la magie médicale n'avait pas, ou pas encore, apporté de résultats. Ils se retrouvent seuls, sans connaître les résultats des examens, sans savoir ce que pensent les docteurs, ni en quoi le traitement a ou va consister, et sans connaître le pronostic en terme de vie ou de

> mort. Pourquoi cela se passe-t-il ainsi ? Pourquoi n'a-t-on p core compris que la courtoisie et la sociabilité ont une valeur thérapeutique ? La plupart d'entre nous pratiquent cela d'instinct chez eux, mais dès qu'il s'agit de l'hôpital, cela se perd d'une manière ou d'une autre. Cela vient en partie, je pense, de l'effet que produit sur les gens le fait de travailler et de vivre dans une structure fermée soumise à des hiérarchies sociales et des règles de conduite rigides. La barrière du silence est un élément de l'échec du traitement du malade.

Comme l'hôpital peut être un environnement étrange pour la famille, l'infirmière doit être présente à la fois pour rassurer des parents et un malade inquiets. Des salons où les familles peuvent prendre des rafraîchissements s'imposent comme indispensables dans l'infrastructure hospitalière : les parents ont besoin de se relaxer, au même titre que l'infirmière qui fait une pause au cours de son service.

Il est essentiel que les malades reçoivent de l'aide aussitôt qu'il subissent, ou que l'on sait qu'ils vont subir, un changement dans l'image de leur corps. Souvent, quelqu'un ayant le même âge et le même sexe, qui a souffert d'une maladie similaire et qui s'en est sorti, pourra participer au processus de guérison. Commencer le travail de conseil le plus tôt possible accélère la guérison. L'information en pré-opératoire et le contact en post-opératoire sont très importants pour aider chaque malade à s'adapter plus facilement à une nouvelle image corporelle non désirée. En faisant confiance aux malades, l'infirmière montre qu'elle a foi en leur capacité à faire face, car une partie de son travail consiste à permettre au malade de se prendre en charge. Tschudin (1981) déclare : « L'empathie a été décrite comme étant la capacité à voir le monde à travers les yeux de quelqu'un d'autre; en permettant au malade de parler de sa maladie, cela devient une réalité pour lui et sa famille. »

L'AIDE DE L'INFIRMIÈRE

Malheureusement, les infirmières commettent encore l'erreur de rassurer le malade avant de découvrir exactement ce qui l'inquiète. La plupart des malades s'efforcent de donner l'illusion qu'ils font face, mais c'est comme porter un masque pour cacher leur véritable nature. Les accompagner à la salle de consultation peut les aider à formuler ce qu'ils ressentent au médecin. Il existe souvent un fossé entre ce que le médecin ou l'infirmière pensent avoir dit au malade et ce que ce dernier comprend vraiment sur sa maladie et l'opération envisagée.

L'aide de l'équipe soignante est nécessaire à tous les stades de la maladie. Les patients doivent être encouragés à exprimer ce qu'ils ressentent face à l'altération de leur corps. Lorsqu'une malade voit pour la première fois sa difformité, il faut l'encourager à dire ce qu'elle ressent et la rassurer en soulignant le caractère naturel de son appréhension à l'idée de sortir et de se replonger à nouveau dans le monde. Elle aura besoin de soutien lorsque ses cheveux commencent à tomber — et qu'elle doit se procurer une perruque —, ou lorsqu'elle se réveille et regarde sa poitrine mutilée, ou voit pour la première fois sa stomie. Si le visage du soignant exprime l'acceptation, alors la malade apprend à s'accepter. Mais les malades doivent être des participants actifs de leur traitement.

On a déjà parlé de la perte d'identité et d'indépendance des malades et particulièrement chez ceux qui sont hospitalisés. Une façon de minimiser cette dépendance consiste à suggérer qu'ils prennent en charge les soins qu'ils sont capables de s'administrer, comme, par exemple, s'occuper de leur médication. Apprendre à se prendre en charge est une étape importante vers un retour à la vie normale. Avec une aide attentive, les malades peuvent retrouver l'estime d'eux-mêmes ainsi qu'une activité sociale normale. Si les infirmières insistent bien sur le fait qu'elles s'attendent à ce que les malades se prennent en charge, qu'ils soient capables de porter des vêtements normaux, de partir en vacances, etc., ils auront alors suffisamment confiance en leur propre capacité pour aller de l'avant.

Se donner des objectifs à la fois à court et long terme constitue un bon outil, bien qu'il faille se rappeler que le bien-être physique n'est pas une étape suffisante pour autoriser la sortie des malades. Ils auront souvent besoin d'aide lorsqu'un parent ou un ami verra pour la première fois leur image modifiée. Leur première sortie est importante; aussi un après-midi hors de l'hôpital, puis une journée, un week-end s'imposent pour que certaines personnes puissent s'adapter progressivement et abandonner la sécurité du cocon hospitalier. Il est essentiel que le malade puisse obtenir une prothèse acceptable et qu'il arrive à s'en servir correctement. Il ne faut jamais penser à la sortie la veille du jour où le malade va rentrer chez lui, mais dès l'admission. Il faut prévoir des réunions avec le malade pendant la période de sortie et de réadaptation. Les malades seront prêts à sortir à des moments différents et, une fois encore, c'est l'infirmière qui doit se faire leur avocat sur ce plan. Il est important qu'une coordination étroite impliquant, par exemple, l'équipe de santé primaire, le médecin et l'infirmière de ville, soit mise en place avant la sortie du malade. Si le malade peut recevoir la visite de ses collègues de travail alors qu'il est à l'hôpital et qu'un membre de l'équipe hospitalière peut rencontrer l'infirmière de ville chez le malade, la continuité des soins sera établie.

Les infirmières travaillant avec les malades peuvent adoucir les choses, mais elles ne peuvent pas les endurer à leur place. On en revient à la connaissance que l'on a de soi; pour aider les malades à vivre leur nuit le mieux possible, le soignant doit pouvoir y arriver lui-même : la mise en place d'un groupe de soutien composé de collègues est un moyen d'y parvenir, comme peut l'être un regard lucide des infirmières sur les aspects de leur vie personnelle autour desquels elles auraient inconsciemment érigé des barrières.

Mais avec une aide appropriée, la douleur et l'indignité du changement de l'image corporelle peuvent apporter la compréhension et l'évolution de l'individu car, comme le faisait remarquer un malade : « Comprenez-vous ma peine, mon désespoir et ma peur ? Je ne veux pas m'arrêter à ce qui m'arrive. Je ne suis plus ce que j'étais il y a encore quelques semaines et je ne sais plus qui je suis. » Comme ce serait rassurant de pouvoir répondre à cela : « Mais pour moi, vous êtes encore la même personne » (Tschudin, 1981) et de voir un malade s'accepter à nouveau progressivement.

La plupart des infirmières connaissent des malades qui n'ont jamais accepté l'altération de leur image corporelle — ce sont des reclus, des gens aigris et révoltés. Elles doivent en connaître beaucoup d'autres qui ont pleuré, s'en sont sortis et se sont remis à sourire. Quels facteurs peuvent expliquer cette réaction ? Faut-il y voir la contribution de l'infirmière ? Est-ce parce que l'infirmière joue son rôle dans une équipe soignante plus large ? Doit-on parier sur les forces mentales du malade et le soutien de sa famille, ou sur sa croyance en Dieu ? Il serait intéressant de pouvoir mesurer la part de chacun de ces facteurs, mais ce qui l'est encore plus, c'est de savoir que les infirmières jouent leur rôle, qu'elles sont un maillon de la chaîne qui permet de restaurer l'image qu'un malade a de son corps.

L'IMAGE DU CORPS DANS UNE MALADIE EN PHASE TERMINALE

Mais qu'en est-il de la mort ? Lors d'une maladie en phase terminale, le lente destruction du corps semble jeter une ombre immense sur ces quelques derniers mois ou dernières semaines de la vie. Cependant, l'individu peut trouver dans le fait d'être aimé et entouré un allègement à sa douleur affective. Même ici, une infirmière peut encourager son malade à renoncer petit à petit à la vie, mais encore espérer l'amener à accepter. Comme le disait la femme d'un malade : « Il a des tuyaux partout, mais j'aurais dû savoir que, tant que son cœur et son cerveau marcheraient, il ne changerait pas. Ce corps n'est qu'une maison pour l'homme que j'aime. Ils peuvent y ajouter des choses ou en retirer, ils peuvent en remodeler la structure, il sera toujours là» (Randall, 1972). Si un malade se voit en vilain petit canard, il réagira comme tel, mais il faut espérer que l'infirmière pourra l'aider à se voir comme un être humain à part entière.

Qu'est-ce que la normalité ? Qu'est-ce qu'une image du corps intacte ? La société semble décider de ce qui est normal et de ce qui ne l'est pas. Une émission de télévision montrait récemment un public de personnes handicapées. Le présentateur s'adressait à eux comme tels et leur demandait comment ils avaient réussi à accepter leur différence. Ce fut émouvant d'entendre l'une de ces personnes dire : « Je ne suis pas handicapée; je suis normale. Et vous ? » Elle voyait son corps sain en dépit de son handicap. C'est ce vers quoi les efforts de l'infirmière doivent tendre dans ses relations avec tous ses malades.

En conclusion, l'image que les malades ont de leur corps passe du stade de vilain petit canard à celui de cygne magnifique. Il faut espérer que, grâce à son travail, bien qu'elle soit obligée de les laisser avec leurs imperfections physiques, l'infirmière évite aux malades de porter des cicatrices affectives permanentes. Rappelez-vous aussi que tous les fruits ne mûrissent pas en même temps.

3

L'altération de l'image du corps chez l'enfant

Sally Glen

Le but de ce chapitre est de montrer quelle image les enfants ont de leur corps dans le cadre d'un plan de soins, en proposant une approche qui explique autant le développement de l'image corporelle chez l'enfant que l'aide que peut apporter l'infirmière pour qu'il en acquière une image positive. Lorsqu'elle soigne des enfants présentant un état de santé déficient, l'infirmière doit connaître les implications possibles sur l'image du corps. Cette approche s'appuie sur deux préalables : a) l'image normale qu'ont les enfants et les adolescents de leur corps existe toujours, mais elle change en réaction à un stress résultant de l'environnement ou du développement physique; b) l'altération de l'image du corps chez l'enfant et l'adolescent doit être étudiée dans le cadre de la croissance, parce que comprendre la manière dont l'enfant voit se développer l'image de son corps permet d'apprécier les fondements de l'action infirmière.

LE DÉVELOPPEMENT DE L'IMAGE DU CORPS CHEZ L'ENFANT

Le développement de l'image du corps chez l'enfant (tabl. 3.1) est un phénomène appris ou acquis, un processus qui comprend les paramètres suivants :

1. Les aspects des conditionnements classique et opérant — l'apprentissage est l'un des processus fondamentaux par lequel les expériences individuelles affectent un enfant. Dans la cadre du développement cognitif, il est de deux types : le conditionnement classique et le conditionnement opérant.
2. L'environnement de l'enfant.
3. Les personnes clés de cet environnement.
4. La maturation du système nerveux central.

Tableau 3.1 Les étapes du développement d'une image positive en fonction de l'âge

Âge	Capacités de l'enfant
De la naissance à un an	Apprend à tolérer les petites frustrations. Apprend la confiance.
1-3 ans	Apprend à aimer son corps. Apprend à maîtriser sa motricité. Début du langage. Éducation de la propreté.
3-6 ans	Apprend l'initiative. Apprend les différences des sexes. Identification au modèle parental. Accroissement des capacités (motricité, langage).
6-12 ans	Développe un certain sens de ce qui est bien : par exemple, apprend à se faire remarquer en faisant des choses, en explorant, en apprenant à avoir des relations avec ceux de son propre sexe. C'est à ce stade que se modèlent les comportements que l'on retrouvera plus tard dans la vie professionnelle.

Schilder (1970), pionnier de l'approche contemporaine en matière d'image du corps, pense que celle-ci ne se développe pas seule, mais parallèlement aux développements sensori-moteur, psycho-sexuel et psycho-social. Il va même jusqu'à avancer que la composante principale de l'image du corps de l'enfant en est une interprétation tri-dimensionnelle (fig. 3.1), et il fait le postulat suivant :

1. La maturation physiologique de la portion neurologique (tabl. 3.2) permet à l'enfant de connaître les liens existant entre les différentes parties de la surface de son corps dans l'espace *via* un mécanisme de feddback.
2. La composante psychologique comprend les valeurs attribuées à certaines parties du corps et les attitudes des autres et de soi-même vis-à-vis de ces parties. Schilder a aussi établi que l'intérêt que portent les autres à leur propre corps influence également le développement de l'enfant (tabl. 3.2).
3. Le développement de l'image du corps n'est jamais isolé et se trouve toujours en interaction avec l'environnement. Les émotions sont sociales dans la mesure où elles sont habituellement dirigées vers les autres. Plus les liens affectifs sont étroits entre l'enfant et les autres, plus les autres auront de

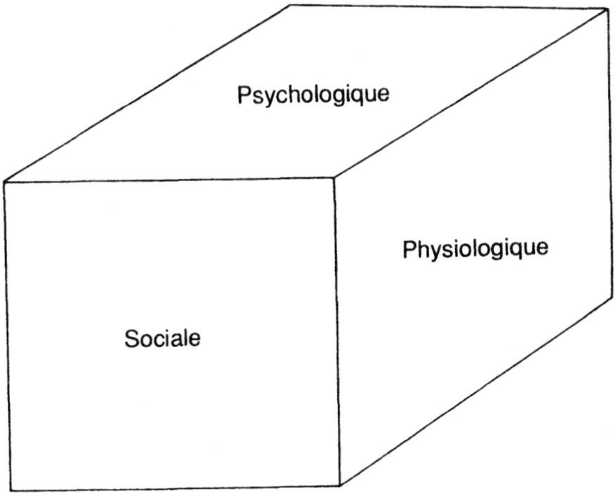

Figure 3.1 Interprétation tri-dimensionnelle de l'image du corps (Schilder, 1970)

Tableau 3.2 Les sensations et les récepteurs du système nerveux central

Récepteur	Source	Sensation
Extérocepteurs	Environnement ou surface corporelle	Vue Ouïe Toucher Goût Odorat
Intérocepteurs	À l'intérieur du corps	Douleur Faim Nausée Excrétion/miction Excitation sexuelle
Propriocepteurs	À l'intérieur du corps	Position du corps dans l'espace Étirement Pression

l'influence sur le développement de l'image qu'a l'enfant de son corps.

L'image du corps est donc dynamique et s'ajuste au fil des expériences de la vie. Pour l'enfant, le développement de l'image corporelle se fonde sur son propre corps soumis aux perceptions corporelles passées et récentes, son fonctionnement physiologique, la maturation de son développement et la perception qu'en ont les autres.

Le développement de l'image du corps semble suivre une trajectoire parallèle à celle des développements moteur et sensoriel comprenant le développement de la perception, de la pensée et de la permanence des objets. Les psychologues pour enfants indiquent que le petit enfant n'a aucune image de son corps à la naissance. Selon Piaget (1958), l'enfant est au stade de la non-différenciation.

Tableau 3.3 Les trois étapes d'une réponse conditionnée classique

STADE 1		STADE 2		STADE 3	
Stimulus	**Réponse**	**Stimulus**	**Réponse**	**Stimulus**	**Réponse**
On touche la joue (stimulus non conditionné)	→La tête tourne (réponse non conditionnée)	On touche la joue (stimulus non conditionné) ↓ La voix de la mère (stimulus conditionné)	→La tête tourne (réponse non conditionnée)	On touche (stimulus non conditionné) ↓ La voix (stimulus conditionné)	→La tête tourne (réponse non conditionnée)

Stade 1 : Le stimulus non conditionné déclenche automatiquement la réponse non conditionnée.
Stade 2 : Introduction d'un autre stimulus en même temps que le stimulus non conditionné.
Stade 3 : Le nouveau stimulus, appelé stimulus conditionné, peut déclencher la réponse du stade 1.

La petite enfance

Alors que l'ouïe et la vision sont présentes chez le tout-petit (Bower & Wishart, 1972), les expériences tactiles et proprioceptives sont les premiers chemins sensoriels permettant de terminer la myélinisation, essentiels au développement complet de la perception du corps. Les tout-petits touchent non seulement eux-mêmes, mais également ceux qui sont dans leur environnement.

Durant les deux premières années, l'enfant passe du stade des réflexes archaïques à celui de la construction d'images symboliques (Piaget, 1958). Cette tâche implique la maîtrise de la coordination des activités motrices et sensorielles simples. Ce n'est qu'en recevant des stimuli provenant de différents récepteurs que les mécanismes de feedback appropriés peuvent fonctionner. Entre quatre et neuf mois, le nouveau comportement est répété comme un moyen de reproduire un changement intéressant, initialement découvert par accident, de l'environnement du tout-petit. Comme exemple, on peut prendre le hochet placé dans la main du bébé et qui fait du bruit au hasard des mouvements du bras. Le bébé répétera les mêmes mouvements pour recréer le bruit qu'il a découvert. Le bébé fait partie de l'action qui produit un résultat donné.

Le tout-petit commence également à associer les événements proches. Il reconnaît qu'être pris dans les bras près des seins signifie qu'il est temps de manger; il se lovera et émettra des bruits de succion : la reconnaissance du sein est la preuve qu'il y a très tôt une reconnaissance des symboles. Bercer et caresser la tête sont deux moyens d'augmenter les stimuli en provenance de l'environnement ou de la surface du corps (stimuli extéroceptifs) et les stimuli en provenance de l'intérieur du corps (stimuli proprioceptifs) de manière à aider la formation d'une image du corps séparée du monde des objets.

C'est également le moment du développement psychosocial. Le tout-petit, selon Piaget (1958), est profondément égocentrique. L'enfant, dit-il, est incapable de faire la distinction entre ce qui est lui et ce qui n'est pas lui; il est incapable d'en établir la frontière qui sera plus tard, du moins la plupart du temps, si évidente et si sûre. Piaget qualifie ce tout premier égocentrisme de « complet et inconscient » — si l'enfant est dans cet état, il n'a pas plus conscience de lui-même que des autres personnes ou choses. Piaget utilise aussi la non-recherche par l'enfant d'un objet disparu comme preuve d'un état de profond égocentrisme précoce. Amsterdam (1972) montre que les tout-petits de six à douze mois réagissent à leur image comme s'il s'agissait d'un camarade de jeu, et que la reconnaissance de soi n'a été vérifiée que chez 65 % des sujets de vingt et vingt-quatre mois. La permanence de l'objet se développe (Piaget, 1958) vers neuf mois et, à un an, un enfant qui regarde son reflet dans le miroir va rechercher la source de cette image. Toutefois, il est important que le lecteur note que, ces dernières années, la recherche a multiplié les preuves quant à la capacité à penser du tout-petit.

Par exemple, est-ce parce qu'il ignore tout du concept de permanence des objets que le tout-petit ne recherche pas cet objet quand il a disparu (Donaldson, 1978) ? Si c'est le cas, sa réponse doit rester la même, quel que soit le mode de disparition de l'objet. Bower & Wishart (1972) ont utilisé la photographie à infrarouge pour enregistrer des événements qui se produisent dans une obscurité totale. On a simplement fait disparaître les objets en éteignant la lumière dans la pièce. Ils affirment que dans ces circonstances, les enfants tendent rapidement leurs bras dans la bonne direction; aussi ce sont les notions de localisation et de mouvement qui font problème à l'enfant, et non pas celles du concept de permanence de l'objet. La déclaration de Piaget (1958) qui notifiait l'absence de contraste entre une personne et le reste de l'univers a également été mise en doute. Bruner (1975) dit que les tout-petits ont une conception innée de la personne et que cela constitue une base pour le langage.

Les enfants qui marchent (1-3 ans)

Lorsqu'ils commencent à marcher, le langage les aide à identifier les parties de leur corps. Cet apprentissage donne un coup de pouce au processus de différenciation par rapport à l'environnement et aux autres. L'apprentissage de la toilette porte l'attention sur les parties génitales. Les enfants apprennent que certaines parties du corps sont chargées émotionnellement ou qu'on y fait plus attention qu'aux autres (Lipowski, 1977). Ces valeurs sont accentuées par la réponse des soignants à la curiosité naturelle des enfants ainsi qu'à l'exploration de leur corps.

Le développement cognitif entre dans une nouvelle phase : la pensée pré-opératoire. Les enfants peuvent utiliser des symboles pour représenter les objets et, avec leurs nouvelles connaissances verbales et cognitives, les petits peuvent se former une opinion sur l'apparence qu'a leur corps. Cependant, entre deux et sept ans, un enfant voit les choses de son propre point de vue. Il lui est difficile de comprendre pourquoi il ne peut pas boire avant une opération. Il commet aussi des erreurs d'appréciation en pensant qu'il existe une corrélation entre des événements qui se produisent sur un laps de temps court : faire une injection à un enfant juste après l'avoir réprimandé pour un comportement inacceptable est une chose insensée et destructrice, parce que l'enfant verra dans la piqûre le châtiment de sa mauvaise conduite. Les explications verbales du lien existant entre les traitements et l'état de santé de l'enfant ne sont pas complètement comprises. Durant la phase pré-opératoire, l'enfant « fait comme si »; il s'agit d'une forme de communication que les adultes ont souvent du mal à comprendre. Cette tendance naturelle de l'enfant à exprimer ses sentiments et ses expériences en jouant l'aide à faire face au monde réel et peut fournir des informations aux autres.

L'âge pré-scolaire (3-5 ans)

Les enfants d'âge pré-scolaire ont conscience que leur corps forme un tout et sont très concernés par l'intégrité physique. Parce qu'ils ont une vague idée de ce qui se passe dans leur corps, tous les organes internes ont la même valeur. La magie du plâtre pour un enfant réside dans le fait qu'il recolle les morceaux du moi et qu'il « garde les liquides du corps à l'intérieur, là où ils doivent être » (Waechter & Blake, 1976).

Les enfants peuvent à présent identifier leur sexe. Maccoby (1980) précise que de dix-huit mois à deux ans et demi, les enfants peuvent identifier leur propre image parmi les photos d'autres enfants. Vers l'âge de trois ans, environ 88 % des enfants s'identifient correctement comme garçon ou fille. Cependant, un enfant utilise le mot « fille » comme il pourrait utiliser son nom ou tout autre qualificatif. Alors qu'ils jouent des rôles en se mettant dans différentes situations, ils essaient également les différents rôles sexués. La plupart des enfants de trois ans ont appris le mot qualifiant la bonne identité sexuelle, mais ils ne peuvent pas encore s'identifier à ceux de leur sexe; comment pourraient-ils savoir ce que signifie être un garçon ou une fille ?

Vers l'âge de quatre ans, les enfants tendent à qualifier de garçon ou fille les poupées possédant à peu près la même longueur de cheveux ou les mêmes habits qu'eux, plutôt qu'en se fondant sur les parties génitales. Durant la période de croissance conceptuelle qui va de quatre à sept ans, les enfants commencent à se rendre compte des différences génitales, à voir en quoi ils sont différents les uns des autres, surtout au cours de la toilette, en même temps qu'ils commencent à maîtriser le concept de constance du moi anatomique. Pour comprendre que le vagin ou le pénis constitue une partie permanente du corps, les enfants doivent accepter implicitement le principe de conservation. C'est habituellement vers l'âge de six ans que les enfants conceptualisent le sexe comme quelque chose de fixe et d'irréversible. C'est alors que se met en place l'identité sexuelle.

Les enfants de trois et quatre ans commencent à savoir ce que signifient les concepts de beau et de laid, de normal et de différent. C'est l'âge auquel de nombreux enfants quittent leur foyer et vont à la maternelle, ayant ainsi l'occasion d'avoir plus de contact avec des enfants de leur âge. C'est souvent durant ces années pré-scolaires que l'on initie les enfants aux contes et au folklore de l'enfance. De nombreuses histoires populaires mettent l'accent sur l'apparence des personnages : dans ces histoires, la beauté est toujours associée avec la bonté et le bonheur, alors que la laideur est le lot de la misère et du malheur. Les adultes racontent toujours les mêmes histoires aux enfants qui, consciemment ou non, renforcent les concepts décrits et les caractéristiques de personnalité qui correspondent à ces derniers. Les enfants d'âge pré-scolaire aiment à se déguiser et prétendre qu'ils sont une belle princesse ou un horrible monstre; ils jouent aussi au papa et à la maman. Peut-être est-ce le moment où les enfants commencent à former l'image idéale à laquelle ils voudraient ressembler à l'âge adulte.

L'enfant d'âge scolaire (7-11 ans)

Une grande partie de la littérature sur l'image du corps chez l'enfant s'intéresse aux enfants de six à dix-huit ans. Piaget dit qu'à sept ans les opérations concrètes — appréciations sensibles des gens, des lieux et des choses — commencent, relayées ensuite par les opérations formelles pour traiter ce qui est abstrait et jouer avec les idées. Ces opérations fournissent les outils cognitifs permettant l'organisation du monde, des lieux et des choses en systèmes.

Durant le stade des opérations concrètes (8-10 ans), l'enfant perd du recul par rapport à son processus de pensée et se rend compte que sa façon de penser n'est pas la seule possible. L'enfant peut à présent prendre en compte plus d'une caractéristique ou d'un attribut d'un objet ou d'un phénomène d'environnement en même temps. Il peut considérer les différentes parties d'un tout, tout en conservant le concept de tout. Lowenfield & Britain (1970) affirment que les enfants de sept ans doivent pouvoir dessiner un être humain reconnaissable, mais que la représentation des parties du corps dépend de la connaissance qu'ils en ont.

LA CONNAISSANCE QUE LES ENFANTS SCOLARISÉS ONT DE LEUR CORPS

Les enfants intègrent les informations concernant leur corps à partir de différentes sources se trouvant dans leur environnement, tout en y ajoutant leurs perceptions et leurs interprétations personnelles. Notons que Donaldson (1978) a laissé entendre que nous pourrions sous-estimer la capacité des enfants à comprendre si nous les jugions avec nos concepts d'adultes. Pourtant, les enfants reçoivent fréquemment des informations incomplètes ou imprécises; ils se font donc des idées fausses sur le fonctionnement de leur corps (Stone *et al.*, 1979).

Fraiberg (1979) déclare que les jeunes enfants imaginent que leur corps est constitué d'organes creux qui contiennent du sang, de la nourriture et des déchets (les trois substances que les enfants connaissent à cet âge). Erikson (1967) a attribué un grand nombre de comportements, où les enfants hospitalisés «font comme si», à un manque de connaissance du fonctionnement de leur corps — particulièrement quant à ce qui n'allait pas dans leur corps et à ce qu'on leur faisait. Évidemment, sous l'empire d'un stress, la capacité à comprendre peut être diminuée; à l'inverse, Sharman (1985) dit que l'on peut utiliser toute expérience de manière positive si l'enfant ne se sent pas menacé par elle.

Les infirmières doivent savoir comment les enfants perçoivent leur corps et ses fonctions. La communication mise à la portée de l'enfant est impérative si on doit conduire une éducation sanitaire efficace, et il est impératif que l'enfant se fasse une représentation claire de son corps (Pidegeon, 1977). Lorsqu'on propose un plan de soins incluant enfant/parents/infirmières, ce que ces dernières doivent viser, au niveau de l'enfant et de sa famille, c'est de promouvoir la motivation individuelle pour que l'enfant recouvre la santé; quant à l'enfant et sa famille, ils doivent faire face efficacement et prendre en main leur propre santé (Chinn, 1980; Kitzman, 1975; Lewis, 1974). De nombreux parents sont surpris de trouver que leur enfant a une représentation mentale plus exacte qu'eux de l'intérieur de son corps; c'est pourquoi les parents peuvent également exprimer le désir de participer aux séances d'éducation.

COMMENT ÉVALUER LE NIVEAU DE COMPRÉHENSION D'UN ENFANT

L'utilisation de dessins où les enfants représentent leur corps peut constituer un outil très appréciable pour évaluer leur niveau de compréhension. Petrillo (1972) donne de nombreux exemples où, avec l'utilisation de poupées et de diagrammes, elle a été capable d'appréhender les concepts d'enfants assez jeunes que le langage seul n'aurait jamais permis de comprendre. Cependant, l'infirmière doit savoir approximativement quelle sera la réponse de l'enfant d'âge scolaire à la perspective d'utiliser une poupée, avant de s'en servir pour expliquer certaines procédures. Ce concept est plus répandu maintenant pour aider les enfants qui ont subi des violences sexuelles. Certains enfants d'âge scolaire aiment les poupées, d'autres sont embarrassés à l'idée de «jouer à la poupée» (Green, 1975). On peut faire passer la poupée en employant des termes comme «mannequin» ou «modèle», ou en utilisant une poupée à l'image de l'adulte, comme une poupée Barbie.

Les recherches de Nagy (1953) et Gelbert (1978) ont révélé de quelle manière les enfants perçoivent leur corps en terme de contenu et de fonction à différents âges. Des silhouettes sont utilisées au cours des entretiens pour découvrir leur vision du contenu de leur corps, comment fonctionnent ces éléments et où tout cela se trouve. Les enfants entre cinq et sept ans ont tendance à se polariser sur ce qui est ingéré et rejeté. Ainsi, le corps est perçu comme composé de nourriture, d'eau, d'urine et de fèces. De plus, les enfants de cinq à sept ans reconnaissent les os, le cerveau et les yeux comme des parties du corps. Les huit à dix ans s'arrêtent plus sur les parties permanentes du corps, y compris les muscles, les os et le cœur (habituellement dessiné comme celui des amoureux) et les vaisseaux sanguins. Ils identifient aussi les yeux et un cerveau dont ils croient qu'il est constitué d'os (probablement en association avec le crâne). Les enfants de huit ans situent souvent l'estomac dans l'abdomen et en surestiment la taille. Le foie apparaît aussi dans le dessin. Le cœur est associé à la respiration. Les onze à douze ans identifient les mêmes parties du corps que les huit à dix ans, bien que les situant et leur donnant une taille plus réaliste, à l'exception de l'estomac qui reste surdimensionné et situé bas. À cet âge, l'enfant commence à faire la relation entre les poumons, le cœur, la respiration et la circulation sanguine; il peut également, indépendamment de son âge, identifier les organes avec lesquels il a eu des problèmes. Par exemple, l'enfant qui a eu des infections fréquentes aux oreilles ou une paracentèse du tympan peut ajouter les canaux auditifs dans son dessin. Si la douleur et la chirurgie ont été associées à l'organe, ce dernier aura souvent une taille exagérée et déformée dans le dessin.

Le jeu peut constituer un excellent instrument diagnostique pour l'infirmière (Elmassian, 1979; Smith, 1977) qui aura un aperçu de la façon dont l'enfant perçoit l'hôpital et ce qui s'y passe. Ses jeux révèlent également à l'infirmière qui l'observe toutes les mauvaises interprétations et les idées fausses qu'il peut avoir de sa maladie, du système ou de la partie du corps à soigner. Utiliser ces informations permet à l'infirmière d'identifier les problèmes nécessitant son intervention et d'avoir un retour sur l'efficacité de l'enseignement pré-procédural ou des activités thérapeutiques de jeu déjà proposées à l'enfant.

LA PLANIFICATION DES SOINS

Les parents, les enseignants et les infirmières peuvent aider les enfants à comprendre leur corps en liant les activités de la vie quotidiennes (telles que manger, courir ou chanter) aux fonctions du corps ou des organes. Par exemple, après l'exercice, l'attention de l'enfant peut être dirigée vers l'effet que l'exercice a eu sur le cœur et les poumons.

Les infirmières peuvent également encourager les enfants à utiliser les termes appropriés pour désigner les organes et les fonctions; de cette manière, les enfants se familiariseront avec des organes moins connus, tels que les reins et la vessie. Lors de discussions sur les fonctions du corps et des organes, il est utile d'appuyer les explications données verbalement par des images des organes et de décrire comment chaque organe est en relation avec les autres systèmes du corps. Au cours de la maladie, les enfants d'âge scolaire peuvent tirer bénéfice d'une explication sur la façon dont les fonctions ont été affectées; ils ont besoin de comprendre comment le traitement et les médicaments peuvent améliorer la fonction du corps concernée et comment on peut prévenir une future maladie.

Enfin, avec l'importance que revêtent les années scolaires pour les relations avec les camarades, le développement social semble dicter aux enfants de se conformer aux normes du groupe. La pression se cristallise sur l'apparence. Non seulement les enfants prennent pour modèle leurs parents et leurs camarades, mais ils s'identifient également à certaines images véhiculées par la publicité, la télévision et le cinéma. L'enfant différent à cause de son poids, de ses lunettes ou d'un appareil orthopédique, etc., est généralement exclu du «groupe» et devient la cible de fréquentes critiques. Les normes culturelles de la société et les mœurs de l'époque influencent à la fois la perception qu'ont les enfants et les adultes de ce qu'est une image du corps acceptable ou inacceptable.

L'ADOLESCENCE

À dix-huit ans, la croissance est terminée à plus de 99 %; il ne reste plus qu'un ou deux centimètres à prendre et toutes les parties du corps ont atteint leur taille et leur forme finales. Durant cette période, les perceptions de l'image du corps ont évolué du général au particulier et du simple au complexe. Certains adolescents, obsédés par la minceur, considèrent toute prise de poids indésirable et horrible. Les vêtements deviennent socialement très importants. L'une des raisons de cette focalisation sur le corps à cet âge a un lien avec la maturation physiologique qui se produit. Durant l'enfance, les enfants se font une image de leur corps en fonction des parties et des proportions qu'ils avaient à la naissance; les adolescents, au contraire, passent de nombreuses années à regarder les adultes et à essayer de savoir à quoi ils aimeraient ressembler; ensuite, ils ne font qu'attendre que cela vienne. Toutefois, quel que soit le degré de maturation qui se développe dans le corps et le cerveau, si les enfants sont conditionnés par leur environnement à se sentir fiers ou dégoûtés de leur corps, leur concept du moi en sera certainement influencé.

LE RÔLE DE L'INFIRMIÈRE

Comprendre la manière dont l'enfant voit l'image de son corps au fur et à mesure qu'il grandit est important pour les infirmières.

La petite enfance

Dès leur naissance, les tout-petits ont besoin d'être touchés et de toucher les autres. Les infirmières et les parents touchent souvent le corps de l'enfant, surtout au moment du biberon, du bain et des changes; et faisant cela, ils ne développent pas seulement la conscience, les limites du corps et les points de contact de l'enfant avec le monde, mais ils introduisent également, dans leur façon de toucher, un sentiment d'acceptation ou de rejet de ce corps. Le toucher n'apporte donc pas seulement une sensation d'être mais, par sa qualité, il peut également relayer une attitude. Parce que la bouche est si importante pour la perception du tout-petit, il apparaît légitime de donner des tétines aux enfants qui ne peuvent être nourris par voie orale. La perception est également encouragée par des stimuli comme par exemple des mobiles. Les tout-petits sont capables d'exprimer, en plus des signes d'inconfort, la satisfaction ou l'insatisfaction. Ces sensations doivent être reconnues et identifiées par les infirmières afin de permettre aux enfants de commencer à se faire une idée à la fois interne et externe de leur corps.

La période de l'acquisition de la marche

Les tout-petits peuvent répondre en fonction de la manière dont on les touche ou dont on leur parle. Lors de l'acquisition de la marche et entre trois et cinq ans, le langage permet aux enfants de répondre également à ce qui est dit. Certaines de leurs premières réponses se réfèrent à des parties externes du corps (exemple : frappez dans vos mains). Les infirmières doivent utiliser les noms corrects des parties du corps et en parler d'une manière qui dénote l'égalité des sexes et l'acceptation de ces parties du corps. Les chansons qui parlent du corps peuvent aider les enfants à établir une image correcte d'eux-mêmes, surtout lorsque les bons qualificatifs et les bonnes attitudes sont utilisés pour faire référence à ses différentes parties. Les enfants de moins de deux ans peuvent comprendre des explications simples, mais ils sont souvent incapables de les retenir : celles-ci doivent donc être utilisées et répétées pour aider à la compréhension. Les enfants sont affectivement trop immatures pour avoir des relations avec plusieurs adultes; aussi c'est à l'un des parents — et non à un étranger — de donner les explications, si l'on veut augmenter sa capacité à comprendre. De même, les propos des jeunes enfants, évidents pour les parents, restent difficilement compréhensibles pour les autres adultes.

L'apprentissage de la toilette est l'une des grandes acquisitions des enfants de cet âge; il n'est pas rare de voir l'attention se focaliser sur certaines parties du corps. Les réponses verbales et non verbales des infirmières aux excréments peuvent affecter la fierté de l'enfant au sujet de «ce qu'il a produit»; des mots tels que «sale» ou «dégoûtant» entraînent parfois des sentiments de culpabilité et d'anxiété. La référence à d'autres parties du corps, telle qu'une «horrible marque de naissance» ou «jolie fossette», façonnera aussi la perception que les enfants auront d'eux-mêmes. La consistance du renforcement négatif ou positif, que ce soit pour des activités concernant le corps ou, par exemple, pour la discipline durant des accès de colère, est essentiel si on veut que l'enfant développe un sens sûr du moi.

Les années pré-scolaires

Durant ces années, la sexualité des enfants se développe; il peut arriver qu'ils se touchent pour explorer leurs parties génitales. Des mots tels que «vilain» ou «sale» signifient le rejet d'une partie du corps. L'éducation sexuelle doit commencer dès ce moment. L'identité raciale se développe également : la fierté d'appartenir à sa race est très importante. On espère aussi que l'enfant sera élevé libre de tout préjugé de race et de sexe.

Les parents sont souvent fiers de la grande taille de leurs enfants — par exemple, «la grande fille de maman» a quatre ans. Dans cette fierté qu'ils communiquent à leurs enfants, les parents et les infirmières peuvent, par inadvertance, les pousser à se focaliser sur la taille du corps aux dépens de la maturation psychologique, le mot «grand» étant pris à la lettre.

Les pressions ressenties par les enfants au fur et à mesure qu'ils essaient de développer une image d'eux-mêmes peuvent être allégées par des «Je t'aime comme tu es», un message qui devrait être répété plus souvent par les infirmières aux enfants de tout âge. Pour développer et garder une certaine estime d'eux-mêmes, les enfants ont besoin de sentir qu'ils valent quelque chose, qu'ils sont différents d'une certaine façon et qu'on a plus envie de les aimer que les autres enfants. Cette expression d'acceptation prend toute son importance lorsqu'on travaille avec des enfants handicapés mentaux et moteurs ou avec ceux qui souffrent de malades chroniques. Les infirmières les poussent pour qu'ils aient une meilleure santé, mais cette approche n'implique-t-elle pas, en fait, une non-acceptation de leur état, de leurs capacités et de leurs handicaps du moment ?

L'enfant d'âge scolaire

Les infirmières travaillant avec des enfants doivent faire également attention au langage non verbal du corps : les enfants qui vont à l'école montrent souvent des signes de peur, de pudeur et, parfois, d'incompréhension quant au fonctionnement des parties du corps. C'est à l'infirmière d'identifier le problème et de mettre au point une stratégie pour le corriger ou le modifier, par exemple en permettant aux enfants asthmatiques d'écouter leurs poumons ou aux enfants qui ont été opérés d'examiner leur cicatrice.

Les enfants qui doivent porter un plâtre peuvent redouter, à cause du manque de sensations au niveau du membre plâtré, que leur bras ou leur jambe ait disparu; il pourra être nécessaire d'en rappeler souvent la présence, voire même de pratiquer une fenêtre dans le plâtre. Les infirmières travaillant avec des enfants paralysés ou immobilisés peuvent aider au développement de l'image du corps en nommant les parties qu'elles soulèvent ou qu'elles déplacent de façon à rendre l'enfant plus conscient de la position qu'occupe son corps dans l'espace.

L'adolescence

Pendant la puberté, les parents et les infirmières doivent aider les enfants à avoir une vision réaliste aussi bien de leur apparence que de leurs capacités. Le but, depuis la naissance, est que les enfants développent une image réaliste d'eux-mêmes dont ils puissent être fiers. Les perturbations de l'image corporelle se rencontrent chez les enfants en pré-puberté ou en puberté dont la maturité est précoce ou tardive, car les adolescents se sentent plus à l'aise quand ils sont comme leurs camarades. Si les parents et les infirmières comprenaient comment les enfants interprètent les jugements de valeurs et les remarques sur leur comportement, il y aurait peut-être moins d'enfants atteints de troubles psychologiques. La puberté fait référence au stade purement biologique qui rend la reproduction possible. Il n'y a pas de « rites de passage universels » pour passer à l'âge adulte, mais on admet que ce passage couvre la période de maturation sexuelle qui débute à environ douze ans pour se terminer vers dix-huit ans.

LES RÉACTIONS AU STRESS ET AUX TRAUMATISMES

Les changements de l'image corporelle sont plus difficiles à affronter lorsqu'il y a une « réaction marquée au stress ». Victime d'une blessure défigurante à la suite d'un accident ou d'une maladie, l'enfant répondra comme si tout son corps avait été blessé. Smith (1970) pense qu'il s'agit d'un processus évolutif qui peut être parallèle au développement de l'image corporelle.

Le stade de globalisation

Évaluation. L'enfant ne fait pas la distinction entre l'une ou l'autre des parties du corps, que ce soit du point de vue de la fonction, de la sensation ou de l'apparence : « Tout mon corps me fait mal. »
Refus de toucher ou de regarder une partie du corps.
Refus de se regarder dans un miroir.
Comportement autodestructeur (se cogne la tête, gratte les blessures/les plaies).
Repli sur soi — recroquevillé dans le lit.

Les buts des soins infirmiers

Par des interventions choisies, l'infirmière cherchera à : a) aider l'enfant à se reconstruire une image de son corps; b) encourager l'acceptation par l'enfant de son état.

Le stade d'intégration

Évaluation initiale. L'enfant exprime la capacité à distinguer les parties de son corps qui ont subi un changement de celles qui sont intactes par la sensation, la fonction et l'apparence. C'est l'étape du «quoi» — l'enfant veut regarder ce qui est arrivé à son corps et, plus tard, en parler.

Résultats escomptés

L'enfant va : a) manifester qu'il reconstruit son image corporelle; b) prendre confiance en sa capacité à réaliser ce qu'il désire.

Les interventions des infirmières

Préparer l'enfant à l'hospitalisation, si possible en expliquant et en l'emmenant à l'hôpital pour rencontrer l'équipe et faire connaissance avec l'environnement (Eiser & Patterson, 1984).
Fournir à l'enfant des occasions d'exprimer ses peurs, ses inquiétudes, sa colère et lui faire savoir que ce sont des réactions normales. La peinture, les jeux de rôle, les déguisements, les jeux agressifs, on peut tout utiliser dans ce but.
Corriger les perceptions erronées de l'enfant (par exemple qu'on le punit, que ses parents sont en colère). Les enfants ont souvent une imagination fertile, surtout les quatre à six ans.

Encourager la famille à rester ou à rendre visite à l'enfant malgré ses pleurs lorsqu'ils s'en vont; leur apprendre à donner les informations précises sur le moment où ils vont revenir afin d'éliminer toute peur d'abandon.
Encourager les parents à participer aux soins.

Les soins infirmiers durant le stade de globalisation

L'infirmière ou le parent doivent se charger des soins corporels parce que le corps est devenu pour l'enfant un territoire temporairement étranger. L'enfant va certainement avoir une attitude très protectrice vis-à-vis de son corps et surveiller les infirmières de très près.

Les enfants perçoivent rapidement nos attitudes selon la manière dont nous les regardons, les touchons ou les bougeons, ainsi qu'en fonction de la bonne volonté que nous mettons à parler de leur condition. Une approche douce, patiente et des explications simples de ce qui va être fait sont essentielles.

Une action aussi simple que celle de l'infirmière soulevant le membre sain peut montrer à l'enfant qu'il est possible de le bouger sans douleur et que tout n'est pas changé en lui. De même, on peut l'encourager à pleurer.

Évaluation. L'enfant montre une volonté de passer au stade intermédiaire. Il verbalise sa capacité à faire la différence entre les parties changées et indemnes de son corps par la sensation, la fonction et l'apparence. Le stade du «quoi» — l'enfant veut voir ce qui est arrivé à son corps et, plus tard, en parler.

Les interventions de l'infirmière durant le stade d'intégration

Donner à l'enfant l'occasion de regarder, examiner et comprendre le changement que son corps a subi. Des miroirs à main ou muraux doivent être disponibles; il peut être nécessaire de s'arrêter quand on change le pansement ou que l'on administre

le traitement afin de permettre à l'enfant de regarder l'incision à l'aide d'un miroir — à défaut de miroir, l'infirmière pourra décrire la plaie.
Encourager les mouvements, même minimes pour maintenir la notion d'intégrité physique durant les périodes d'immobilité.
Demander à l'enfant, lors de la toilette, d'identifier les parties du corps — « Où est ta jambe ? » L'enfant a besoin de moments calmes pour regarder ce qui est arrivé à son corps. Il doit être encouragé à parler de ces changements et faire attention à son apparence physique, car ceci l'aide à construire l'image qu'il a de lui-même. Le fait de toucher l'enfant peut lui témoigner aussi bien acceptation que réconfort et soutien (Blondis & Jackson, 1977).
Expliquer étape par étape, en étant réaliste, ce que l'enfant va faire et quelles activités il pourra mener ; par exemple, il peut se demander pourquoi le fait de remarcher pour la première fois provoque des picotements : il a besoin de savoir que de telles sensations ne sont pas permanentes.
Consacrer à l'enfant suffisamment de temps pour qu'il mène à bien les activités motrices. On peut aider un enfant à regagner son autonomie fonctionnelle en lui permettant de jouer avec l'équipement hospitalier, de peindre, de jouer avec l'eau et en lui racontant des histoires. Ces activités donnent à l'enfant un moyen d'exprimer et de préciser ses inquiétudes.

Évaluation. À ce stade « d'intégration hiérarchique », l'enfant voit son corps comme un tout et reprend sa vie normale. C'est le stade « Je suis ».

4

Les maladies de peau et l'image du corps

Sandra Hitchens et Jennifer Creevy

LE PSORIASIS (Sandra Hitchens)

Tout le monde se plaint d'une façon ou d'une autre de l'image de son corps : on se trouve trop grand ou trop petit, trop gros ou trop maigre, on a les dents crochues, etc. En fait, la plupart des gens veulent être différents de ce qu'ils sont. Ces critiques qu'ils se font donnent lieu à des sentiments d'insécurité. Normalement, les gens ont besoin de se sentir sûrs d'eux et de croire qu'ils contrôlent tout ce qu'ils font pour pouvoir s'en sortir avec succès; or ils ont tous des problèmes en ce domaine, qu'ils soient prêts à l'admettre consciemment ou non.

Il est facile pour une femme de dire qu'elle n'aime pas sa coiffure ou sa couleur de cheveux, car elle peut y remédier en allant chez son coiffeur. Il n'est pas aussi facile de dire : « Regardez-moi, j'ai le corps couvert de plaques rouges et squameuses; elles grattent et pèlent », car la majorité des gens auront immédiatement une réaction de rejet. La meilleure solution consisterait-elle à tout cacher et à rester tranquille, ne pas pratiquer de sport, ne pas nager, ne pas prendre de bains de soleil ou ne pas porter de vêtements légers lorsqu'il fait chaud ? Adopter de telles attitudes, c'est déjà se mettre en marge de la vie sociale ; ce qui commence comme un problème physique devient rapidement un problème psychologique : se cacher pour éviter d'être rejeté crée, en soi, des barrières ainsi qu'un stress assez important.

Problèmes de peau et problèmes psychologiques sont étroitement liés, parce que notre apparence influence notre comportement. Il est plus facile de se cacher derrière le problème physique que d'exprimer son impossibilité à participer à certains aspects de la vie, à cause d'un stress insupportable. En fait, il est délicat de dire si c'est la maladie de peau, telle qu'une tumeur cutanée ou un psoriasis, qui conduit à un manque de confiance en soi, ou bien le contraire. Le stress semble être un facteur prédominant dans le déclenchement d'un psoriasis. La majorité des patients atteints de cette maladie souffrent de problèmes psychologiques qu'ils admettent difficilement ou dont ils hésitent à parler. Il y a également différents niveaux de réponse. Dans les services de dermatologie, on voit des psoriasis à différents stades, du bénin au plus grave ; or, quel que soit le stade, les malades croient qu'ils ne pourront pas supporter pire et ils s'imaginent souvent n'avoir jamais rien vu d'aussi grave. Lorsqu'on soigne le psoriasis dans le service, on prend le temps, dans un environnement relativement calme, de faire parler le malade pour qu'il explique ce qu'il ressent, la façon dont ce problème de peau affecte sa vie, ainsi que les raisons de cette atteinte.

Comme tous les malades sont des individus distincts, chacun doit considérer ses propres problèmes sans chercher à se comparer avec ceux dont la peau est dans un état pire que le leur. Ils parlent très souvent d'un sentiment d'impureté, et l'attitude des autres n'aide pas (par exemple, les coiffeurs qui refusent de leur couper les cheveux). Les possibilités d'emplois se réduisent, et être la proie du regard des autres provoque l'embarras à la fois du malade et de ceux à qui il a affaire.

Un facteur important, dont souvent on ne parle pas, est celui des problèmes conjugaux. Les malades diront qu'ils se sentent sales, qu'ils ne veulent pas que leur partenaire les touche ou qu'ils sentent que leur partenaire ne veut pas les toucher. Certains malades ayant un psoriasis dans les zones génitales rencontrent de véritables problèmes sexuels et ont une image corporelle tellement perturbée qu'ils relèvent vraiment de la psychiatrie.

Certains font face mieux que d'autres à leurs problèmes cutanés et vivent presque normalement, mais d'autres semblent s'affaiblir et renoncer plus facilement; aussi doivent-ils être vus plus souvent en consultation. Le psoriasis s'aggrave avec le stress, qui lui-même augmente devant l'altération progressive de l'apparence.

Les magazines véhiculent le culte de l'image du corps, un corps mince et beau, une belle coupe de cheveux et, plus important que tout, une peau sans défaut, sont ce qui rend une personne désirable et sexuellement attirante. Tout le monde a besoin de se sentir aimé et utile; l'image véhiculée par les médias ne correspond pas à la nôtre qui, ne répondant pas aux critères édictés, nous laisse insatisfaits. La façon dont les femmes s'habillent, leur comportement et l'image qu'elles donnent déterminent la façon dont les autres les voient, ou du moins le pensent-elles. Porter des vêtements et des bijoux excentriques exprime le désir d'attirer l'attention; c'est ainsi qu'elles peuvent souligner certains traits et diminuer l'importance de certains autres.

La dermatite factice consiste dans le développement de plaies dont le malade ne peut expliquer la présence, mais qui semblent le résultat de pratiques d'auto-mutilation. Ces blessures peuvent être dues à des aiguilles, des solutions caustiques, des abrasifs, des couteaux, des fourchettes et autres objets facilement disponibles. Le malade attire l'attention sur lui pour gagner la sympathie des autres. Il est important de ne pas accuser le malade de s'être auto-mutilé, car cela pourrait détruire les rapports qui viennent de se créer. Son image corporelle a changé en surface mais, en réalité, il crie au secours. Comme les adolescents qui tentent de se suicider, il a des problèmes auxquels il est incapable de faire face, mais ces problèmes sont autrement plus ancrés et plus compliqués que ceux de ces derniers. Les malades présentant cette affection ne peuvent apparemment pas expliquer l'apparition de ces plaies ou ces lésions, ils tentent de les attribuer à toutes sortes de facteurs. Durant leur traitement, il apparaît petit à petit qu'ils savent que les médecins et les infirmières en connaissent la cause, mais il peut se passer beaucoup de temps avant que le vrai problème ne soit discuté, quand il l'est. Cela peut signifier qu'une prise en charge psychologique est nécessaire avant qu'ils puissent vraiment répondre au traitement.

Au cours du traitement, des mesures radicales peuvent être nécessaires pour empêcher le malade d'aggraver les lésions. Celles-ci et le fait d'empêcher le malade de les toucher afin d'en permettre la cicatrisation, attirent, par leur nature, l'attention sur le malade.

L'ECZÉMA (Jennifer Creevy)

C'est un fait établi qu'une personne sur dix aura un eczéma à un moment de sa vie. L'eczéma peut affecter n'importe qui n'importe quand, mais de nombreuses personnes sont surprises d'apprendre qu'il peut affecter les adultes, supposant à tort qu'il s'agit d'une maladie d'enfants; qui n'a pas entendu la phrase : «Cela disparaît avec l'âge, n'est-ce pas?» Certes, un grand nombre de malades souffrant d'eczéma sont des enfants, et beaucoup d'entre eux en sont relativement débarrassés à l'âge adulte.

Qu'est-ce que l'eczéma?

L'eczéma est une maladie chronique de la peau, qui lui donne un aspect rougeâtre et provoque différents degrés d'inconfort. Il peut être très irritant, poussant le malade à se gratter tout le temps, ce qui aggrave les lésions cutanées; l'eczéma peut alors s'infecter. S'ensuit une détérioration générale de l'apparence de la peau : suintement, aspect croûteux des lésions et pustules. De plus, il peut se produire une inflammation des glandes : le malade ne se sent généralement pas bien.

Il existe plusieurs types d'eczéma; il est important que le diagnostic soit juste pour mettre en route le traitement approprié. L'eczéma atopique est le plus courant chez les enfants, avec pour premiers signes une éruption et une sécheresse de la peau dès le premier mois de la vie. L'eczéma de contact est également courant, plus chez les adultes que chez les enfants. Il est causé par une réaction allergique à une substance irritante, habituellement des produits chimiques ou des produits d'usage quotidien.

En général, on ne sait pas dans quelles proportions l'eczéma peut affecter la vie du malade et de sa famille. Cet état peut avoir des effets dévastateurs sur les plans psychologique et physique; des effets qui n'apparaissent pas forcément au cours du traitement de la personne. Il faut prendre en compte les problèmes associés aux deux types d'eczéma décrits plus haut.

L'eczéma atopique de l'enfant (de la naissance à cinq ans)

Durant les deux premières années de la vie de l'enfant, ce sont les parents, et particulièrement la mère, qui perçoivent des sentiments de rejet et parfois de culpabilité, car ils pensent que leur enfant n'est pas « normal ». L'enfant et les parents ont été vus très souvent par le médecin généraliste avant d'être dirigés vers un dermatologue. Dans de nombreux cas, il y a un terrain familial d'eczéma, et les conseils donnés sur la manière de soigner l'enfant sont contradictoires, comme c'est souvent le cas quand ils viennent de parents bien intentionnés, des médias et, parfois, de plusieurs médecins. Les médecines douces, surtout l'homéopathie, constituent une autre source de traitement adopté par un nombre croissant de parents.

Parce qu'il est visible, l'eczéma de l'enfant peut rendre les parents dépressifs; souvent ils ne sortiront l'enfant que si son eczéma s'est atténué. Même les bébés se grattent continuellement; c'est un symptôme pénible, parce qu'il augmente le défigurement et aggrave l'état de l'enfant. L'un des effets secondaires les plus sérieux pour l'enfant, comme pour sa famille, est la perte de sommeil. Le bruit fait par l'enfant qui se gratte avec énergie est généralement mal supporté, d'autant qu'il va continuer jusqu'à ce que la peau soit à vif et saigne; et même là, l'irritation ne se calme pas.

Lors d'une poussée d'eczéma, il est nécessaire d'appliquer une crème ou une pommade à base de cortisone. Les parents sont souvent inquiets à ce sujet, à cause des effets secondaires possibles dus à une utilisation prolongée de ces produits, tels que l'amincissement de la peau et le retard de croissance. L'autre extrême se voit aussi; ici les parents n'ont pas conscience des précautions à prendre et tartinent généreusement leur enfant avec la préparation à base de stéroïdes ! L'emploi constant des émollients, de nuit comme de jour, peut abîmer considérablement la literie et les vêtements. Les coûts supplémentaires de lessive et de nettoyage, ainsi que le temps qui y est consacré peuvent très souvent devenir une autre source de stress pour les parents.

L'expérience la plus douloureuse est le rejet inévitable de leur enfant par les autres. Il est triste que cette situation soit due au fait que les autres parents croient que l'eczéma est contagieux; aussi doit-on à la fois pour l'enfant eczémateux et pour ses parents, informer clairement : « L'eczéma ne s'attrape pas. » Heureusement, dans la plupart des cas, le rejet par les autres n'affecte pas, du moins au début, le jeune enfant. Plus âgé, il en souffrira jusqu'à ce que sa personnalité en soit sérieusement affectée : agressivité soudaine ou tendance générale à la mélancolie et au repli sur soi, particulièrement dans un milieu étranger.

De nombreux jeunes enfants vont à présent à la maternelle à partir de deux ou trois ans. Cette première aventure peut être vue comme un nouvel obstacle pour l'enfant et sa famille. Or souvent considéré avec émotion par la mère — l'enfant le sent et copie son attitude —, cet événement n'apparaît pas plus traumatisant pour l'enfant eczémateux que pour celui qui ne l'est pas.

Lorsqu'une famille essaie de faire face à la situation qu'engendre un enfant eczémateux, les structures sociales, comprenant par exemple l'infirmière spécialisée (en pédiatrie ou en dermatologie) ou l'assistante sociale, doivent, dans l'idéal, être alertées le plus tôt possible. Même si l'enfant n'a qu'un eczéma bénin, la situation peut être traumatisante pour ceux qui la vivent. La question est la même pour tous les autres problèmes de l'existence; certains semblent s'adapter mieux que d'autres, et il est donc important de connaître individuellement chaque famille. Tout d'abord, les parents se sentent soulagés que quelqu'un s'occupe d'eux, réponde à leurs questions ou soit seulement à l'écoute et comprenne leurs peurs et leurs inquiétudes pour leur enfant. Le membre de l'équipe de santé est souvent confronté à un «cercle vicieux» : l'enfant se gratte constamment, s'abîme la peau; il perd alors le sommeil et empêche ses parents de dormir : à la fin de la journée, c'est toute la famille qui souffre du manque de sommeil. Il faut ajouter à cela un sentiment d'impuissance vis-à-vis de l'enfant. Même s'il n'y a qu'un enfant, la vie de famille peut se révéler difficile; s'il y a des frères et sœurs, le problème est amplifié. Il faut éviter l'admission à l'hôpital, quand c'est possible, et l'infirmière visitant la famille pourra souvent faire la différence entre la famille qui s'en sort bien avec de l'aide et celle qui surnage en passant d'un jour traumatisant à un autre. Si l'on garde à l'esprit que le stress contribue à aggraver l'état du malade, il est important d'apporter très vite du soutien et de fournir des informations à la famille.

Les questions posées le plus fréquemment sont les suivantes :

> Est-ce que l'eczéma de mon enfant va disparaître avant qu'il ne soit en âge d'aller à l'école?
> Comment est-il possible de l'aider au mieux lorsqu'il y a une poussée?
> Est-ce qu'un régime spécial, par exemple sans produits laitiers, pourrait guérir l'eczéma?

En réponse à ces questions, avançons que l'eczéma, avec le temps, devient souvent moins gênant et peut disparaître quand l'enfant atteint l'âge scolaire. Cependant, il est plus sage d'y aller graduellement et de traiter la situation immédiate. Le contact physique entre l'enfant et l'infirmière à domicile est un paramètre important, particulièrement quand l'enfant et la famille traversent une période difficile. L'acceptation complète par l'équipe soignante doit être évidente au parent et à l'enfant. On mettra en valeur les performances et les qualités de l'enfant pour dédramatiser son eczéma, on soulignera qu'il a quelque chose de «spécial», mais qu'il n'est pas différent. Les parents et les membres de la famille doivent être encouragés à adopter une attitude positive.

Il peut être utile de donner aux parents l'occasion d'exprimer leurs angoisses et de parler de leurs problèmes lorsque l'enfant n'est pas là, car très jeune, un enfant apprendra à manipuler sa famille en utilisant souvent son eczéma comme un moyen de chantage : des enfants de dix-huit mois font la loi et, à deux ans, ils sont certainement capables de savoir très vite que, s'ils se grattent (en piquant souvent une grosse colère), ils obtiendront tout ce qu'ils voudront. Ces enfants ont un avantage discutable sur ceux du même âge qui n'ont pas d'eczéma : ils peuvent s'abîmer la peau très vite, devenir très rouges et faire couler le sang!

L'anxiété ressentie par ceux qui sont les plus proches de l'enfant se transmet très vite à ce dernier et aggrave son eczéma. On ne peut éliminer le stress de la vie, mais il est utile que la famille connaisse les situations qui en engendrent le plus. Une atmosphère de calme peut aider beaucoup, particulièrement si l'enfant souffre; elle permet également d'éviter la dramatisation.

Les groupes d'entraide sont utiles à certaines familles — les hôpitaux pourront certainement fournir leurs adresses —, qu'ils soutiennent, qu'ils informent sur les progrès médicaux, les recherches passées et en cours, ou qu'ils conseillent sur la prise en charge générale quotidienne de l'eczéma; de plus, il sera peut-être intéressant de rencontrer d'autres parents confrontés à des problèmes similaires.

Les parents sont souvent inquiets face à l'utilisation des antihistaminiques, car ils peuvent avoir des réticences à donner un médicament qu'ils considèrent n'avoir qu'un effet calmant. L'utilité réelle de ces médicaments dans le traitement de la maladie est reconnue, mais de nombreux parents, méconnaissant son effet contre l'irritation, ne suivent pas la prescription de peur de voir surgir un phénomène d'accoutumance. Le double rôle des antihistaminiques et les avantages probables de leur emploi doivent toujours être expliqués avec soin aux parents, en insistant sur le fait qu'ils doivent être administrés sous contrôle médical. Comme c'est souvent le cas, on s'aperçoit que l'inquiétude est provoquée par un manque de compréhension et d'informations.

L'altération de l'image corporelle est très importante lorsqu'il y a utilisation de bandages. Ces derniers, imprégnés de produit, sont humides. Les enfants confient qu'ils «sont un peu froids au toucher mais qu'ils sont jolis, et devinez quoi, ils sentent bons». Comment ces enfants se voient-ils? Certainement pas comme quelque chose d'horrible, car il faut garder à l'esprit qu'il s'agit presque toujours d'un traitement de courte durée. Les parents semblent accepter cela plutôt bien, peut-être en raison de la durée limitée de l'utilisation de ces bandages et du fait que leur enfant est généralement hospitalisé pour ce traitement. S'il était fait à la maison, l'acceptation serait moins facile pour le parent et l'enfant.

Une autre forme de bandage, Surgifix®, s'est révélée très efficace dans de nombreux cas, surtout la nuit. L'image d'un enfant peut être comparée à son objet favori, par exemple à un ours, un éléphant ou une poupée. Le bandage, utilisé comme «costume» pour le jouet, aidera l'enfant à se sentir très spécial et à justifier le vêtement de gaze à la fois pour lui-même et son jouet, à l'accepter facilement et à aimer rapidement sa nouvelle image. Il est possible de se procurer des livres de coloriages dans certains hôpitaux, par exemple celui de l'auteur, intitulé : *Edward in toyland* («Edward au pays des jouets»), destiné aux enfants de moins de cinq ans, dont le thème est, en gros, celui d'un ours et d'un tigre qui, souffrant de démangeaisons, portent des costumes en Surgifix® pour se sentir mieux. Une telle approche s'est révélée utile pour accélérer le processus d'acceptation par les enfants, ainsi que pour adoucir l'altération de l'image du corps particulièrement mal ressentie par les parents à la place de leurs enfants. Même les jeunes enfants vont rapidement adopter cette identité «très spéciale».

Le Surgifix® s'applique sur les bras et les jambes en double épaisseur après l'application du médicament. Il est attaché à une veste en jersey de 10 à 15 cm. Comme la plupart des problèmes sont dus au grattage lorsque l'enfant est endormi, on applique généralement le Surgifix® pour la nuit. Il semble qu'il diminue l'importance des lésions de grattage et qu'il permette également au traitement local de faire de l'effet avant qu'il ne soit éliminé par le grattage. On connaît quelques moyens utiles pour contrôler et traiter l'eczéma, mais il n'existe, dans l'état actuel des connaissances, aucun moyen de le guérir.

Un régime alimentaire

La plupart des parents expriment très tôt l'espoir qu'en éliminant certains types d'aliments de l'alimentation de leur enfant, tels que les produits laitiers, ils pourront guérir l'eczéma. Ce type de régime ne doit pas être entrepris sans consulter un nutritionniste. On peut accepter, au moins dans un premier temps, que le chocolat et les chips soient retirés du régime alimentaire de l'enfant, mais si d'autres changements plus importants sont envisagés, cela doit se faire sous surveillance.

La plupart des produits que l'on trouve dans les rayons des supermarchés indiquent aujourd'hui les additifs utilisés (par exemple les colorants). Cependant, certains parents critiquent le temps passé à vérifier les étiquettes et la difficulté de le faire quand il y a un ou plusieurs autres enfants à surveiller. Pourquoi ne pas faire ses courses en dehors des jours de pointe, par exemple en début de semaine ? Pour l'infirmière, les courses sont un problème secondaire, mais pour les mères de famille débordées, il s'agit d'une corvée dévoreuse de temps.

Dans de nombreux cas, les régimes sont entrepris avec enthousiasme par les parents mais lorsque ceux-ci ne « guérissent » pas leur enfant, cela peut provoquer une détresse plus grande encore. Si le régime s'impose dans la prise en charge de l'eczéma, il ne faut pas le considérer comme le moyen de le guérir.

L'eczéma de contact

Cette forme d'eczéma arrive souvent soudainement, et peut être spectaculaire. Il s'agit généralement d'une réaction allergique à certaines substances que l'on trouve dans l'environnement habituel. On peut en trouver la cause, dans la plupart des cas, en pratiquant des tests.

Un adulte habitué à une apparence « normale » sera peut-être traumatisé par l'apparition soudaine d'une maladie cutanée. Qu'elle ne soit visible qu'au malade ne diminue en rien le stress qui en découlera. Cette maladie, étant caractérisée par de l'irritation, engendre un stress additionnel.

Si le facteur qui est en cause a un lien avec les activités professionnelles du malade, l'anxiété aggrave le problème et la dépression peut s'installer. Les explications et les assurances fournies par le dermatologue peuvent alléger un grand nombre des problèmes associés à l'eczéma, mais il existe des cas où il faudra envisager un changement d'emploi, ce qui peut évidemment être très douloureux pour le malade et sa famille. Lorsqu'un changement de poste est possible dans l'entreprise, le traumatisme en est diminué, mais l'incertitude et l'anxiété peuvent persister pendant quelque temps.

LES MALADIES DE PEAU ET LEUR EFFET SUR L'IMAGE CORPORELLE

Il est intéressant de noter que les malades trouvent que le rejet par leurs proches ou leurs amis est la chose la plus difficile à accepter, même une fois les troubles disparus. Ils peuvent se sentir blessés des stigmates qu'ils ont subis. Les gens sont souvent réticents à mener une vie sociale ou à retourner travailler à cause de leur apparence. Même si la durée de leur souffrance est courte, cette affection peut présenter un cauchemar pour eux; aussi auront-ils besoin du soutien de l'équipe soignante pour se sortir de cette passe difficile. Si, en plus, un changement de travail est envisagé, tous les moyens possibles devront être évidemment employés, tels que le recours à l'assistante sociale.

Le fait de suspecter un eczéma de contact est en soi encourageant, car l'identification de la substance en cause devrait permettre son élimination et d'obtenir une guérison.

LE RÔLE DE L'INFIRMIÈRE DANS LES SOINS À DISPENSER AUX MALADES AYANT DES PROBLÈMES DE PEAU

Il devient évident que le traitement physique et l'aide psychologique ont une égale importance dans le processus de guérison des malades ayant des problèmes de peau. Le toucher est un élément déterminant, car les malades pensent souvent qu'on ne peut les toucher. Lorsqu'elle appose des pommades ou des pansements sur les lésions, l'infirmière peut faire passer le message et faire sentir au malade qu'il n'est pas « sale ». Le soutien de la famille apparaît indispensable; ses membres devront prendre exemple sur l'infirmière dans leurs rapports avec le malade et l'encourager par exemple à participer à des activités sociales. Les visites de contrôle en consultation externe permettent d'évaluer l'état psychologique ainsi que physique. En l'écoutant parler de sa vie à la maison, on peut savoir s'il accepte l'altération de son image corporelle ou s'il se sent rejeté et marqué.

Il convient d'éduquer le public sur la nature des maladies de peau pour espérer que passe le message selon lequel les gens victimes de telles maladies doivent être acceptés dans la société et ont autant de droits que ceux qui ont une peau intacte. Malheureusement, il n'est pas toujours possible de dissimuler les lésions du visage, des cheveux ou des mains, et le malade a besoin d'aide pour mettre en valeur ses qualités et ne pas se focaliser sur son problème de peau.

Plan de soins pour les maladies de la peau

Problèmes et besoins du malade	But	Actions	Évaluation
Besoin de discuter des raisons possibles de l'exacerbation du problème de peau	Encourager la compréhension et une ambiance décontractée	Encourager le malade à exprimer ses propres sentiments et ses propres angoisses	Compréhension des buts et amélioration de la confiance en soi
Identifier les situations génératrices de stress	Encourager la discussion sur le mode de vie du malade	Instaurer une atmosphère décontractée pour encourager la conversation	Compréhension des situations génératrices de stress dans leur environnement. Conscience de leur effet possible sur les problèmes de peau.
Isolement physique possible de la famille et des amis	Identifier tous les sentiments d'échec et de repli sur soi	Encourager une atmosphère décontractée et amicale. Présenter à d'autres malades et les encourager à parler de leur famille et de leurs amis	Prise de conscience de leur repli sur eux-mêmes, de leur non-participation aux échanges sociaux et familiaux. Acceptation de l'image corporelle

5

Les atteintes sensorielles et l'image du corps

Margot Lindsay

Lorsqu'on étudie le comportement sensoriel en termes de privation de sens, il est utile de différencier ces derniers en fonction leur portée. L'ouïe et la vision sont les sens de l'espace, alors que l'odorat, le goût et le toucher sont les sens de la proximité.

L'ouïe fournit ce que Myklehurst (1964) décrit comme « un contact de type antenne, qui prévient constamment l'organisme en lui disant si l'environnement est stable et hospitalier ». D'une certaine manière et jusqu'à un certain point, l'ouïe continue à fonctionner de façon discontinue, même durant le sommeil. Ce sens de l'espace fonctionne sans interruption, gardant ainsi la personne en contact avec son environnement à chaque instant. La vision, interrompue durant le sommeil, peut l'être dès que l'on ferme les yeux. Lorsqu'il utilise sa vue, le sujet doit fixer un point précis, mais contrairement à la nature directionnelle de la vision, le stimulus de l'ouïe peut venir de toutes les directions et être reçu par l'auditeur.

L'ouïe peut être décrite comme un sens de l'arrière-plan, alors que la vision est un sens du premier plan qui se focalise sur une chose après son identification par l'ouïe. Toutefois, ces sens de l'espace sont si développés chez les êtres humains que chacun des deux peut prendre le pas sur l'autre. Il y a des moments où nous écoutons avec tant d'attention une conversation ou un morceau de musique que la vision devient le sens de l'arrière-plan.

Les sens de proximité — le toucher, l'odorat et le goût — sont plus primitifs et immatures que les sens de l'espace. Les premiers humains dépendaient plus de leurs sens de proximité que nous. Les psychologues ont montré que les tout-petits exercent essentiellement pendant les premiers mois, leurs sens de proximité et qu'ils vont progressivement utiliser au maximum leur ouïe et leur vision. Dans l'organisme immature, le toucher, le goût et l'odorat sont plus utilisés que l'ouïe ou la vision pour explorer l'environnement et répondre aux besoins. Lorsqu'un des sens de l'espace est atteint, l'individu est, bien entendu, obligé de dépendre davantage de ses sens de proximité.

La peau, qui couvre tout le corps, est un organe à sens multiples utilisé pour sonder et explorer l'environnement. On peut percevoir immédiatement au toucher qu'un objet est chaud ou froid, rugueux ou lisse, collant ou glissant, trempé, humide ou sec, lourd ou léger, dur ou doux, qu'il exerce ou non une pression et qu'il a une certaine taille, forme, position et mouvement. On a montré que le désir de contacts physiques provient d'un besoin, parfois physique, profondément ancré. L'importance du contact physique apparaît indissociable du développement de l'enfant; ce besoin subsistera tout au long de la vie.

Le processus de l'odorat (olfaction) est la méthode la plus ancienne et la plus primitive pour évaluer, de loin, la nature de l'environnement. L'organisme primitif sonde et prend constamment des échantillons de l'environnement dans l'intérêt de la survie de l'individu en faisant rapidement la distinction entre l'odeur de la sécurité et l'odeur du danger. Les tout-petits semblent aimer tous les types d'odeurs. Les enfants de moins de cinq ans ont qualifié les odeurs de sueur et de matières fécales d'agréables, alors que les plus de cinq ans les trouvaient détestables. Le sens de l'odorat diminue chez les personnes âgées.

L'être humain perçoit quatre types de goûts : le sucré, l'acide, le salé et l'amer. La perception du sucré et du salé est plus forte sur le bout de la langue, l'acide sur les bords de la langue et l'amer à l'arrière de la langue. En son centre, le dos de la langue est insensible au goût. La perception du goût amer nécessite une concentration plus faible de substance-test que le goût sucré.

On dit que, si on leur donne l'entière liberté de choisir, les enfants choisissent spontanément les nourritures les plus nutritives. Apparemment, c'est le parfum ou le goût qui est le facteur dominant de ce choix. Cette hypothèse a pu trouver quelques fondements avec le cas du garçon qui, souffrant d'une insuffisance surrénale, compensait en ingérant de grandes quantités de sel de table. De même, des hommes, chez qui l'hypoglycémie a été thérapeutiquement induite pour traiter une anxiété sévère, disent que des solutions fortement sucrées deviennent agréables au goût. Mais, leur glycémie revenue à la normale, ils rejettent ces solutions sirupeuses en les qualifiant d'impossibles à avaler. Cependant, l'expérience de l'obésité et autres formes de mauvaise alimentation suppose que les gens ne choisissent pas spontanément le bon régime. En outre, l'usage largement répandu du tabac et de l'alcool montre que l'être humain a tendance à avaler n'importe quoi.

LA COMPLÉMENTARITÉ DES SENS

Lorsqu'un sens de l'espace est affaibli, l'autre, ainsi que les sens de proximité, se mettent à jouer des rôles différents. En cas de surdité, la vision doit remplir une double fonction primordiale : surveiller ce qui se passe aux premier et second plan de l'environnement. Même le malentendant doit utiliser la vision comme contact principal et sens exploratoire, l'ouïe occupant alors une place complémentaire. De même, quelqu'un qui a des problèmes de vision utilisera l'ouïe comme sens principal et la vision comme sens complémentaire de base.

COMMENT SE COMPORTER ENVERS UNE PERSONNE AVEUGLE?

La plupart de gens croient que les aveugles ont développé des capacités de perception inhabituelles. Il n'est pas rare qu'un voyant prête à l'aveugle des pouvoirs tactiles et auditifs extraordinaires. Il est généralement admis que la vision est le moyen le plus efficace pour acquérir et traiter les informations; aussi, si elle est déficiente, faudra-t-il absolument compenser par les autres sens — le toucher, l'ouïe et l'odorat. Les gens devenus récemment aveugles ont perdu leur principal canal d'informations dont le rôle était de leur confirmer ce qu'ils entendaient, sentaient, touchaient et goûtaient. Ils doivent alors faire entièrement confiance aux informations données par les sens qui leur restent.

La nature ne compense pas la perte de la vision en dotant les aveugles d'un pouvoir extraordinaire. Ils ne sont pas plus capables que les voyants de reconnaître des choses ou des personnes en utilisant des indications tactiles et auditives, d'identifier de nouveaux objets ou de nouveaux sons s'ils ne lui ont pas été présentés auparavant. Les personnes bénéficiant d'une vue et d'une ouïe intactes développent souvent au minimum leurs sens du toucher, du goût ou de l'orodat, ainsi que leur potentiel musculaire et leurs facultés proprioceptives.

L'IMAGE QU'ONT D'ELLES-MÊMES LA PERSONNE MAL-VOYANTE ET LA PERSONNE AVEUGLE

Les professionnels ont observé des différences entre mal-voyants et aveugles. Une personne qui a une vision résiduelle souffre souvent d'un problème d'identité : « Suis-je voyant ou aveugle ? » Dans certaines situations, cette personne peut voir suffisamment pour se débrouiller et la vision résiduelle donnera accès aux informations qui lui permettront d'être mobile et indépendante, là ou la personne aveugle ne pourrait pas agir seule.

Cependant, si « on passe pour un voyant », on se sent obligé socialement de se comporter comme un voyant. La personne mal-voyante n'a pas l'air d'une aveugle puisqu'elle va librement et utilise de manière évidente sa vision jusqu'à un certain point. Cela peut induire les voyants en erreur et les pousser à remettre en cause les limites visuelles du mal-voyant.

L'IMAGE QUE LA PERSONNE AVEUGLE A D'ELLE-MÊME

On peut pousser une personne née avec une vue partielle, mais limitée, à faire des choses : « Elle peut encore voir, elle n'est pas totalement dépendante, elle peut encore travailler et voyager. » Soit elle réagira en faisant de gros efforts, soit elle capitulera et tombera dans des stratégies de dépendance et de défense pour expliquer son incapacité à ne rien accomplir. Au contraire, sera moins bousculé celui qui devient aveugle partiellement ou totalement; on lui dira : « Vous êtes aveugle, en détresse, on ne s'attend pas à ce que... », ce qui encourage cette personne à la dépendance. La personne valide qui a un travail saura mieux faire face et dépendra moins de stratégies défensives, que celle moins valide et sans travail.

Une personne aveugle peut se satisfaire de ce qu'on dit des limites et des faiblesses de la condition d'aveugle, mais elle peut également déclarer qu'être aveugle fait d'elle, d'une certaine manière, un être humain meilleur. On a dit que ceux qui ont perdu la vue très tôt sont plus indépendants socialement. Plus le niveau d'éducation antérieur est élevé, plus grand sera ensuite le problème de l'ajustement et de l'adaptation; ainsi, moins on a été dépendant de l'acuité visuelle avant de perdre la vue, moins il y a à surmonter. La façon dont une personne s'habitue à son état d'aveugle dépend du degré de perte visuelle, de son âge, des conditions qui ont créé cette situation, de ses premières expériences d'apprentissage en tant qu'aveugle, des fondements de sa personnalité, ainsi que des images et des attentes de la société.

ATTITUDES VIS-À-VIS DE LA SURDITÉ

La surdité est la forme la plus cruelle de perte sensorielle. À la différence de l'aveugle, le sourd suscite le ridicule et non la sympathie : incapable d'entendre ce qui se dit et incapable de contrôler sa propre voix, le sourd profond donne l'impression d'être stupide. Isolé de sa famille, de ses amis et accueilli par des comportements peu sympathiques, il est souvent déprimé. La réaction des autres vis-à-vis de sa surdité peut lui laisser penser qu'il est socialement inacceptable; il peut penser (parfois avec raison) que d'admettre que l'on est sourd, c'est être rejeté et que cet isolement est impossible à éviter même en lisant sur les lèvres ou en maîtrisant la conversation. Tous les types et tous les degrés de surdité, quel que soit l'âge, ont pour conséquence l'isolement ainsi qu'un détachement de l'environnement, et empêchent surtout un contact normal et aisé avec les autres. Même lorsqu'un test audiométrique ne décèle qu'une surdité légère, celle-ci altère la fonction d'arrière-plan de l'ouïe, si bien que, pour avoir moins de problèmes dans ses relations à son environnement, la personne doit changer sa façon d'aborder et d'acquérir de nouvelles expériences.

L'IMAGE QUE LA PERSONNE SOURDE A D'ELLE-MÊME

Communiquer dès la naissance minimise l'isolement qui pourrait accompagner un trouble sévère de l'ouïe et facilite les relations importantes entre les parents et l'enfant à un stade critique de son développement. Les limitations linguistiques de l'enfant sourd ont des effets néfastes à la fois sur ses relations sociales et le développement de son identité. Il arrive que l'enfant sourd ne réussisse pas à se comprendre lui-même, ni à avoir des relations avec les autres. Myklehurst (1964) avance que la surdité est un fardeau pour l'expérience, car elle limite l'interaction et le retour linguistique de l'environnement social, affectant ainsi le développement du concept que l'individu a de lui-même. Les enfants mal-entendants ont tendance à être différents des autres, en termes de schéma corporel et d'images d'eux-mêmes.

Pour maintenir un sentiment de bien-être, chaque personne a besoin d'être rassurée constamment par son environnement. Elle a besoin de savoir à tout moment qu'elle est acceptée et que ses besoins seront satisfaits. On a observé que les enfants sourds, nés de parents sourds, bénéficient d'une meilleure adaptation parentale que les autres. Cette plus grande acceptation a probablement encouragé l'enfant à développer une image de lui-même plus complète. Les étudiants sourds, ayant des parents sourds, avaient une meilleure image d'eux-mêmes, se contrôlaient mieux et arrivaient mieux à s'accomplir que ceux ayant des parents qui entendaient normalement (Koelle & Convey, 1982).

L'adolescence pour les enfants mal-entendants et leurs parents peut être une période particulièrement stressante, car les enfants essaient d'établir leur propre identité et d'avoir d'eux-mêmes un concept stable. Certaines études ont montré que les étudiants sourds se situaient plus bas sur l'échelle des valeurs d'estime de soi que ceux qui entendent, alors que d'autres études soulignent que les étudiants mal-entendants s'évaluaient plus positivement que les autres. On a trouvé que les gens sourds ont des attitudes plus négatives envers la surdité que les gens qui entendent. La perception négative du moi était fréquemment associée aux idées selon lesquelles les personnes qui entendent croient automatiquement que les sourds ont des défauts, qu'ils soient réels ou imaginaires (Furnham & Lane, 1984).

L'effet social qui résulte de la surdité acquise est la solitude : 24 % des mal-entendants se disent solitaires, contre 14 % dans le groupe témoin. On rencontre plus la solitude extrême (se sentir seul tout le temps ou très souvent) chez les personnes mal-entendantes en âge de travailler que dans les populations retraitées et âgées. Sur deux cent neuf personnes, 42 % pensent que leur problème auditif n'est pas compris par leurs proches. Seuls 48 % des personnes mariées dans le groupe mal-entendants pensent que leur conjoint comprend, mesure tout le problème de la surdité. Cette étude a montré que les sourds, pris individuellement, peuvent être très seuls, même dans leur propre foyer; ils ne sont pas heureux au travail et semblent avoir une image d'eux-mêmes très dépréciée (Thomas & Herbst, 1979).

EXPÉRIENCES VÉCUES DE PERSONNES AYANT DES TROUBLES AUDITIFS

Exclusion

« Comme j'étais la seule sourde à l'école, il m'est vite apparu que j'étais différente des autres. J'ai vu mes amies se parler ou parler à des adultes d'une manière rapide et hâchée, difficile à lire sur les lèvres. Du coup, je me suis sentie plus jeune, retardée et très diminuée. Je me suis mise à espérer qu'un jour je rattraperais mon retard et parlerais comme les autres. »

« En tant que maman de deux enfants en bas âge, il m'arrive d'être exclue de manière subtile, même par ceux qui, par ailleurs, comprennent mes besoins. Les gens feront des efforts pour parler avec moi puis laisseront tomber les signes et continueront à parler normalement aux enfants. Et moi alors, je n'existe plus ? Si un enfant est sorti rapidement de la pièce pour un pipi ou pour avoir à boire, je me demande quelle calamité s'est produite. Les oreilles ont entendu ce que mes yeux n'ont pas pu voir. Les médecins et les enseignants posent aux enfants des questions qui, si j'entendais, me seraient destinées. »

Une image de soi menacée

« Je devais finir par m'habituer à un monde vu à travers une glace où d'autres gens vivent, rient, souffrent et se rendent à peine compte de mon existence. Sans retour positif sur la femme que j'étais vraiment, l'estime que j'avais de moi finit par en prendre un sérieux coup. J'ai commencé à me méfier de ma propre perception du monde et des gens qui étaient autour de moi. Comment pouvais-je être sûre de mes impressions puisque je ne pouvais pas entendre ?

Lorsque les idées des autres étaient différentes, j'ajustais rapidement les miennes aux leurs. Ils avaient raison parce qu'ils pouvaient entendre et que mes perceptions ne me semblaient pas valables. Je pensais que j'avais peu à offrir à quiconque et, plutôt que d'essuyer un rejet, j'évitais les gens. Pleurant sur la femme énergique socialement intégrée que j'avais été autrefois, je me sentais très isolée.»

Une nouvelle image de soi

«Il me semblait que j'étais au bord du gouffre lorsqu'un soir quelque chose s'est produit qui se révéla être le début de ma naissance en tant que sourde. J'étais dans un restaurant indien avec des amis, souriant et acquiesçant au hasard, lorsque je remarquai les gens en face de moi. Ils étaient sourds comme moi! Ils riaient et parlaient et ne se préoccupaient pas le moins du monde de cacher aux autres leur surdité. Mes années passées à «faire comme si» m'ont soudain semblé absurdes. J'avais rendu les choses «normales» et faciles pour tout le monde sauf pour moi. Il était temps que je cesse de me lamenter et que j'accepte ma surdité» (Campling, 1981).

«Les adultes l'ont peu regardé ou ont fait des commentaires sur son apparence. Les enfants expriment leurs réactions plus librement. La première fois, il s'est senti plutôt blessé, a pensé renoncer à son travail et à se replier complètement sur lui-même. Petit à petit, il s'est endurci et a commencé à consigner ces commentaires par écrit en les considérant comme des mots d'enfants... Il se rapprocha de sa femme et de sa famille» (Anreasen *et al.*, 1971).

Accepté

«Lorsque je rentre dans la bruyante salle des professeurs à l'université ou que je rejoins une pièce pleine d'amis et que je les vois passer comme par réflexe au langage des signes pour me permettre de comprendre, je ressens une joie intense. Il en est ainsi parce que je suis assez important et que l'on m'aime suffisamment pour m'accepter, et lorsque je suis accepté, je ne suis plus handicapé» (Campling, 1981).

6

L'image du corps : un problème neurologique

Margot Lindsay

Ce sont les neurologues qui ont, les premiers, réfléchi sur l'image du corps. Ils ont été forcés de se pencher sur le problème en termes d'attitudes inhabituelles et bizarres que les malades, souffrant de lésions au cerveau, adoptent souvent envers leur corps. Ces malades manifestent tout un éventail d'idées déformées de leur corps; ils peuvent, par exemple, être incapables de distinguer leur droite de leur gauche, nier l'existence de ses différentes parties, être incapables d'admettre l'incapacité à bouger des parties paralysées; ils peuvent s'attribuer à tort de nouvelles parties du corps ou ressentir une douleur sur la moitié du corps. Ces expériences indiquent que l'individu ne pense plus à son corps de la même façon qu'avant sa maladie (Fischer & Cleveland, 1968; Walsh, 1978).

Les deux régions pariétales (fig. 6.1) sont celles qui ont les liens les plus étroits avec les zones qui analysent la perception visuelle et kinesthétique. Les régions pariétales supérieures sont

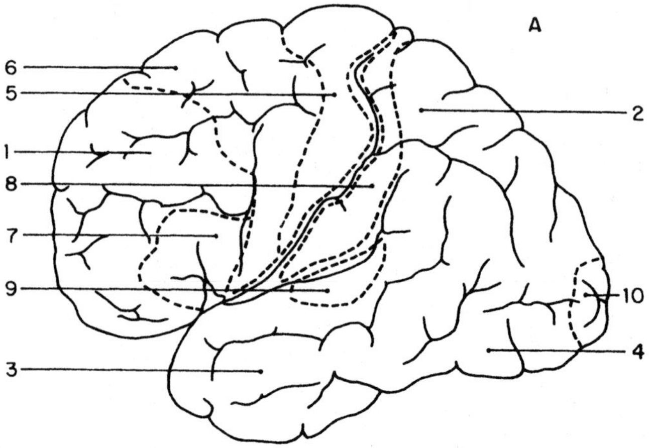

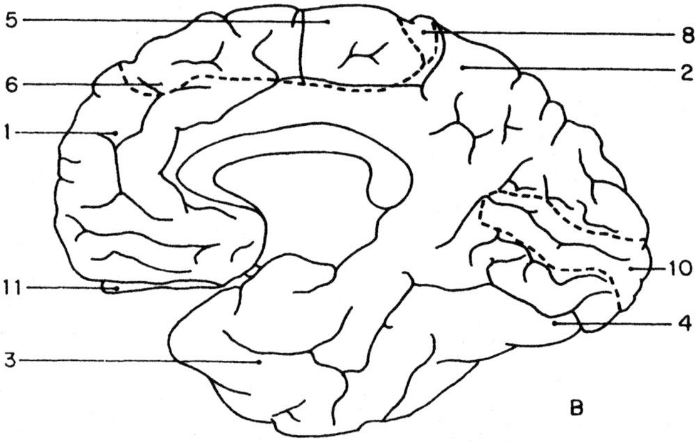

Figure 6.1 Régions du cerveau (reproduites avec l'aimable autorisation de la Library Association Publishers Ltd.

A. Face externe du cerveau. B. Face interne du cerveau. 1. Lobe frontal. 2. Lobe pariétal. 3. Lobe temporal. 4. Lobe occipital. 5. Aire de la motricité volontaire (pontale ascendante). 6. Aire de la motricité automatique. 7. Aire motrice de la parole (Broca). 8. Aire somato-sensitive (pariétale ascendante). 9. Aire audito-sensorielle. 10. Aire visuo-sensitive. 11. Aire olfactive.

étroitement reliées aux lobes dans lesquels les membres inférieurs et le tronc sont représentés, ce qui est important pour l'intégration des mouvements du corps tout entier. La proximité immédiate du lobe occipital, responsable de la réception visuelle des images en provenance des yeux, signifie qu'il s'agit d'une région importante pour la formation de l'image corporelle. Le tissu nerveux des lobes temporaux, occipitaux et pariétaux, se trouve entre les zones visuelles et auditives du cortex; il est donc impliqué dans l'analyse des formes les plus complexes de réception visuelle et auditive, en particulier en ce qui concerne la sémantique du langage parlé et écrit.

PERTURBATION DE L'IMAGE CORPORELLE À LA SUITE D'UNE SOUFFRANCE CÉRÉBRALE

Une lésion du lobe pariétal dans l'hémisphère non dominant peut conduire à une incapacité à appréhender les variations subtiles de forme : le malade peut confondre sa cruche d'eau et une autre cruche de même forme. Une lésion du lobe occipito-pariétal de l'hémisphère non dominant peut provoquer des difficultés à comprendre et à se rappeler ce qui lie les lieux les uns aux autres : le malade est incapable de trouver son chemin dans un environnement familier; il peut même arriver qu'il ne reconnaisse pas les immeubles et les meubles parmi lesquels il a vécu et travaillé (désorientation topographique).

Alors que les lésions situées dans le cortex occipital ou pariétal provoquent des troubles de perceptions visuelle ou tactile complexes, les agnosies, lésions de zones situées dans les régions pariétotemporo-occipitales, sont les zones de « chevauchement » des analyseurs visuels, auditifs et tactiles qui peuvent mener à des désordres beaucoup plus complexes. Les lésions de ces zones du cortex cérébral peuvent provoquer des troubles importants d'orientation dans l'espace.

QUE PEUT-IL BIEN ARRIVER AU CERVEAU POUR QUE SURVIENNENT DES PERTURBATIONS DE L'IMAGE CORPORELLE?

Une *attaque* (accident vasculaire cérébral) due à un vaisseau qui éclate ou se bouche, bloquant l'arrivée de sang au cerveau, signifie que le tissu d'une aire spécifique dégénère et ne peut plus fonctionner.

Une *tumeur* (accumulation anormale de cellules) se développe et met le désordre dans les activités du tissu nerveux voisin à cause de la pression et de l'infiltration de cellules.

Un *traumatisme* (un coup à la tête accidentel ou chirurgical) peut endommager les cellules nerveuses d'aires spécifiques, laissant ainsi le malade avec une incapacité permanente.

COMMENT COMPRENDRE CE QUE VIVENT CES MALADES

Que ressent-on quand, à chaque fois qu'on regarde la page d'un livre, qu'on se concentre sur le premier mot et qu'on essaie de se concentrer sur la première lettre, seule la moitié gauche apparaît ? Que feriez-vous si vous étiez capable d'écrire, mais incapable de lire votre propre écriture ? Imaginez que vous vous retrouviez en dehors de chez vous, incapable de faire une courte promenade de peur de vous perdre ! Voici quelques-uns des problèmes auxquels sont confrontés les malades ayant des troubles du schéma corporel lorsqu'ils ont des lésions dans la région pariéto-occipitale du cerveau.

L'apraxie

L'apraxie est l'incapacité à mener à bien des actes délibérés et nécessitant de l'habileté; elle est due à une souffrance cérébrale alors qu'il n'y a aucune faiblesse, aucune paralysie ou perte sensorielle (Walsh, 1978). Elle résulte de lésions cérébrales des lobes pariétaux dans l'un ou les deux hémisphères, et peut prendre plusieurs formes, y compris l'apraxie de l'habillage et l'apraxie motrice. Il apparaît en général au moins deux apraxies en même temps — on n'en trouve rarement une isolément (Siev & Freishtat, 1976).

L'apraxie de l'habillage. Elle est la plus courante : le malade a des difficultés à s'habiller au point d'être incapable de faire la relation entre les différents vêtements et son corps ou entre eux. Le malade fait preuve d'une mauvaise orientation en mettant ses vêtements à l'envers. Le véritable défaut apraxique constructif de l'habillement se caractérise par un désarroi total, où les vêtements sont mis dans le mauvais ordre ou par le mauvais bout (les pantalons sur la tête; la chemise sur les jambes). Souvent le malade avec des lésions de l'hémisphère droit oubliera d'habiller le côté gauche de son corps ou mettra les deux jambes dans la même jambe du pantalon (Siev & Freishtat, 1976; Critchley, 1953).

L'apraxie motrice. On croit qu'il s'agit d'une perte des schémas de la mémoire kinesthétique. La conséquence en est l'incapacité du malade à réaliser un acte moteur précis sur demande, bien qu'il apparaisse qu'il comprenne le concept et l'objet de la tâche. Le malade peut être capable de réaliser automatiquement des tâches motrices simples, mais ne peut pas mener à bien une séquence complexe.

L'apraxie constructive. Le malade peut avoir de la difficulté à démonter et remonter un objet en deux ou trois dimensions. Bien qu'il se plaigne rarement d'une manière spécifique de l'apraxie constructive, il y a des moments où les signes de ce phénomène peuvent être détectés. Le malade peut avoir un peu ou pas du tout conscience de ses difficultés, et les problèmes sont exposés par les amis ou les parents. Certaines tâches ménagères deviennent difficiles, voire impossibles à réaliser : une ménagère peut avoir du mal à dresser la table, avoir des difficultés à faire les lits ou à emballer et ficeler un paquet. Elle rencontrera de grandes difficultés quand il faudra reconstituer des puzzles ou toute autre activité nécessitant un travail d'assemblage ainsi qu'en écriture et en arithmétique (Critchley, 1953).

Les désordres de la pensée spatiale — désorientation topographique

La désorientation dans l'espace, l'aptitude spatiale ou le sens topographique consiste en une incapacité du malade à trouver son chemin. En cas de maladie pariétale, le symptôme qui consiste à se perdre constitue souvent un trait majeur de l'historique du malade. Dans un tel cas, le malade a des difficultés à se représenter une image mentale d'un environnement familier — sa maison, son bureau, les rues de son quartier. Cette atteinte peut se produire indépendamment d'autres images visuelles et peut alerter les parents quant à la réalité de la maladie bien que, aussi étrange que cela paraisse, cela n'inquiète ou n'intéresse que rarement le malade.

Critchley (1953) et Luria (1973) ont cité des exemples marquants des effets dramatiques produits par les atteintes de la région pariéto-occipitale du cerveau. La plupart des gens dont les expériences ont été décrites avaient eu des blessures profondes à la tête, si bien que l'aire précise endommagée était rapidement identifiée.

Désorientation topographique

1. Un soldat avec une lésion pariéto-occipitale gauche n'avait plus le sens de l'espace, il ne pouvait plus évaluer les relations entre les choses et percevait le monde comme quelque chose de cassé en mille morceaux. Il le décrivait ainsi : « L'espace n'avait aucun sens »; il en avait peur car cela manquait de stabilité (Luria, 1973).
2. Un homme qui avait vécu au même endroit pendant dix ans était complètement incapable de le décrire, mais il pouvait donner une description satisfaisante de l'apparence de sa femme. « C'est si étrange — je ne peux absolument pas m'orienter, je n'ai aucun sens de l'espace » (Luria, 1973).
3. « Elle aime se promener, mais soudain elle perd tout sens de l'orientation. Les rues, bien connues en temps normal, semblent à présent appartenir à une ville étrangère. Elle a souvent erré pendant des heures en essayant en vain de trouver un arrêt de bus précis, ou la maison d'un ami, ou sa propre maison; les maisons semblent très étranges, plus grandes et c'est comme si elles flottaient » (Critchley, 1968).

Considérations anatomiques pour des malades ayant des difficultés de perception visuelle

Une lésion des sections antérieures de l'aire occipitale peut signifier que la personne continue à voir les objets aussi clairement qu'auparavant, mais que sa vision a changé du tout au tout, cela parce que les petites cellules qui synthétisent les caractéristiques de chaque objet perçu comme un tout ne fonctionnent plus. Le malade distingue encore les parties des objets, mais il ne peut plus les synthétiser en images complètes, tout au plus deviner le tout à partir de parties séparées. Les troubles de perception visuelle liés aux lésions de l'hémisphère droit peuvent être interprétés comme un manque de contrôle sur le processus de recherche par le malade lorsqu'il examine un objet, par exemple lorsqu'il est incapable de reconnaître le visage des gens (Luria, 1973).

Si on lui demande de regarder l'image d'une paire de lunettes, il verra un cercle, puis un autre, puis une croix et finalement deux attaches en forme de canne. Il devine que ce peut être une bicyclette. Il ne peut pas percevoir les objets, même s'il peut distinguer chacun de ses traits. Il souffre «d'agnosie visuelle» — incapacité à reconnaître la signification de stimuli visuels (Luria, 1973).

Les difficultés de perception visuelle

Un malade qui avait une lésion du lobe pariétal de l'hémisphère non dominant disait : «Je ne reconnais une personne que si je l'ai vue assez longtemps.» Il savait qu'il avait vu quelqu'un avant, mais il était incapable de faire le lien entre le nom d'une personne et un visage. L'homme était capable de reconnaître son propre visage dans un miroir, il était incapable d'identifier des personnalités politiques de premier plan, mais il pouvait facilement reconnaître des images d'animaux. Il disait qu'il pouvait visualiser le visage de sa femme clairement, mais pas celui d'autres personnes. Il ne pouvait distinguer que certains traits tels qu'une moustache ou une calvitie, mais pas l'ensemble des caractéristiques.

Autotopoagnosie

Décrite par Pick (1922), l'autotopoagnosie est la perte de la capacité à localiser et nommer les parties du corps. Elle peut être associée à des problèmes visuels, l'apraxie ou l'aphasie. Les gens souffrant de ce trouble ont des difficultés à trouver, décrire ou nommer les parties du corps même lorsqu'ils peuvent les voir ou les toucher sur eux-mêmes ou sur le praticien. Placés devant un miroir, les sujets ne peuvent toujours pas désigner ou du moins identifier les parties du corps. Certains malades semblent complètement conscients de leur problème, d'autres non.

L'incapacité à repérer différentes parties du corps peut être interprétée comme un désordre de l'espace personnel. À un stade encore plus avancé, il semble que tout se passe comme si les limites entre l'espace personnel et extrapersonnel devenaient moins nettes. Le patient confond ses propres membres avec ceux du praticien, en particulier lorsque ce dernier tient l'un des membres du malade; le malade peut alors imaginer que la main du praticien est la sienne ou que sa propre jambe fait partie du corps du praticien. Lorsqu'on le pique dans le bras avec une aiguille, le malade à qui on a demandé de fermer les yeux à ce moment-là peut désigner une région similaire sur le membre du praticien en croyant qu'il s'agit de l'endroit de la stimulation. Ceux qui n'ont pas conscience de leur problème peuvent suggérer que la partie du corps qu'ils ne peuvent désigner est perdue. Le malade décrit par Pick (1922) cherchait ses propres mains sur la table ou dans le lit, croyant qu'il les avait perdues. L'une des malades de Hécan accusa le médecin de lui avoir amputé la main (Hécan & Albert, 1978; Critchley, 1953).

L'agnosie digitale est une des composantes de l'autotopoagnosie et se traduit par une incapacité à reconnaître, nommer ou montrer à la demande les différentes parties du corps du sujet, mais pouvant aussi s'appliquer à l'anatomie d'autres personnes; c'est pratiquement le seul exemple d'autotopoagnosie isolée ou localisée. Un malade peut montrer correctement et sans hésitation chaque partie du corps jusqu'à ce qu'il atteigne ses doigts. Il est intéressant d'observer le malade identifier sans problème chaque orteil des deux pieds, mais ne pas y parvenir quand il s'agit des mains (Critchley, 1953).

Asomatognosie

De temps à autre un malade peut avoir l'impression nette et douloureuse qu'un côté de son corps a disparu, et en dépit de l'évidence du contraire, il n'est pas sûr de son intégrité physique. Lorsque cela se produit, la personne n'arrive pas à reconnaître une partie de son corps comme la sienne et peut l'attribuer à quelqu'un d'autre. Si le praticien soulevait le bras gauche paralysé de ce malade, ce dernier déclarerait que le bras en question appartient au praticien.

L'asomatognosie peut se manifester au malade non pas de manière continuelle, mais par épisodes répétés. Le bras et la jambe du côté affecté peuvent sembler disparaître ou sortir du schéma corporel. Lorsque cela se produit, il peut y avoir également une déviation involontaire de la tête et des yeux vers l'autre côté, et une anxiété profonde peut survenir temporairement. Le malade peut chercher à tâtons, avec sa bonne main, le membre paralysé et s'assurer de son existence (Critchley, 1953).

Sous hypnose, on a suggéré à quatre malades amnésiques la chose suivante : « Vous oublierez tout ce qui concerne votre corps lorsque vous vous réveillerez. » Non seulement ils ont perdu leur capacité à nommer les parties du corps, mais ils se sont révélés manifestement incapables de faire différentes autres choses. Un malade nomma difficilement les objets ou dessina laborieusement des figures géométriques. Un autre perdit la capacité à reconnaître les vêtements et fit des erreurs grossières dans son évaluation de la longueur, de l'épaisseur et du parallélisme de lignes. Mais, dans l'ensemble, la suggestion faite sous hypnose d'oublier tout ce qui concernait le corps entraîna principalement des erreurs de différenciation de la droite et de la gauche du corps, des difficultés en calcul arithmétique, une dégradation de la capacité à dessiner des figures et une reconnaissance erronée des objets. Il résulte de l'étude qu'une image du corps relativement intacte est la condition *sine qua non* à la réalisation de certains jugements et actes intelligents (Fischer & Cleveland, 1968).

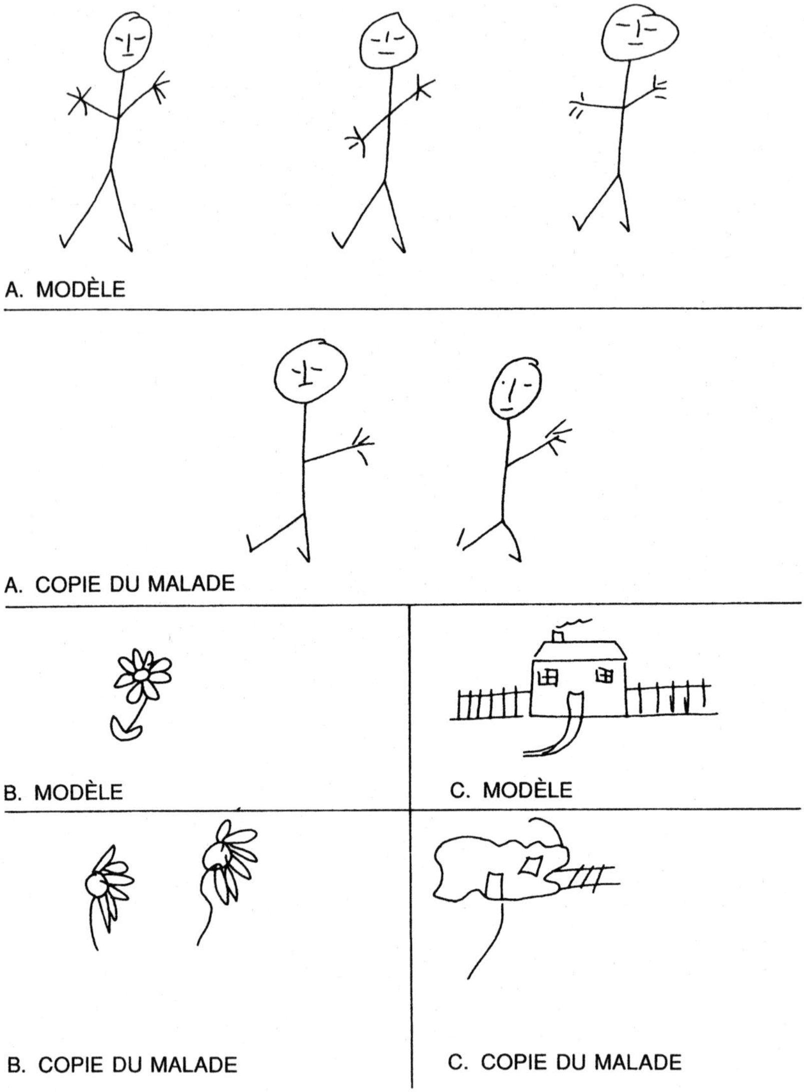

Figure 6.2 Négligence unilatérale chez un malade ayant une lésion de l'aire pariéto-occipitale droite

La négligence unilatérale

L'incapacité à intégrer et utiliser les perceptions en provenance du côté gauche du corps ou du côté gauche de l'environnement est connue sous le nom de négligence unilatérale, qui peut se produire indépendamment de déficiences visuelles ou être accompagnées d'une hémianopsie gauche. Il peut n'y avoir aucune trace de faiblesse motrice, mais une lésion qui s'étend produit d'autres troubles cliniques. Le malade peut en venir à tout confondre, ce qui donne à la négligence unilatérale un aspect frappant et souvent bizarre. À la négligence passive s'ajoute la négligence active. Le malade peut cesser de prêter attention à une partie de son anatomie, d'en faire la toilette jusqu'à se négliger, voire devenir sale, en apparence. Par exemple, un homme peut ne peigner que la moitié de ses cheveux, une femme ne maquillera que la moitié de son visage ou de ses lèvres et laissera ses cheveux non coiffés d'un côté. Dans le bain, le malade peut ne savonner qu'un côté de son visage et de son corps dont il ne séchera que la moitié. Il peut ne sortir qu'une jambe du bain et laisser l'autre dans l'eau : en essayant de traverser la salle de bains, il peut alors tomber (Critchley, 1953). À cause de la négligence unilatérale, le malade peut ignorer la nourriture se trouvant sur le côté gauche de son assiette ou lire en commençant au milieu de la ligne. Il peut se cogner à tout ce qui se trouve sur sa gauche ou tourner constamment à droite (fig. 6.2).

L'anosognosie

L'agnosie du corps est souvent associée à un manque de conscience de la maladie ou de l'incapacité connue sous le nom d'anosognosie : le malade n'arrive pas à percevoir ou nie qu'une partie de son corps, telle qu'un bras et une jambe, est paralysé. Lorsqu'une personne nie son hémiplégie et y est indifférente, c'est qu'elle n'arrive pas à intégrer un côté du corps dans la conscience qu'elle en a. Il s'agit de la réduction à un côté du schéma corporel.

L'anosognosie de l'hémiplégie se produit souvent lorsque le côté droit du cerveau est endommagé, comme dans une maladie vasculaire, mais également lorsqu'il y a une tumeur dans cette partie du cerveau. Elle peut se produire immédiatement après un accident vasculaire cérébral grave de l'hémisphère droit et, après quelques jours, disparaître. L'état initial de confusion diminuant lentement, le malade commence donc à se rendre compte de son incapacité. L'anosognosie est, en règle générale, un phénomène transitoire.

Un malade anosognosique n'aura souvent pas conscience de ses autres capacités. Il se peut donc qu'il ignore ou ne perçoive des états tels que la cécité ou la surdité (Critchley, 1953).

La réaction du malade, lorsqu'il se trouve confronté à la dure réalité de sa paralysie, ne suit pas un schéma précis. Le malade anosognosique obligé de faire face à son handicap peut réagir de l'une des façons suivantes :

Admettre cette maladie sans bien comprendre.
Admettre le fait avec réticence.
Prendre, contre toute attente, la chose à la légère.
Concéder qu'il est paralysé mais paraître peu ou pas bouleversé.
Rejeter obstinément la réalité évidente du handicap; le malade peut décrire son bras paralysé comme ayant « une volonté propre » ou dire qu'il « est fatigué » ou « cela a toujours été un bras paresseux » (Sacks, 1985) et peut accuser le médecin d'exagérer ou de se tromper.
Admettre le handicap mais l'attribuer à certaines lésions locales ou répéter que ce membre a toujours été « un peu bizarre ».
Se rendre compte du problème et faire une dépression.

Au cours du même entretien, le malade peut passer par ces différents stades avec une complète inconsistance.

Étude de cas

Une femme de soixante-deux ans a eu une thrombose cérébrale droite dans la région pariétale antérieure. C'était un 23 décembre. On l'a vue vaciller et se plaindre de picotements dans le bras gauche, puis sa jambe gauche s'est affaiblie. Le lendemain matin, elle souffrait d'une profonde faiblesse du côté gauche du visage ainsi que du bras et de la jambe gauches, avec perte de sensibilité. Il n'y avait, selon ses proches, aucune perte de conscience et aucune confusion, mais, les jours suivants, elle pouvait à peine bouger le bras et la jambe gauches; elle fut admise à l'hôpital où l'examen révéla qu'elle avait eu une thrombose cervicale. Lorsqu'on interrogea la patiente sur sa maladie, elle décrivit correctement l'incident de la cuisine, mais alors qu'elle savait avoir perdu de la force dans sa jambe gauche, elle insista sur le fait que son bras gauche n'avait pas été atteint et qu'il était normal.

Le 2 janvier, elle maintenait toujours que le bras et la jambe gauches «allaient bien» et bougeait les droits à la place. Le lendemain, elle dit que le main gauche «allait bien»; on lui demanda de la montrer, et elle désigna la droite. Quand on lui montra la main gauche, elle la reconnut et, après avoir essayé de la bouger, dit qu'«elle ne voulait pas bouger» et qu'elle «était vilaine». Elle décrivit la jambe gauche comme «allant bien», mais bougea la droite à la place. Le 5 janvier, la malade refusa encore son hémiplégie. Quand on lui dit de bouger la main gauche, elle la remua à peine avec la main droite et apparut satisfaite du résultat. Le lendemain, son attitude envers son hémiplégie changea, elle semblait vouloir faire la lumière sur son handicap. Lorsqu'elle se montra incapable de bouger la main gauche et qu'on lui demanda pourquoi, elle dit qu'elle était «endormie» et décrivit la jambe gauche comme «allant beaucoup mieux». «Est-elle endormie?» «Non, je la bouge tout le temps.» (Elle ne bougeait que le jambe droite.)

Le 16 janvier, elle n'ignora plus l'incapacité du bras gauche et le traita d'une manière objective; la malade le décrivit comme une «pauvre petite main flétrie». Elle ignorait encore la jambe gauche à la fois au lit et au fauteuil. Le 18 mars, l'attitude de la malade envers son côté gauche n'était plus franchement anormale : elle ne négligeait ni ne niait plus son handicap (Gilliat & Pratt, 1952).

Le syndrome de Gerstmann

En 1924, Josef Gerstmann décrivit le cas d'une femme de cinquante-deux ans atteinte d'une lésion de l'hémisphère dominant, située dans le lobe pariétal, à l'intérieur ou à proximité du gyrus angulaire. Elle avait une incapacité surprenante à reconnaître ses propres doigts, ou à les nommer, ou à identifier un doigt à la demande. Cette incapacité s'appliquait non seulement à ses propres doigts, mais également à ceux des autres. La malade n'eut pas conscience de cette difficulté jusqu'à ce que le médecin lui en parle. Bien qu'il n'y ait aucune faiblesse des doigts, elle était incapable d'en bouger certains quand on le lui demandait. Gertsmann considéra ce symptôme particulier comme un désordre de l'image du corps et le qualifia « d'agnosie digitale ». S'ajoutait une désorientation droite-gauche, surtout pour désigner certaines parties de son corps ou de celui des autres. De plus, elle montrait de la difficulté à réaliser des calculs mathématiques et à écrire spontanément.

Le caractère le plus frappant de ce syndrome est qu'il inclut quatre types de dysfonctionnements qui peuvent sembler n'avoir rien en commun. L'agnosie digitale est unique puisqu'on trouve rarement une agnosie pour une partie isolée du corps de l'individu. Bien qu'il y ait quatre manifestations cardinales du syndrome de Gerstmann — l'agnosie digitale, la désorientation droite-gauche, l'acalculie et l'agraphie —, elles ne sont parfois pas toutes présentes en même temps, bien qu'habituellement ce soit le cas : leur importance peut être différente, de sorte qu'une ou deux caractéristiques se remarquent plus que les autres (Critchley, 1953). Une étude conduite sur 456 malades atteints de lésions cérébrales a montré que 111 avaient au moins un symptôme de Gerstmann : 33 un seul; 32 deux; 23 trois; et les 23 restants les quatre symptômes (Heimburger *et al.*, 1964).

L'agnosie digitale. Il s'agit d'un trouble de l'image du corps qui se déclare dans l'incapacité du malade à nommer et localiser les parties de son corps. L'un des troubles les plus communéments décrits est l'agnosie digitale où le malade ne peut pas montrer au praticien les différents doigts de chaque main. Même les yeux ouverts, le malade peut se montrer incapable de répondre par un mouvement correct du doigt quand on en touche un, malgré l'absence d'une faiblesse digitale. Les erreurs sont généralement plus marquées avec les trois doigts du milieu qu'avec le pouce ou le petit doigt. Le sujet a tendance à ne pas avoir conscience ou à nier son handicap et ne fait aucun effort pour corriger les erreurs. De tels malades peuvent être capables d'enfiler une aiguille ou de jouer du piano.

La désorientation droite-gauche. Elle est présente lorsque, si on demande au malade de montrer sa main droite ou sa main gauche (oreille, épaule ou pied), il montre de la confusion et commet de nombreuses erreurs de sens. Les mêmes difficultés apparaîtront lorsqu'on lui demandera de faire ce test sur la personne du praticien ou en se regardant dans un miroir. La confusion droite-gauche se manifestera quand le malade aura à montrer l'un ou l'autre côté d'une image bidimensionnelle ou la représention d'un corps humain. Cette désorientation peut parfois s'appliquer à des objets inanimés — une poupée ou une statue — ou à des vêtements — une chaussure ou un gant. Au début de la maladie pariétale progressive, le malade peut ne montrer aucune confusion droite-gauche tant qu'il s'agit de sa propre anatomie, mais se tromper lorsque le praticien utilisera des tests avec un miroir, sa propre personne, des images, des poupées ou des vêtements.

À la différence de l'agnosie digitale, la désorientation affecte toutes les parties de l'anatomie, mais elle peut ne pas s'étendre à l'espace extérieur et ne pas atteindre des objets inanimés. Il est toutefois courant que la désorientation inclue l'anatomie des autres (Critchley, 1953).

L'acalculie

En effectuant des opérations sur le papier, le malade ayant une lésion pariéto-occipitale ne peut désigner un chiffre dans un nombre à plusieurs chiffres. Il confondra la position dans l'espace des chiffres et refusera souvent d'aborder un problème simple. Dans les cas sévères, il ne pourra même pas manipuler de nombres comportant des dizaines et ne pourra faire des calculs qu'en comptant un par un sur ses doigts (Luria, 1966). Les auteurs qui ont fait des recherches sur la signification de la main dans les perturbations de l'image corporelle attirent l'attention sur l'emploi primitif des doigts dans le comptage, pratique si fondamentale qu'elle se reflète dans le mot latin *digitus* qui signifie à la fois « nombre » et « doigt ». Dans certaines communautés, depuis la nuit des temps, des systèmes complexes de comptage et d'échange sont réglés par l'intermédiaire des doigts. Le dysfonctionnement arithmétique pourrait donc constituer l'effondrement de l'image du corps, mettant en jeu la main et les doigts à cause de l'importance fondamentale des doigts dans le comptage et les autres formes de calcul arithmétique.

L'agraphie

L'agraphie est un trouble de l'écriture dû à une lésion de l'hémisphère cérébral dominant. Le malade peut copier la forme présentée, il peut lire, comprendre ce qu'il lit, mais il peut éprouver des difficultés à écrire spontanément. Une lésion du lobe pariétal peut provoquer l'agraphie, le malade étant toujours capable de lire. Si cette lésion se situe plus profondément dans l'aire du cerveau où se mélangent les analyseurs de l'image du corps et de l'orientation spatiale, d'autres difficultés peuvent également se produire (Espir & Rose, 1983).

L'expérience du malade — l'acalculie et l'agraphie

Les lésions de la région occipitale droite ou de la région pariétale gauche ont provoqué des troubles visuels pendant une courte période, puis ont régressé petit à petit. Un homme a raconté qu'il pouvait bien voir les objets, mais difficilement les identifier. Il ne pouvait faire la distinction entre des figures disposées symétriquement ou distinguer des lettres à partir de leur image en miroir : pour lui, les lettres K et ꓘ étaient identiques. Incapable d'orienter avec précision les éléments individuels des lettres dans l'espace, il rencontrait d'énormes problèmes pour écrire.

Un autre malade dit qu'il ne pouvait plus lire et écrire parce qu'il avait « oublié » la forme des lettres et qu'il ne pouvait dessiner les traits dans la bonne direction. Il ne pouvait percevoir qu'un seul objet à la fois; lorsqu'on lui montrait une étoile à six branches, à l'intérieur de laquelle étaient dessinés une croix et un cercle, il voyait d'abord l'une des branches et ignorait complètement les éléments qui se trouvaient à l'intérieur. Il était incapable de tracer correctement des lettres; il introduisait des éléments symétriques. De telles difficultés apparaissaient parfois lorqu'on lui demandait de lire les nombres qu'il venait d'écrire (Luria, 1966).

Un autre homme dit : « J'ai toujours mélangé les nombres et ne pouvais trouver la réponse lorsque j'essayais d'additionner ou de soustraire mentalement... Souvent je ne sais plus si cinq fois cinq font 25, 35 ou 45, et j'ai complètement oublié certains des exemples les moins évidents tels que six fois sept. » Il explique qu'il n'essaie pas de trouver la monnaie lorsqu'il va faire ses courses : il demande juste au caissier de se servir après avoir mis son argent sur le comptoir (Luria, 1973).

Le membre fantôme et l'image du corps

Continuer à sentir une partie de son corps qui a été amputée est le résultat de la persistance d'une image du corps qui n'a pas encore fait l'ajustement nécessaire pour intégrer cette perte et qui déforme la signification des stimuli pour nier la perte. Le membre fantôme montre à quel point l'image du corps résiste aux effets de la mutilation (Fischer & Cleveland, 1968). On trouve ce phénomène dans 90 % des cas après l'amputation des membres ou autres parties du corps; on peut également l'observer après une opération sur n'importe quelle partie du corps (par exemple le sein, l'œil), une extraction dentaire, des maladies mutilantes des membres, l'agénésie des membres et des lésions de différentes parties du système nerveux. Le membre fantôme peut être consécutif à une blessure du plexus brachial. La maladie médullaire transverse peut provoquer une paraplégie avec des jambes fantômes. Après l'amputation, l'illusion apparaît presque immédiatement et persiste pendant relativement longtemps (des mois, voire des années) (Crichtley, 1950).

Dans certains cas, ce membre fantôme peut sembler très réel à l'individu et être le siège apparent d'une grande douleur. (Certains ont parlé de sensations telles que la douleur, la paresthésie, la chaleur, le froid, les crampes en parlant du membre fantôme.) Le malade peut avoir l'impression de pouvoir le bouger et, par moment, commencera inconsciemment une séquence d'actions dont la réalisation suppose la réalité du fantôme. Dans le processus de guérison, le membre fantôme peut progressivement devenir plus petit et moins bien défini (sensation télescopique).

Un malade décrivait comment il dévait «réveiller» son fantôme le matin : d'abord il pliait son moignon vers lui, puis lui donnait une claque — «comme sur les fesses d'un bébé» — plusieurs fois. Après la cinquième ou sixième claque, le fantôme se réveillait brusquement, sous l'action du stimulus périphérique. Ce n'est qu'à ce moment-là qu'il pouvait mettre sa prothèse et marcher (Sacks, 1985).

Le vertige et les déformations de l'image du corps

De nombreuses influences contribuent à l'équilibre normal, et le trouble momentané de l'une d'entre elles peut provoquer des vertiges. L'équilibre est maintenu par l'interaction et la coordination, dans le cerveau, d'impulsions électriques en provenance de l'oreille, des yeux, du cou, des muscles et des articulations des membres. Le système vestibulaire se trouve dans le tronc cérébral et reçoit des informations des oreilles internes; les yeux et les influx proprioceptifs aident à maintenir la position d'une personne. En général, la vision, les organes de l'équilibre (le système vestibulaire) et la proprioception déterminent notre position dans l'espace. Normalement, ils fonctionnent tous ensemble. Si l'un d'entre eux a des problèmes, les autres peuvent, jusqu'à un certain point, compenser ou se substituer à l'élément défaillant (Sacks, 1985). «Le système vestibulaire est d'une importance primordiale pour maintenir l'équilibre parfait, mais la proprioception et la vision sont également importantes» (Luxon, 1986a).

Le vertige constitue l'un des meilleurs exemples de perturbation de l'image corporelle. Le malade peut se sentir inhabituellement léger, avoir l'impression de flotter dans les airs ou de s'enfoncer dans le lit, d'être bougé ou de tourner brutalement dans une direction ou une autre (Critchley, 1950).

Bonnier (1893) décrivit un malade ayant des attaques de vertige labyrinthique durant lesquelles il avait l'impression de se dédoubler, une partie de lui-même regardant l'autre de l'extérieur. L'un des malades de Lhermitte souffrant de vertige sentait le côté gauche de son corps devenir « lourd, pâteux, comme s'il était trempé dans l'acier ». Tout le côté gauche semblait rempli de matière étrangère (Critchley, 1950). Les malades souffrant de vertige, dû à une maladie neurologique ou otologique, disent souvent qu'ils croient sortir de leur corps et le regardent de l'extérieur ; un malade peut souvent décrire la sensation que son cerveau nage dans sa tête et que, lorsqu'il se retourne, il a l'impression que son cerveau est resté à l'arrière de son crâne (Luxon, 1986b).

PRINCIPES GÉNÉRAUX DE SOINS INFIRMIERS POUR LES MALADES ATTEINTS DE TROUBLES DE LA PERCEPTION

L'environnement doit permettre de bouger, de toucher et de sentir les objets qui sont à la portée des malades ; ils doivent être capables de toucher les différentes parties de leur corps, favorisant la connaissance de l'image qu'ils en ont. En général :

1. Simplifiez l'environnement. Réduisez le nombre d'objets, de bruits, de choix et de gens — un environnement plus restreint permet au malade de se concentrer sur ce qu'il a à faire avec un minimum de distractions.
2. Un bon éclairage est essentiel pour aider à surmonter des déficiences de perceptions. Il élimine les ombres et les déformations qui ne font que compliquer le problème. Les couleurs vives de certains objets peuvent aider le malade à les ramasser en les différenciant du fond.

3. Il est important de ne pas placer le lit du malade à l'autre bout du service, son «bon côté» face au mur blanc : il a déjà suffisamment de problèmes sensoriels qu'il y a lieu de ne pas aggraver en négligeant la position de son lit.
4. La personnification du membre affecté par l'équipe ou les parents, qui peuvent donner au membre inutile un nom et donc une identité séparée, est à éviter. Pour que la rééducation réussisse, le malade doit être considéré comme un tout; tout ce qui éloigne le malade de ses membres paralysés doit être évité.
5. L'équipement vidéo peut être très utile à certains malades qui, de cette manière, peuvent voir leurs difficultés plus clairement. Toutefois, il faut faire attention avant de faire voir au malade sa propre image de cette manière, car certains peuvent trouver l'expérience trop éprouvante. Les miroirs sont moins chers et plus couramment utilisés, mais l'image renvoyée par le miroir peut être déroutante et ne pas convenir à tous les malades. Ceux qui souffrent de problèmes de perception visuelle ou d'une désorientation sévère peuvent trouver cela inutile. Le malade âgé et perdu peut être complètement dérouté et ne pas faire du tout la relation entre l'image du miroir et lui-même (Atkinson, 1986).

Conseils pratiques

1. Les malades qui ne savent plus ce que signifie en haut, en bas, à droite, à gauche, auront certainement besoin d'aide pour leur toilette. Montrez le bras gauche et faites en sorte que le malade prenne l'habitude de mettre ce bras-là en premier dans la manche. Le malade qui a des difficultés à trouver la manche gauche ou le haut de la chemise peut avoir besoin d'indications utiles telles que les étiquettes se trouvant toujours en haut ou une marque spéciale sur la manche gauche.
2. Le malade peut être installé de manière à voir la partie affectée et y avoir l'attention attirée fréquemment.
3. Il peut être utile de faire fonctionner la région affectée en simulant des activités normales.

4. Si le malade accepte qu'une position anormale soit normale, il faut le lui faire remarquer et le lui expliquer.
5. Si le malade a, par exemple, une agnosie visuelle, il sera incapable de voir ou de percevoir des choses de son mauvais côté; placer sa table de chevet de ce côté-là l'encouragera à se retourner pour l'atteindre.
6. Si un malade ne peut effectuer une tâche à cause de son apraxie, essayez une autre approche. En divisant les instructions en petites étapes, en répétant souvent, en pratiquant et en encourageant beaucoup les petites tentatives et les petits succès, on peut arriver à de grandes choses.
7. Les lunettes du malade doivent être apportées à l'hôpital, utilisées et gardées propres.
8. Il peut être nécessaire de fournir des moyens mnémotechniques sous forme d'images ou de listes afin que la séquence correcte d'habillage soit toujours la même.

On peut donc faire beaucoup pour aider les malades atteints de problèmes neurologiques afin qu'ils s'habituent à ce changement de l'image du corps.

7

Les troubles de l'alimentation et l'image corporelle

Louise Woodhead, Linda Davis,
Mary Levans et Bridget Dolan

Ce chapitre va examiner en quoi consiste l'altération de l'image corporelle chez les gens qui souffrent de désordres alimentaires. Il est destiné à améliorer la compréhension de l'infirmière sur les désordres les plus courants que sont la boulimie, l'obésité et, surtout l'anorexie mentale, sur laquelle la plupart des recherches ont été menées en parallèle avec l'altération de l'image corporelle. Notre but est d'aider l'infirmière à mieux connaître la nature parfois profondément psychologique de ces maladies car, pour progresser, le malade aura besoin d'aide afin de comprendre les raisons de son dérèglement alimentaire. Toutefois, il faut se souvenir que le gain ou la perte de poids peuvent avoir des causes autres que psychologiques ; par exemple, on peut prendre du poids à cause d'un traitement aux stéroïdes et en perdre à cause d'un cancer. Nous évoquerons les résultats de certaines recherches comme, par exemple, en quoi l'altération de l'image corporelle influe sur le traitement de l'anorexie et des autres désordres alimentaires. Nous soulignerons le rôle de l'infirmière dans le cadre plus général du traitement, bien qu'insistant beaucoup sur la psychothérapie de groupe et la thérapie par les activités artistiques.

Il est important de se rendre compte que «plus de la moitié de la population féminine entre quinze et cinquante ans souffre d'une forme ou d'une autre de dérèglement alimentaire» (Orbach, 1983). Ce constat ne fait pas seulement ressortir l'importance du problème, mais il invite à s'interroger sur ce besoin qu'ont les femmes à changer la forme de leur corps. Comme les infirmières sont en majorité des femmes, il en existe dans la profession qui souffrent, souvent secrètement, d'une certaine forme de désordre alimentaire. Toutefois, précisons bien que l'anorexie mentale et la boulimie ne sont pas des problèmes exclusivement féminins : il existe aussi des hommes qui en souffrent, et leur nombre ne cesse d'augmenter. Enfin, la discussion va porter sur les attitudes et les réponses qu'apportera l'infirmière à ces malades.

L'ANOREXIE MENTALE

L'anorexie mentale débute souvent à l'adolescence, que ce soit pendant ou quelques années après la puberté. Elle se caractérise par une perte de poids importante imposée par la malade, une aménorrhée (souvent secondaire), une terreur d'avoir un poids normal et de grossir (Russel *et al.*, 1970). Ces adolescentes souffrent aussi de troubles de l'image du corps, dont certains chercheurs disent qu'ils peuvent devenir presque délirants. La maladie est souvent accélérée par des remarques sur les formes naissantes de la jeune fille : parfois les membres de la famille font des petites blagues en disant qu'elle est devenue «un peu ronde». En eux-mêmes, ces commentaires ne provoquent pas l'anorexie, mais ils interviennent à une période où la jeune fille se sent vulnérable et souvent mal à l'aise vis-à-vis de ce corps en plein bouleversement. Elle a peut-être déjà vécu sa première expérience sexuelle à laquelle elle était mal préparée et, parfois, au sujet de laquelle elle se sent extrêmement coupable. Petit à petit, elle peut en conclure que, pour rétablir une forme de contrôle et d'ordre dans sa vie, elle doit perdre du poids, ce qui diminuera les commentaires sur son apparence et lui permettra de ne plus avoir à subir de nouvelles avances, aussi innocentes soient-elles.

L'anorexie mentale semble être une maladie du déni. La jeune fille anorexique essaie de renier ses propres besoins, psychologiques et physiologiques, en niant, contre toute évidence, que son corps se transforme inéluctablement pour en faire une femme. Elle peut entretenir un sentiment de fierté et de grande estime d'elle-même en reniant ses besoins fondamentaux et commencer à se sentir spéciale et plutôt supérieure face à ceux qui admettent ouvertement leurs faiblesses, particulièrement en ce qui concerne la nourriture. Ce sentiment de supériorité est souvent une expérience nouvelle pour ces jeunes filles qui, dans le passé, ont souvent manqué de confiance en elles.

Elles vont nier avec véhémence que quelque chose ne va pas et comprendre difficilement pourquoi les autres sont si inquiets à propos de leur poids. « Ne peuvent-ils pas voir que je suis énorme ? », s'exclament-elles, alors même que le contraire saute aux yeux. Elles peuvent tirer gloire du fait que les autres remarquent leur silhouette émaciée et qu'ils font des commentaires sur leur volonté quand les tentations sont si nombreuses. Une fille anorexique disait qu'elle ne se sentait heureuse que lorsqu'elle pouvait voir ses côtes.

Ce reniement de la maigreur face à la réalité objective illustre la perturbation de l'image corporelle. Avant de pouvoir y apporter un quelconque changement, il faut que cette perturbation soit reconnue par le personnel infirmier et non pas balayée par des commentaires rassurants du genre : « Mais non, vous n'êtes pas grosse », ce qui ne veut rien dire pour l'anorexique.

Pour perdre du poids ou maintenir un poids anormalement bas, la jeune fille anorexique évite la nourriture, surtout les hydrates de carbone comme les gâteaux, les pommes de terre et le pain; elle ne mange que des nourritures basses calories comme les salades, les fruits et les légumes, souvent en très petites quantités. Ces aliments semblent partagés en « bons » et en « mauvais », les hydrates de carbone étant parmi les mauvais, et particulièrement craints parce qu'ils semblent matérialiser la vulnérabilité et le manque de contrôle de l'individu. L'anorexique peut également abuser des laxatifs pour se purger de toute nourriture résiduelle, et ces malades disent combien elles se sentent nettoyées après. Un cycle de boulimie et de vomissements peut s'installer. Les vomissements ont lieu après des repas normaux ou après une ingestion massive d'aliments, en majorité des hydrates de carbone, pour éviter ainsi la prise de poids. Bien que faible et fatiguée, l'anorexique s'astreindra souvent à des exercices journaliers, courant, nageant ou pédalant pendant des kilomètres. La suppression de ses besoins fondamentaux de repos et de nourriture semble renforcer la fragile estime qu'elle a d'elle-même.

S'ajoutent à cela des problèmes de sommeil : des réveils entre 3 et 5 heures du matin, une incapacité à se rendormir. Les rêves sont souvent le reflet d'un mauvais état nutritionnel, et la nourriture en est leur préoccupation dominante. Parfois, la malade peut se réveiller agitée au sortir d'un rêve au cours duquel elle se serait laissée aller à profiter d'un bon repas. Le sommeil est souvent le seul moment de relâchement sur le strict contrôle qu'elle exerce sur son désir de nourriture. Au fur et à mesure que l'état nutritionnel de la malade s'améliore, les problèmes de sommeil se résolvent d'eux-mêmes.

Malheureusement, si la situation perdure, la jeune fille anorexique s'isole de plus en plus de ses amies et de sa famille. Perdant intérêt pour les passe-temps et les activités qu'elle aimait, elle mène plutôt une vie secrète, passant son temps à éviter la nourriture et à se préoccuper de son poids. Finalement, à cette augmentation de l'estime de soi, ce sens du pouvoir et du contrôle issus du comportement déjà écrit, se substitue un sentiment de désespoir, de vide (physiologique et psychologique). Cela peut être le moment où la personne commence à vouloir changer mais, parce qu'elle est seule, il lui est difficile d'admettre ses besoins sans ressentir un extrême sentiment de culpabilité.

Bien qu'elle refuse la nourriture, la jeune fille anorexique aime et prend grand plaisir à voir les autres manger. Il ne s'agit pas d'un plaisir égoïste pour recevoir l'approbation des autres, mais plutôt d'un autre moyen de se sentir plus forte dans sa résolution de ne pas manger. Dans le passé, la fille anorexique a eu des difficultés à affirmer sa personnalité; on peut donc considérer ce comportement comme un moyen maladroit d'affirmer sa différence et son indépendance. Toutefois, il est évident que ce comportement est, au bout du compte, un moyen auto-destructeur d'établir son individualité. L'un des buts majeurs du traitement est de l'aider à l'exprimer d'une manière plus constructive et plus gratifiante.

Un grand nombre de jeunes filles anorexiques pensent que si elles se développent normalement, en gagnant du poids, leur famille ne les aimera pas, qu'elles deviendront comme les autres, perdant leur particularité ainsi que l'attention dont elles étaient l'objet à cause de leur maigreur. Elles croient que leur seule qualité est leur décision de ne pas manger et le contrôle, la détermination que cela suppose. Le poids et les formes sont associées à l'âge adulte; les jeunes filles anorexiques croient que les adultes sont rejetés s'ils expriment leur besoin d'amour et de sécurité. Cette perception erronée des choses renforce leur comportement infantile de dépendance. Elles considèrent l'âge adulte comme un état où on ne doit compter que sur soi et pour lequel elles pensent, à juste titre, être mal préparées, ayant des difficultés à concevoir que des adultes aient aussi des sentiments d'insécurité et de doute sur eux-mêmes. Une partie extrêmement importante du traitement consiste à permettre à la jeune fille anorexique de voir que ses besoins sont dignes d'intérêt et arriver à ce qu'elle les accepte sans honte, ni peur du rejet.

LA BOULIMIE

Les femmes souffrant de boulimie décrivent souvent une période de leur adolescence qui remplit les critères diagnostiques de l'anorexie. Elles sont différentes des anorexiques dans le sens où elles sont souvent plus âgées, c'est-à-dire entre vingt et trente ans. Elles ont un poids normal ou légèrement plus élevé, et elles en sont souvent très mécontentes. Comme chez les anorexiques, il y a chez elles une tendance à surestimer le volume de leur corps, surtout au niveau du buste, de la taille et des hanches. Elles ressentent souvent un sentiment de dégoût d'elles-mêmes, qui est à l'origine d'une profonde détresse.

Les femmes boulimiques sont poussées par un besoin puissant de manger, surtout des nourritures riches en hydrates de carbone dont elles s'abtiendraient normalement. Elles évitent le gain de poids qu'engendrent ces aliments en se faisant vomir ou en abusant de laxatifs, et souvent en utilisant les deux méthodes. Elles décrivent une peur morbide de grossir. Une fois encore, comme dans l'anorexie, ce désordre alimentaire est une manière symbolique d'activer et de représenter une détresse psychologique ; ce n'est que lorsque le désordre alimentaire est contrôlé par traitement, lequel s'appuie sur la motivation de changement de la malade, que l'on peut s'attaquer aux troubles émotionnels.

Ces jeunes femmes sont souvent des personnes cultivées et intelligentes. Elles donnent l'impression de mener une vie bien ordonnée et contrôlée qui est souvent à l'opposé de la manière dont elles la perçoivent. Le chaos émotionnel qu'elles vivent se reflète dans leurs habitudes alimentaires perturbées, car souvent elles ne mangent pas de la journée, dans l'intention de se faire un « bon gueuleton » le soir. Celui-ci est un événement secret : la personne se sont honteuse de son comportement, mais elle est incapable de le contrôler. Elle achète de grandes quantités d'aliments à forte teneur en hydrates de carbone — comme des biscuits, des gâteaux et du pain (la valeur calorique de cette nourriture peut atteindre 20 000 calories par jour) —, avale tout pour ensuite se faire vomir.

Après cette expérience frénétique, la femme peut paniquer à l'idée de la quantité avalée et du poids qu'elle va gagner si elle permet à son corps d'absorber la nourriture consommée. Elle ressent un profond sentiment de dégoût et de culpabilité pour s'être goinfrée et fait vomir, mais elle ressent également un soulagement d'avoir « pu manger son gâteau » sans prendre de poids. Après une période de frénésie alimentaire, ces femmes s'abstiennent souvent, suppriment tous les aliments, et évitent particulièrement les hydrates de carbone. Ce comportement a souvent un pouvoir toxicomanogène, car la crise est suivie d'une période de calme et de relaxation. L'ingestion frénétique de nourriture puis sa régurgitation semble encourager une perte d'énergie qui permet à l'individu de se détendre et d'arriver à une sorte de paix de l'esprit.

Comme dans le cas de l'anorexie, il faut considérer la boulimie comme un symptôme de profonde détresse émotionnelle.

Les femmes qui souffrent de boulimie se décrivent souvent comme « vides », comme n'ayant « aucune identité » ou aucun sentiment d'individualité. Elles ont développé une image extrêmement négative d'elles-mêmes. Cette haine d'elles-mêmes se focalise sur leur corps. Ces femmes disent souvent qu'elles se sentent submergées par leurs propres besoins émotionnels d'amour, de sécurité et de sentiment d'identité dont elles craignent qu'ils ne soient jamais satisfaits. Même temporairement, ces excès alimentaires remplissent métaphoriquement leur vide intérieur (psychologiquement et physiologiquement). La réponse au stress ou au manque de confiance consiste à se tourner vers la nourriture et le confort qu'elle procure. Cependant, cette relation avec la nourriture est extrêmement ambivalente. Les désirs et les besoins pour lesquels ces femmes utilisent la nourriture ne sont pas satisfaits, car ce ne sont pas des besoins d'origine physique.

Elles vivent leur corps de la même manière qu'elles vivent leurs émotions, qu'elles trouvent exagérées et dévorantes. Elles se sentent coupables de leur taille, bien qu'étant souvent normales, et essaient de la réduire en ne mangeant rien entre les crises. De nombreuses femmes décrivent les vomissements après la crise alimentaire comme un moyen de se débarraser du « mal » qui les ronge. C'est aussi une expression de colère intense envers elles-mêmes ou, inconsciemment, envers un proche. Les femmes décrivent aussi les vomissements comme une punition pour la satifaction qu'elles ont eu durant la crise. Elles croient souvent qu'elles ne sont pas dignes d'avoir du plaisir et qu'elles doivent payer le prix pour la forme de réconfort qu'elles ont pu en tirer. Il arrive qu'elles incluent les diurétiques ou les laxatifs dans ce régime bizarre : ces derniers ont également pour effet de les purifier après leurs excès. Petit à petit, la vie de la boulimique va de plus en plus tourner autour de ses habitudes alimentaires chaotiques. Tous les domaines de sa vie en seront affectés; elle deviendra solitaire et fera le vide autour d'elle, cherchant parfois activement cette solitude pour pouvoir se concentrer sur son comportement rituel.

LES PERTURBATIONS DE L'IMAGE CORPORELLE CHEZ LES OBÈSES

On pourrait s'attendre à ce que tous les obèses aient des sentiments de dépréciation quant à leur condition; or quelques-uns arrivent à y échapper sans trop de dégâts. Chez ceux qui ont certains troubles, il semble que trois facteurs aient une grande influence.

Premièrement, l'âge auquel est survenue l'obésité; on observe souvent les troubles les plus importants de l'image corporelle chez ceux qui sont devenus obèses durant leurs enfance ou leur adolescence, cette dernière étant la période où l'obésité a le plus de risques de s'installer. Deuxièmement, les gens qui ont des perturbations de l'image corporelle et qui ont aussi d'autres problèmes émotionnels semblent se focaliser sur leur poids, considérant que ce dernier est au centre de tous leurs problèmes émotionnels. Troisièmement, une personne obèse a plus de risques de développer une attitude négative face à son apparence si celle-ci fait l'objet de critiques provenant des parents, du conjoint, des enfants, etc. Elle peut se haïr et se dégoûter, ce qui n'améliore pas les choses. Toutefois, un enfant élevé dans une famille où être gros est une qualité et un signe de force et de santé pourra échapper aux perturbations de l'image corporelle. Bien qu'il y ait des fluctuations à court terme dans l'intensité des sentiments sur l'image du corps en fonction des événements de la vie, les troubles de l'image du corps persistent avec peu de changements sur de longues périodes.

Comme dans le cas de l'anorexie, l'altération du poids semble avoir peu d'effets sur les perceptions du corps. Ni l'importance de la diminution de poids ni sa durée ne semblent avoir un effet significatif sur les troubles de l'image du corps. Comme dans les autres troubles alimentaires, les problèmes psychologiques sous-jacents doivent être exprimés avant qu'un changement durable ne puisse se produire. Stunkardo & Mendelson (1967) déclarent : « Sur cinq personnes souffrant de ce trouble et qui ont bénéficié d'une manière significative d'une psychothérapie à long terme, il y a eu une amélioration concomitante des perturbations de l'image corporelle qui a parfois persisté pendant six ans. »

Encore une fois, comme dans le cas des autres désordres alimentaires, la personne se préoccupe de son apparence, de son poids et de la nourriture, mais le poids reste la préoccupation majeure. Stunkardo & Mendelson poursuivent en disant : « Que la personne soit douée, riche ou intelligente ne fait aucune différence; son poids est sa préoccupation majeure et elle voit le monde en termes de kilos. » À cause d'un manque d'identité et d'estime d'elle-même, la personne obèse a souvent des problèmes dans ses relations avec les autres, particulièrement avec le sexe opposé, des problèmes qu'elle mettra sur le compte de son obésité alors qu'ils peuvent résulter de l'image déformée qu'elle a de son corps et des idées négatives qu'elle a d'elle-même.

L'obésité peut parfois être vécue comme un écran protecteur destiné à défendre l'individu contre des situations stressantes. Elle peut aussi servir de prétexte pour ne pas se mettre dans des situations embarrassantes, telles que : « Je ne suis pas allé à la soirée parce que je suis trop gros et que les gens se moqueraient de moi », au lieu de dire : « Je ne suis pas allé à la soirée parce que j'ai des difficultés à parler aux autres, surtout ceux du sexe opposé. » L'obésité est considérée comme le principal problème dont sont issues les difficultés de communication ou d'affirmation de soi. Bien que l'obésité puisse, d'une manière maladroite, servir de refuge, elle peut également mener à des sentiments d'isolement et de solitude qui ne font rien pour améliorer l'estime et la confiance en soi. Il est vital que l'infirmière soit consciente de ses propres idées préconçues et stéréotypées sur l'obésité. Elle doit pouvoir aller au-delà de la taille et les formes.

LES ÉTUDES EMPIRIQUES SUR LES PERTURBATIONS DE L'IMAGE CORPORELLE

L'image du corps a été décrite par Schilder (1935) comme « - l'image que nous formons dans notre esprit de notre propre corps, c'est-à-dire la façon dont notre corps nous apparaît à nous-mêmes ». Bruch (1973) est le premier à avoir reconnu les perturbations de l'image corporelle comme la principale caractéristique de l'anorexie mentale et a déclaré qu'ils pouvaient atteindre des « proportions délirantes ». Les perturbations de l'image corporelle, montrés par l'anorexique, sont soit un manque d'intérêt soit un rejet de son état de maigreur.

Le concept de l'image du corps a deux aspects qui ont un lien entre eux : d'abord la déformation dans la perception du corps, c'est-à-dire le degré auquel une anorexique ne peut plus estimer objectivement sa taille et, deuxièmement, les composantes cognitives et affectives de l'image de soi, c'est-à-dire les sentiments envers son propre corps et les attitudes et les valeurs fortes en émotions qu'un individu développe par rapport à son propre corps. Des approches expérimentales ont été faites pour étudier à la fois les aspects cognitifs et perceptifs de l'image du corps chez les femmes ayant des désordres alimentaires.

Les perceptions déformées

La déformation de la perception de l'image corporelle a été mesurée à l'aide de trois techniques : le marquage par l'image, les miroirs déformants et l'estimation du volume du corps. Dans la technique de marquage par l'image, la personne est face à une feuille de papier fixée à un mur, on lui demande d'imaginer qu'elle est en face d'une glace et de marquer au crayon où elle « voit » les points qui correspondent à des régions spécifiques du corps (Askevold, 1975). On compare alors les marques aux véritables dimensions du corps. Cette technique montre une perception exagérée du corps chez les anorexiques par rapport aux femmes normales (c'est-à-dire n'ayant pas de problèmes alimentaires) plus âgées (Russel *et al.*, 1975; Wingate & Christie, 1978), mais on observe une identité d'appréciation entre les anorexiques et les malades internées en psychiatrie et de la même classe d'âge (Touyz *et al.*, 1985).

La technique de l'image déformée (Houn & Brown, 1986) utilise des photographies, une image réfléchie ou des images vidéo de la malade, que l'on peut déformer horizontalement jusqu'à les rendre 20 % plus maigres ou plus grosses qu'en réalité : on demande à la malade de dire quand elle voit sa propre image. Cette méthode évalue les jugements portés sur le corps entier et non sur des endroits spécifiques. Elle a montré que, dans l'ensemble, les anorexiques surestiment la taille de leur corps alors que les femmes normales de l'échantillon la sous-estiment. Cependant, on a noté (Glucksman & Hirsch, 1969) que seulement 57 % des anorexiques se surestiment exagérément avec cette méthode. Ce groupe tend à être celui des anorexiques les plus anxieuses et les plus déprimées qui montrent l'insatisfaction la plus forte de l'image de leur corps sur une échelle de mesures d'attitudes de satisfaction corporelle. Les techniques d'estimation de la taille du corps ont aussi été utilisées pour étudier des malades ayant des désordres alimentaires. Elles consistent à demander à la malade d'écarter deux barres lumineuses jusqu'à ce que la distance qui les sépare représente la dimension de régions spécifiques du corps (Strober *et al.*, 1979). On a montré que les jeunes filles anorexiques surestiment plus les dimensions du visage, de la poitrine, de la taille et des hanches que les femmes normales de l'échantillon témoin (Garner & Garfinkel, 1982; Russell *et al.*, 1975). On a aussi observé que les perceptions exagérées des malades anorexiques augmentent dans toutes les dimensions après un repas riche en hydrates de carbone (Dolan *et al.*, non publié). Cependant, des groupes témoins de la même tranche d'âge surestiment également, dans ce cas, les dimensions de leur corps (Casper *et al.*, 1979); il a été suggéré que cette surestimation pouvait avoir un lien avec l'âge, les malades les plus jeunes étant les moins précises.

Il y a peu de données disponibles sur la perception de l'image du corps chez les femmes souffrant de boulimie. Les tests d'images déformées ont montré que les boulimiques ont une perception d'elles-mêmes exagérée et qu'elles veulent être 18,5 % plus maigres qu'elles ne le sont en réalité (Willmuth *et al.*, 1985). Une étude de l'estimation de la taille du corps conduite sur cinquante malades boulimiques a montré qu'elles surestiment aussi la dimension des hanches, de la taille et de la poitrine, alors qu'elles ont une perception normale d'un objet neutre (Birtchnell *et al.*, 1985) : cependant, cette surestimation n'est pas significativement différente de celle des cinquante femmes normales du même âge (Bruch, 1962). Lorsque ces deux groupes ont été examinés par indice de poids (c'est-à-dire le poids réel/le poids moyen de la population normale multiplié par 100), on a trouvé que, pour les deux groupes, les femmes ayant un poids tournant autour de 10 % du poids normal déformaient moins leur taille que celles qui étaient nettement audessus ou en-dessous du poids normal. Un même lien a été observé chez les hommes normaux (Fries, 1977) ce qui semble suggérer que c'est le degré de déviation du poids normal par rapport à la taille qui détermine l'importance du trouble de perception plutôt que la présence ou l'absence d'un trouble alimentaire proprement dit. Les anorexiques surestimeraient donc leur taille à cause de leur maigreur extrême et non à cause du trouble alimentaire. Cependant, la différence entre les femmes « normales » et les malades se manifestent dans les aspects les plus cognitifs des attitudes et des sentiments envers le corps.

LA PERTURBATION DE L'IMAGE CORPORELLE ET LES THÉRAPIES CRÉATIVES

En quoi ces thérapies peuvent-elles bénéficier aux gens ayant une image du corps déformée à cause de leur anorexie ou de leur boulimie ? Pour mieux comprendre, il faut savoir que l'on accorde une signification beaucoup plus large au concept de déformation de l'image du corps dans le but de donner autant d'importance à l'émotion qu'à la perception, toutes deux causes de la déformation.

Le terme « thérapie créative » fait référence à l'utilisation de toutes les techniques artistiques possibles, mais surtout à l'art, au théâtre et à la musique, pour permettre aux malades d'exprimer leurs sentiments et d'explorer leurs difficultés par d'autres moyens que l'expression verbale. On peut les utiliser pour tous les problèmes d'ordre psychiatrique : toutefois, certains aspects seront importants pour des problèmes spécifiques. Les malades souffrant de troubles alimentaires symboliseront fréquemment leurs difficultés en exprimant ce qu'elles ressentent par rapport à leur corps. Les problèmes courants de l'estimation et de la prise d'indépendance peuvent être inconsciemment combattus avec leur propre corps plutôt qu'avec d'autres signifiants. L'image du corps psychologique dépend d'un certain nombre de choses, mais particulièrement des événements familiaux de la vie des personnes et de la signification symbolique qu'elles ont (ainsi que leur famille) attaché à leur corps ou, peut-être, à certaines de ses parties. Si le développement sexuel apporte avec lui des sentiments de honte ou de dégoût, il est pratiquement certain que ces malades accepteront moins facilement certaines parties de leurs corps.

L'image du corps dépend également du développement d'un sens d'identité, l'un des premiers stades à partir duquel peut se développer le concept de frontière du corps. La plupart des gens vivent cela sans y penser, mais ceux qui ont des idées déformées de leur corps peuvent se sentir moins confiants à son sujet; certains ont l'impression que, même après un repas très léger, tout leur corps s'est élargi. De nombreuses malades ont également de grandes difficultés à décrire leurs sentiments. Certaines sont si liées à leur famille qu'elles semblent à peine savoir où se trouve la frontière entre elles et leurs parents ! C'est pour cette raison que les thérapies créatives peuvent être d'un secours immense, car elles exigent des malades qu'elles jouent un rôle actif dans leur propre traitement.

Les anorexiques sont souvent des perfectionnistes. Les thérapies créatives ne mettent pas en jeu la perfection de la performance, c'est-à-dire faire un bon tableau ou bien danser; leur but est que l'individu s'exprime. C'est pour cette raison qu'elles peuvent constituer un outil appréciable pour celles qui trouvent leurs propres sentiments compliqués, intolérables et certainement imparfaits. Ces malades sont fréquemment physiquement inhibées et émotionnellement renfermées, comme en témoignent leurs mouvements en thérapie de danse, nécessitant des encouragements pour devenir plus expressifs. Par l'utilisation d'une définition plus large de la perturbation de l'image corporelle, on peut voir à quel point ces malades sont « déconnectées » de leur propre corps, de ses besoins et de leurs sentiments. Elles ne reconnaissent pas correctement leurs sensations de faim, de tristesse ou de colère, et le corps est souvent vécu comme quelque chose d'étranger et de séparé du moi réel. De plus, il est souvent monstrueusement gros.

Être « connecté » avec ses propres sensations, c'est être capable de les supporter, qu'ils soient physiques ou émotionnels. Certaines malades ne peuvent supporter des sensations nombreuses et espèrent acquérir un contrôle total sur elles-mêmes.

Un aspect important de cette thérapie consiste à ce qu'une partie de ce contrôle soit abandonnée. En thérapie théâtrale, des exercices de confiance peuvent être utilisés pour encourager les malades à abandonner un certain contrôle aux autres, ce qui n'est possible que si elles se font confiance. Par exemple, en permettant aux autres de les aider physiquement, elles peuvent se permettre de se sentir physiquement dépendantes en toute sécurité.

Les anorexiques sont terrorisées à l'idée d'être trop proches des autres ou de dépendre d'eux — elles luttent pour l'indépendance. Le mouvement et le théâtre permettent aux malades d'essayer différents types de comportements ou de réponses à des situations difficiles. Par le jeu de rôles, la peur d'être submergée (ou de submerger) peut être extériorisée et jouée. Les techniques d'évaluation encouragent le sujet à faire face seul aux difficultés, que ce soit vis-à-vis d'une famille étouffante ou lorsqu'il s'agit de demander conseil dans un magasin.

Cette perspective plus large du concept de la perturbation de l'image corporelle inclut des sentiments troublés sur sa propre identité. Les difficultés à reconnaître, puis à accepter les sentiments peuvent être extériorisées par différents moyens d'expression. L'utilisation de l'art comme forme de thérapie permet de se concentrer sur certaines questions comme «-l'espace» ou le «territoire». Tous deux sont symbolisés par l'utilisation de papier et d'autres matériaux. La boulimique couvrira souvent de grandes feuilles de papier et laissera peu de blancs dans ses peintures, à l'image — d'après un certain nombre de malades — de ce qu'elle ressent lors d'une crise. Cependant, ce type de crise est potentiellement beaucoup plus utile que celle qui laisse un sentiment de dégoût, de culpabilité et de honte. La peinture donne aux malades la chance d'explorer les sentiments qui se cachent derrière le besoin frénétique de manger, besoin qui peut émerger pendant l'activité de peinture : ce sera par exemple l'anxiété ressentie face à de grands espaces vides, comparable à leur utilisation frénétique de la nourriture pour faire face à ce sentiment de vide. La culpabilité souvent ressentie à cause de ce besoin exagéré de nourriture ou de matériaux artistiques peut parfois être en relation avec la taille que la personne croit avoir. Une malade dit : «Lorsque je sens que j'ai tant besoin des gens... je me sens absolument énorme avec ce grand vide à l'intérieur de moi.»

L'art-thérapie peut être pratiquée individuellement ou en groupe. Certains domaines sont mis en lumière quand une anorexique et une boulimique peignent ensemble. La boulimique peut éprouver des sentiments violents et les contrôle moins bien. Elle peut finir par les extérioriser sur le papier, l'anorexique contribuant avec soin et complaisamment à l'œuvre de la boulimique comme si elle n'avait pas le droit d'exister. Des questions d'affirmation de soi, de passivité et de peur par rapport aux autres, tels que, littéralement, l'espace à prendre par rapport aux autres, sont mises en lumière par cette activité.

Par des références spécifiques à l'image corporelle, certaines techniques d'art-thérapie se concentrent, par exemple, sur le dessin de la silhouette de la personne. Il se peut que la réaction de l'anorexique squelettique à cette «image miroir» sera celle de l'incrédulité ou de l'horreur quand elle constatera combien est fausse la perception qu'elle a de son corps. Il est évident qu'un état de malnutrition avancé engendre bien des déformations de la perception, mais un choc psychologique significatif se produit même en l'absence de malnutrition. Faire face à la réalité de sa taille peut être très difficile, car quand on demande à l'anorexique de remplir la silhouette d'une certaine façon c'est elle-même qu'elle définit.

Les autoportraits d'anorexiques désespérément maigres peuvent avoir l'apparence de silhouettes immenses et obèses ou de silhouettes enfantines idéalisées au milieu d'un lit de roses. Les perturbations de l'image corporelle sont donc indissociables de la manière dont on sent son propre corps. Ainsi, les malades qui se sentent grandes, maladroites et vraiment de trop chez elles peuvent espérer qu'en étant très petites, elles occuperont moins de place et que l'on voudra plus d'elles. L'image que les malades ayant des troubles alimentaires peignent d'elles-mêmes est souvent déformée — portrait d'un petit garçon ou d'une petite fille —, mais l'art-thérapie révélera souvent des sentiments que les personnes elles-mêmes ne connaissent pas. Des visages tristes ou en colère ou des dos tournés aux autres permettent aux malades de commencer à reconnaître ces sentiments dans leur propre vie.

Les thèmes suggérés par l'intermédiaire de l'art et que les malades peuvent explorer comprennent un certain nombre de concepts en relation avec la perception du corps, tels que :

«C'est moi lorsque j'ai atteint le poids que je voulais» ou «C'est moi avant et après un repas.» Ceux-ci peuvent révéler les angoisses de l'anorexique par rapport à son apparence si elle prend du poids. Pour l'anorexique, l'esprit et le corps sont souvent dissociés : l'esprit est supérieur et le corps est fondamental, et il doit être totalement contrôlé. Elle est donc incapable d'accepter des parties d'elle-même, à la fois émotionnellement et littéralement. Ainsi, le rôle des thérapies créatives est aussi d'encourager la malade à prendre conscience des endroits de son corps qu'elle n'arrive pas à accepter et de découvrir des moyens lui permettant d'accepter à la fois ses émotions et son corps.

Les problèmes d'identité par rapport aux parents sont courants. Ces malades auront souvent vécu le monde au travers de celui de leur famille, avec des choses qui leur auront été imposées comme l'aura été leur identité. Toutes les adolescentes ont besoin de se définir elles-mêmes, mais ce ne fut pas le cas pour ces malades, car elles se sentent impuissantes, sauf dans un domaine : le contrôle de leur propre corps qui apparaît comme l'acte final dans un effort désespéré de recherche d'indépendance.

Dans l'art-thérapie, la malade doit décider comment utiliser une feuille de papier blanc. En thérapie théâtrale ou musicale, elle doit trouver ses propres moyens d'expression, que personne ne va définir à sa place. Lorsqu'elle décrit ce que l'art signifie pour elle, elle apprend en fait à se définir elle-même. La complaisance passive montrée par de nombreuses anorexiques doit être compensée par une activité qui exige sa participation. L'art-thérapie permet de se diriger soi-même autant que d'expérimenter des sentiments auparavant interdits. Les malades ayant des désordres alimentaires font souvent très attention, dans leur œuvre, à peindre les frontières de leur corps, comme si leurs difficultés à être un individu séparé s'exprimaient dans ce souci du contour (souvent en peignant et repeignant la même chose). Aussi l'observateur aura-t-il une compréhension claire de l'insécurité ressentie quand il faut accepter les véritables limites de son corps. Il ne faudrait pas terminer cet exposé sans insister sur le fait que le concept de la perturbation de l'image corporelle doit aller au-delà de la simple erreur d'appréciation de la taille. Ce sentiment confus d'identité, ce sens extrême d'impuissance et le sentiment de ne pas avoir la possibilité d'influer sur les choses qui sont autour de soi n'ont pas seulement de relation avec les perceptions déformées de la taille physique, mais sont presque l'expression d'un refus d'exister !

LE RÔLE DE L'INFIRMIÈRE

Les femmes se persuadent facilement qu'en changeant leur apparence elles auront l'impression d'avoir réalisé quelque chose, d'appartenir à quelque chose. Elles semblent accepter volontiers de sacrifier leur santé physique en échange de l'acceptation et de l'approbation de la société. Il est nécessaire pour l'infirmière d'être consciente de ces processus chez elle-même et chez ses malades, de façon à pouvoir les comprendre. Ne pas correspondre aux normes en vigueur c'est souvent se sentir inadéquat, sans valeur et seul. Cependant, ce serait être simpliste que de voir dans cette impossibilité à répondre aux critères la raison de l'apparition de ces problèmes alimentaires. Il existe des désordres complexes qui nécessitent des explications plus subtiles. «L'anorexie mentale est un désordre beaucoup plus complexe que d'entreprendre un simple régime. Ces jeunes filles interprètent très mal leur fonctionnement biologique et leur rôle social, et essaient de corriger cela en changeant la taille de leur corps. Elles interprètent les modes, veulent maigrir d'une façon exagérée. Elles croient sincèrement qu'elles peuvent être respectées et reconnues d'une manière très spéciale grâce à leur maigreur excessive» (Bruch, 1971).

Dans la boulimie, il y a peu de signes extérieurs du chaos émotionnel intérieur; les femmes boulimiques réussissent professionnellement et semblent socialement intégrées, donnant l'apparence d'être confiantes, d'avoir de l'assurance. Toutefois, pour maintenir cette apparence, elles croient qu'elles ont besoin de supprimer leurs propres besoins psychologiques, ce qui conduit alors à une absence d'existence du moi et à un manque d'identité. Elles peuvent souvent se sentir isolées, frustrées et vides à l'intérieur. Elles font tout ce qu'elles peuvent pour se mouler dans une image acceptable par la famille et la société. Un excès alimentaire après une période d'abstinence peut remplir temporairement ce sentiment de vide personnel, mis à part les sentiments de dégoût et de culpabilité qui accompagnant un tel comportement, entraînent les vomissements.

L'infirmière doit essayer de comprendre la nature symbolique de cette activité et son lien avec l'état mental de la malade de manière à aider celle-ci à se comprendre. Elle joue aussi un rôle éducatif, car souvent les anorexiques et les boulimiques ont peu de connaissances pratiques sur les besoins nutritionnels leur permettant de maintenir et de contrôler leur poids.

L'obésité, comme l'anorexie mentale, est visible par tous; il s'agit d'une expression extérieure du moi profond. De plus, les obèses comme les anorexiques décrivent leur apparence extérieure comme une forme de bouclier ou de protection face aux multiples pressions, qu'elles soient d'ordre sexuel ou, plus largement, d'ordre social. Dans les deux cas, si l'infirmière est amenée à leur demander comment elles se voient en tant qu'individus, la réponse sera souvent centrée autour de la taille et de la forme du corps. Dans ces conditions, le corps est utilisé pour exprimer une détresse psychologique d'une manière non verbale. Le rôle de l'infirmière est de développer des relations de confiance avec sa malade et de faciliter l'introspection sur ces problèmes, en discutant ouvertement et sans parti pris des questions que la malade considère comme utiles. Souvent les discussions sur ces sujets diminuent l'obsession de la taille et du poids.

En tant que membre clé de l'équipe multidisciplinaire, l'infirmière est très utile dans le traitement et les soins des malades souffrant d'une forme importante de désordre alimentaire. Elle doit intervenir dans le domaine de la planification du régime alimentaire, car elle a beaucoup de contacts avec les malades durant leur séjour à l'hôpital. Elle prend part à de nombreux aspects des soins, dont certaines ne font pas partie de ses attributions, y compris la thérapie familiale et la supervision de la thérapie individuelle. Il ne sert à rien d'essayer d'améliorer les troubles de l'image du corps de manière isolée; l'approche doit être globale : il faut traiter les malades dans leur entier en leur permettant de prendre une part active à leur propre traitement.

Soin des malades à l'hôpital

Avant d'expliquer les soins dispensés par l'infirmière durant le séjour d'un malade à l'hôpital, rappelons que les rôles d'une équipe multidisciplinaire sont souvent mal définis — l'expérience est partagée entre les différentes disciplines. Au fur et à mesure de la progression du traitement, la malade a de moins en moins peur de maintenir son poids, voire d'en gagner, et se préoccupe à la place de problèmes de sexualité, de relations avec les autres, de sentiments d'inutilité et de dépression. L'infirmière doit utiliser ses connaissances et son expérience pour suggérer un lien entre ces sentiments et la façon dont les malades perçoivent leur corps. Le programme de traitement suivant a été conçu en 1960 par le professeur A.H. Crisp, spécialiste international du traitement des malades anorexiques.

Programme de traitement de l'anorexie mentale

Ce programme peut être divisé en trois principaux domaines : réalimentation, psychothérapie (en petits groupes, en groupes plus importants et en thérapies individuelles) et éducation. L'infirmière peut être un agent actif dans les trois domaines. Elle doit développer une relation thérapeutique qui sera maintenue tout au long du séjour de la malade. Cette relation passera par de nombreux stades. Au début, l'infirmière pourra trouver que la malade est extrêmement dépendante, demandant continuellement d'être rassurée et essayant toujours de savoir à quel point l'infirmière est sincère. Au fur et à mesure de la progression du traitement, la malade acquerra une certaine sérénité, ce qui lui permettra d'exprimer ses propres idées et sa personnalité sans avoir peur de la punition. Elle va tester ses limites en mettant souvent en cause l'autorité du personnel et les règles établies. Ce nouveau sens de la rébellion doit être reconnu et considéré comme un signe de bonne santé. Il reflète la situation de l'adolescence dans la famille quand la jeune fille pense que les autres sont suffisamment soudés pour faire face à ses mises en questions. L'équipe doit essayer de ne pas paraître trop sur la défensive et doit traiter les demandes avec respect. Si la malade, qui est encore extrêmement vulnérable, perçoit de la désapprobation, il se peut qu'elle se replie à nouveau sur elle-même.

Le séjour de la malade à l'hôpital se compose de deux phases : la phase précédent l'acquisition du poids souhaité et la phase ultérieure. La durée de la première phase est évidemment fonction du poids lors de l'admission, mais la seconde dure habituellement entre six et huit semaines. Le programme est structuré pour satisfaire les besoins particuliers de la malade aux différentes étapes de son séjour. Au début, le personnel voudra développer une dépendance et une acceptation du programme mais, au fur et à mesure du déroulement du traitement, il y aura un retrait progressif de ce soutien pour permettre à la malade de se prendre de plus en plus en charge.

Réalimentation

La malade est amenée dans sa propre chambre où elle restera jusqu'à ce qu'elle ait atteint le poids souhaité. Les repas lui sont servis par le personnel infirmier, et on attend d'elle qu'elle mange tout ce qui lui est prescrit. L'apport calorique journalier sera élevé, environ 3 000 calories, pour qu'il y ait gain de poids : il sera réduit une fois atteint le poids souhaité.

Le poids souhaité est calculé en fonction de la taille du malade, de l'âge où l'anorexie a commencé et du sexe. Si le désordre est apparu alors que la malade était très jeune, il faudra choisir l'âge actuel ou un âge intermédiaire. L'anorexie mentale tend à ralentir la maturation psychologique, si bien qu'un poids reflétant l'âge psychologique de la malade est ressenti comme plus acceptable par celle-ci. Cependant, en réalité, tout gain de poids est considéré avec peur et appréhension. Il est important qu'une fois installé, le poids souhaité ne change pas. L'équipe, et particulièrement les infirmières parce que ce sont elles qui ont le plus de contacts avec la malade, seront tentées d'accepter des modifications mineures du poids souhaité, mais il est nécessaire de rester ferme lorsque la malade demande à le diminuer; l'accepter serait se rendre complice de son attitude anorexique. La malade perdrait également sa foi et la confiance dans le jugement de l'équipe si elle sentait qu'elle peut remettre en cause leurs décisions.

Le succès du traitement repose sur le niveau de motivation de la malade à changer son comportement auto-destructeur et à découvrir les conflits sous-jacents. L'équipe soignante comme la malade doivent savoir que le gain de poids ne suffit pas à rendre la santé. Si des problèmes psychologiques restent en suspens au moment de la sortie, la malade retournera tout simplement à sa situation anorexique d'avant le traitement. Birtchnell *et al.* (1985) disent : « Nous espérons créer un lieu de discussions permettant d'examiner les difficultés sous-jacentes afin qu'il arrive de moins en moins que les conflits se déplacent sur les problèmes de poids. » Les infirmières doivent accepter que tout ce qu'elles peuvent faire c'est encourager au changement et non créer la motivation nécessaire à ce changement. Elles peuvent se sentir tristes et frustrées à cette idée lorsque les malades ne répondent pas au traitement, même si elles reprennent du poids.

Psychothérapie

Au fur et à mesure de la progression du traitement et qu'approche la fin du séjour à l'hôpital, la malade passe souvent beaucoup de temps à réfléchir sur son expérience. Elle peut avoir besoin de l'aide de l'équipe pour garder en mémoire les étapes à travers lesquelles elle est passée afin d'en comprendre le fonctionnement. Les buts du traitement peuvent être à court, moyen et long terme. Souvent il apparaît nécessaire, au départ, d'apporter des soins physiques. L'anorexie peut être fatale; lorsque le poids est très faible, la priorité absolue est évidemment de sauver la vie et de mettre en place un programme de réalimentation. Tout travail psychothérapique à ce stade serait inutile.

Au fur et à mesure que la malade reprend du poids, il y a un réveil progressif de sa personnalité. C'est une période effrayante; toutes ses émotions sont chaotiques, contradictoires et, ce qui est peut-être le plus important, hors de son contrôle. En réponse à ces émotions, la perception qu'elle a de son corps change : au lieu de voir une forme maigre elle se voit horriblement difforme. Des expériences émotionnelles intenses tendent à avoir un effet direct sur l'image de son corps. Ces domaines d'inquiétude peuvent être partagés avec l'équipe et d'autres malades, particulièrement au sein d'un petit groupe. Pour ajouter à ses problèmes, c'est à ce moment-là qu'elle commence à se développer sexuellement; en-dessous d'environ 45 kilos, les gonadotrophines (hormones sexuelles) sont inactives mais, au fur et à mesure que le poids augmente, elles recommencent à influer sur la forme du corps : les seins grossissent, les hanches et l'abdomen s'arrondissent. La malade croira attirer les regards et se sentira très consciente d'elle-même, laide et inacceptable pour les autres. Les vêtements qu'elle choisira de porter seront larges afin de couvrir ses formes naissantes. Son humeur sera changeante, dominée par la tristesse. Souvent la malade ne sait pas d'où viennent ces sentiments. La peur de reprendre du poids sans pouvoir l'arrêter est immense à ce stade, car le poids est considéré comme la cause de ces émotions confuses et non désirées. Ils sont loin les jours où elle était heureuse et protégée de l'incertitude et du doute...

L'infirmière doit essayer d'examiner avec la malade le lien entre ses émotions et la manière dont elle perçoit son corps. Si la malade se sent en confiance, elle pourra discuter de ses sentiments ambivalents vis-à-vis de la prise de poids : désirer vivement rester dans le monde contrôlé et prévisible de l'anorexie — ce qui affectera souvent son implication et sa coopération dans le traitement —, commencer à laisser des quantités apparemment insignifiantes de nourriture, surtout les hydrates de carbones — pour se prouver à elle-même qu'elle a regagné un certain contrôle à une période qui lui paraît chaotique. L'infirmière ne doit pas passer à côté de cette occasion de souligner ce comportement et d'en discuter les implications et la signification en conseillant ou en prêtant une oreille attentive. Au début, la malade peut être sur la défensive mais, avec le temps, elle se sentira souvent soulagée que l'infirmière ait remarqué ses difficultés.

Le traitement offre de nombreuses possibilités à la malade d'exprimer ce qu'elle ressent et de comparer ses expériences avec celles des autres. En effet, la thérapie en petits groupes est particulièrement conseillée. C'est là que les malades (jusqu'à dix) se réunissent une heure par semaine à des horaires fixes. Les thérapeutes facilitent l'implication et interprètent les silences, les divisions, l'apparition de boucs-émissaires, etc. qui se produisent au sein du groupe. La malade anorexiques est encouragée à participer à ces groupes une fois qu'elle a atteint le poids précédemment mentionné (environ 45 kilos); en-dessous, elle est souvent incapable de se concentrer sur ses problèmes psychologiques et ne se préoccupe que des questions alimentaires. Il arrive que le rôle adopté par la malade anorexique dans le groupe soit le reflet de celui qu'elle adopte au sein de la famille. Les informations qu'elle reçoit et les retours qui se font durant les séances en groupe, particulièrement de ses camarades, ont souvent de grandes répercussions sur son attitude. Tout au long du programme de soins elle continuera à assister à ces séances. Une fois atteint le poids souhaité et après avoir intégré le service principal, elle deviendra souvent un membre plus actif du groupe.

La thérapie familiale est également une forme extrêmement importante de traitement. Souvent la malade vivait dans sa famille avant l'admission, et cela avait des répercussions sur le foyer. La thérapie est utile pour aider chaque membre de la famille à exprimer ce qu'il ressent, ce qui est souvent difficile avant le traitement. Il est crucial que la famille ait l'occasion de discuter des conséquences de la présence d'un membre anorexique parmi eux et de la manière dont leur attitude peut inconsciemment influer sur le maintien du comportement anorexique.

L'éducation

L'éducation est un élément important de la dernière partie du programme. L'infirmière est un modèle que la malade utilise pour estimer ses propres progrès. Elle aidera la malade à apprendre comment maintenir son poids et faire face aux anxiétés associées au poids souhaité. La malade est fortement encouragée à prendre part à des activités qu'en temps normal elle éviterait, telles qu'acheter des vêtements, préparer ses repas ou manger avec les autres. Elle reprend la responsabilité de choisir ses propres repas afin de pouvoir progressivement connaître ses propres besoins. Souvent, elle ne mange plus normalement depuis des années, et c'était sa mère qui, avant, décidait de la quantité qu'elle devait avaler.

Au fur et à mesure de la progression du traitement, le programme va s'assouplir et la malade aura plus de temps libre. Elle trouvera souvent ces moments non structurés difficiles à gérer, car elle ne sait pas ce qu'elle aimerait faire. Avant, elle passait son temps à rencontrer les autres et à s'adapter à leurs besoins, mais à présent on l'encourage à répondre aux siens, ce qui peut la désorienter au début, car elle croit qu'elle ne le mérite pas. Elle se décrit comme ne sachant pas ce qu'elle aime, ce qu'elle hait ou ce qu'elle croit; il est donc plus facile d'adapter son comportement à celui des autres.

Il s'agit d'une étape cruciale du traitement, car la malade découvre sa propre identité. Plus elle a confiance en elle, et moins elle aura tendance à faire une fixation sur la forme et la taille comme moyens de faire face à des problèmes psychologiques.

Rogers (1966) croit que « la thérapie est nécessaire lorsque la malade se sent incapable d'exprimer son moi réel à elle-même ou aux autres ». La malade anorexique ne se sent pas digne d'une identité séparée, sauf à changer ses besoins pour se connaître et être autonome. Il faut orienter la thérapie sur la conscience des impulsions, des sentiments et des besoins qui viennent d'elle-même. La malade suit donc le chemin de la découverte d'elle-même qui, il faut l'espérer, mènera à une existence indépendante. Cependant, il est important de se rappeler qu'une aide psychiatrique éclairée aura fait partie de son traitement à l'hôpital, qu'il conviendra éventuellement de poursuivre.

LA CONTRIBUTION DE L'INFIRMIÈRE DANS LE TRAITEMENT DE LA BOULIMIE

Comme dans le cas de l'anorexie mentale, l'infirmière a un rôle particulièrement important dans le traitement et les soins à donner à la malade boulimique. Il se peut que celle-ci ait un passé d'anorexie mentale. Bien qu'ayant un poids plutôt normal lorsqu'elle cherche de l'aide, elle se préoccupe la forme de son corps et a extrêmement peur de devenir obèse. Ce poids est maintenu en mangeant irrégulièrement, ce qui instaure des habitudes alimentaires chaotiques et ritualisées. Ce comportement a finalement des répercussions sur tous les aspects de sa vie : son travail, sa vie sociale et sa santé en sont sérieusement affectés.

À l'instar de l'anorexie, ce désordre alimentaire peut être vu comme la symbolisation psychologique d'une détresse. Durant le traitement, lorsque ce comportement s'arrête, la malade sera dépressive, triste et éprouvera de la colère. Il est inutile d'essayer de la débarrasser de ces émotions en prescrivant des médicaments; il vaut mieux que l'infirmière en détermine la raison. Elles peuvent résulter d'une honte ressentie au souvenir d'un comportement passé, mais plus souvent elles semblent liées à des expériences passées ainsi qu'à un profond dégoût de soi. De nombreuses malades boulimiques semblent avoir subi une forme de violence sexuelle, que ce soit un viol ou un inceste : traumatisées par de telles expériences, elles semblent retourner la colère et le dégoût qu'elles ressentent contre elles-mêmes. Se faire vomir est souvent décrit par les malades comme une façon de se débarrasser d'émotions effrayantes et non désirées qu'elles semblent qualifier de «mauvaises» ou «sinistres».

L'infirmière doit encourager la malade à exprimer ce qu'elle ressent afin qu'elle se libère un peu. Une fois encore, l'infirmière a un rôle éducatif important en apprenant à la malade que manger trois repas par jour réduira les risques d'excès alimentaires et lui permettra de maintenir son poids. La malade boulimique s'affame souvent entre ses crises en réduisant de manière draconienne les hydrates de carbone, ce qui induit une immense préoccupation pour la nourriture, en particulier pour les aliments qui sont rationnés.

Lorsqu'elle est admise à l'hôpital, il peut arriver que la malade soit capable de manger des repas réguliers étonnamment vite sans vomir parce que, pour elle, la nourriture est prescrite par d'autres. Manger normalement semble diminuer le sentiment de culpabilité. La peur profonde de devenir obèse est due à l'explication qu'elle donne à l'obésité, à savoir : manger normalement. Le monde de la boulimique tourne autour de la nourriture, prescrite entre les crises, et du temps passé à préparer et planifier la crise suivante. Lorsque ce comportement s'arrête, la malade a un sentiment de vide et de manque de substance. Le temps est considéré comme quelque chose d'interminable qu'il faut remplir au lieu d'en profiter pour son propre bien. Elle ne se connaît pas bien elle-même et n'a aucune idée de ses propres besoins.

Le rôle de l'infirmière est d'aider la malade à se découvrir, et non à imposer ses propres idées sur la façon dont la malade doit penser ou se comporter : la malade boulimique a souvent de gros besoins émotionnels et demandera beaucoup d'aide. Elle tirera bénéfice d'un contrat ferme et structuré auquel elle devra adhérer avant de commencer le traitement. L'infirmière et les autres membres de l'équipe multidisciplinaire doivent bien faire comprendre quels sont les buts à atteindre et être sûrs que la malade a bien compris.

Pour que les soins réussissent, il faut demander à la malade de ne pas faire d'excès, ni de se faire vomir durant le traitement, de maintenir son poids et de manger trois repas par jour. Elle trouvera cela difficile, mais devra être soutenue par l'équipe qui lui donnera de nombreuses occasions d'exprimer ce qu'elle ressent. Il est important d'insister sur le côté psychologique du traitement, car la malade a souvent rayé ce domaine de sa vie. De nombreux moyens peuvent être utilisés pour l'aider à voir clair en elle-même et à essayer de faire face : des petits groupes sont utiles pour encourager la malade à partager ses sentiments, réduisant ainsi son isolement. De plus, faire partie d'un groupe développe un sentiment d'appartenance et accroît l'estime de soi, ce qui à son tour l'aide à communiquer. Toutes les malades hospitalisées participent à ces réunions ce qui, au début, provoque chez chacune une grande anxiété, mais elles trouvent bientôt de l'aide dans ces rencontres avec d'autres malades ayant les mêmes difficultés. Le fait pour une malade de savoir qu'elle n'est pas seule tend à avoir un effet très bénéfique sur l'image qu'elle a d'elle-même. La thérapie individuelle se concentre plus sur sa vie émotionnelle intérieure en explorant les raisons pour lesquelles toute son attention s'est mise à focaliser sur son corps.

Dans tous les domaines de la thérapie, le rôle de l'infirmière se révèle indispensable : non seulement elle enrichira son expérience au contact des malades, mais souvent elle commencera à comprendre sa propre personnalité et finira par mieux se connaître.

L'ATTITUDE DES INFIRMIÈRES ET LE BESOIN DE CONNAISSANCE DE SOI

La première chose à faire lorsqu'on s'occupe de ces malades est d'établir une relation chaleureuse et confiante, pierre de touche de nombreuses expériences d'apprentissage et partie vitale du traitement. On peut décrire trois phases dans cette relation : la connaissance de la malade; permettre et encourager la dépendance; encourager l'indépendance et induire la motivation de poursuivre les nouvelles méthodes qui ont été apprises afin d'assumer les problèmes. Encourager et faciliter l'expression des sentiments est une qualité nécessaire de l'infirmière pour construire des relations.

Les malades anorexiques et boulimiques resteront à l'hôpital pendant au moins trois mois et très souvent jusqu'à six mois, aussi l'infirmière aura-t-elle l'occasion de connaître et d'aider la malade de bien des façons. Elle peut le faire en tant que thérapeute en situation de groupe ou en travail individuel, et également en participant et en encourageant la malade à s'intégrer dans le reste du service et de son environnement communautaire. (Il est nécessaire de préciser que ce qui suit suppose que l'infirmière et la malade sont des femmes; les aspects concernant les malades hommes et les infirmières seront abordés ultérieurement.)

La relation infirmière-malade sera très importante parce que la malade s'en servira pour apprendre à créer de nouvelles relations avec les autres. Donc, l'infirmière doit accepter des sentiments d'hostilité, d'anxiété, de colère, de tristesse, de culpabilité et d'incapacité et également partager les sentiments de succès et d'accomplissement avec la malade. Il est nécessaire que l'infirmière comprenne les mécanismes de défense utilisés par la malade et le déplacement de la colère qui se produit souvent. La manipulation peut être un processus inconscient par lequel la malade essaie de régler un conflit. Au début du traitement, le conflit le plus important est la question de manger ou ne pas manger. En fait, on n'insiste pas pour voir si la malade mange ou non, puisque de toute façon tout gain de poids se reflétera sur la courbe de poids. Cela élimine le problème de la malade qui mange pour faire plaisir à l'infirmière et confirme également que la relation infirmière-malade est fondée sur la confiance et le respect de la personne. La motivation pour changer doit venir de la malade, même si cela peut être difficile à accepter pour l'infirmière. Une implication réelle dans le traitement peut prendre du temps, ce qui peut provoquer des sentiments de frustation.

Le fait de voir des individus dans un état de maigreur effroyable peut susciter parfois des sentiments maternels envers les malades traités alors comme des enfants. L'infirmière peut interpréter le gain progressif de poids comme un progrès alors qu'en fait de nombreux changements psychologiques doivent encore se produire. Un outil thérapeutique utile pour évaluer le changement psychologique consiste à demander à la malade de tenir un journal de bord que l'on utilisera pour parler de ce qu'elle ressent. Ce journal structure le temps que la malade aura passé seule, et le rôle de l'infirmière consiste à clarifier les émotions couchées sur le papier.

Parce que la surestimation de la taille du corps est un phénomène très courant et n'est pas limité aux désordres alimentaires, il est raisonnable de supposer que les infirmières elles-mêmes ne sont pas entièrement satisfaites de leur silhouette et de leur taille. Les infirmières font souvent attention à leur poids et ont des difficultés à manger régulièrement à cause de leurs horaires particuliers. Une malade peut demander : « Comptez-vous les calories ? »; il faudra alors insister sur des habitudes alimentaires saines plutôt que sur les calories. La chose importante à apprendre à la malade est le sens du bien-être dans son corps et dans son fonctionnement. La peur de la sexualité et de la menstruation est un problème majeur chez la malade anorexique, et l'infirmière sera amenée à en discuter avec elle. Les malades utilisent l'infirmière comme modèle; il peut être bénéfique qu'elle donne l'exemple de quelqu'un bien dans sa peau. Pour y parvenir, il est nécessaire qu'elle admette qu'il peut lui arriver d'envier la minceur de la malade anorexique qui vient d'atteindre son poids souhaité.

Il peut être extrêmement difficile de comprendre la mentalité d'une personne qui s'affame lorsque la nourriture est abondante. L'infirmière doit savoir que s'affamer signifie contrôler et que la seule chose sur laquelle la malade anorexique exerce un contrôle c'est la taille de son propre corps. Devant son impuissance à exister dans sa famille et dans la société, elle a développé un comportement anorexique. L'infirmière doit comprendre le traitement décrit dans sa globalité, savoir combien les limites établies sécurisent la malade, pourquoi tout contrôle est d'abord retiré à la malade pour lui être ensuite rendu progressivement. Il n'est pas question de traitement punitif, mais puisque la malade est psychologiquement incapable de manger avec les autres, elle prendra ses repas seule dans sa chambre. L'infirmière doit comprendre la panique indescriptible que ressent la malade à l'idée de gagner quelques kilos, être attentive et se rendre compte que si elle dit à la malade : «Vous semblez bien», cela peut être interprété par : «Je dois avoir l'air énorme.»

La malade anorexique pense souvent que manger est une grande faiblesse, comme prendre un bain ou changer de vêtements, et ce sentiment peut s'étendre à la relation infirmière-malade où la malade pense ne pas mériter l'attention de l'infirmière. Cette dernière peut faire disparaître ces sentiments si elle prend le temps d'encourager et d'écouter la malade. La communication non verbale, telle que le toucher, est vitale et en dit beaucoup à la malade en lui montrant que quelqu'un fait attention à elle. Il est important que l'infirmière puisse accepter l'assurance chez les autres, surtout les autres femmes, et la reconnaître et l'encourager chez la malade et non se sentir menacée. Donc, l'infirmière sera satisfaite lorsque la malade commencera à prendre conscience de ses propres besoins.

On croit souvent à tort que les malades anorexiques sont manipulatrices. Évidemment, certaines ont l'esprit extrêmement tortueux et vont déployer des efforts énormes pour convaincre l'équipe qu'elles mangent leur nourriture alors qu'en fait elles la jettent. Mais, à chaque fois que l'infirmière sent qu'elle est manipulée, il faut qu'elle garde à l'esprit que c'est ce que la malade ressent ou a ressenti dans le passé. Il peut y avoir une manipulation inconsciente dans laquelle la malade essaie de diviser ou de se gagner la confiance de l'équipe. Il est donc extrêmement important de communiquer avec tous les collègues impliqués dans le traitement de la malade. Un groupe de soutien de l'équipe permettant aux infirmières d'exprimer leurs difficultés et leurs frustrations est une nécessité parce que ces sentiments doivent être extériorisés pour être finalement transmis inconsciemment à la malade.

Il est également vital de garder à l'esprit les aspects pronostics du traitement — que ce soit ou non la première admission de la malade à l'hôpital et que son traitement ait été mis en place pour la « guérir » ou pour la maintenir à un poids en dessous de la normale parce qu'il s'agit d'un objectif réaliste. Les infirmières peuvent se trouver des points communs avec ces malades parce qu'elles ont elles-mêmes des problèmes avec la nourriture et qu'elles peuvent s'interroger sur la violence des sentiments autour de ce sujet. Nos trois besoins fondamentaux — nourriture, sécurité et amour — sont interdépendants et ne font qu'un lorsque nous sommes bébés. Lorsque des anorexiques ont faim de nourriture, elles ont en fait faim d'acceptation et de sécurité. La faim de nourriture est ressentie comme inacceptable ; et donc elles la contrôlent et se leurrent en se disant qu'elles contrôlent leur faim d'acceptation. En plus, elles ont atrocement peur de ressentir quelque chose qu'elles ne pourront jamais satisfaire. Leur besoin de contrôler leurs émotions s'exprime dans leur contrôle de la nourriture. L'infirmière doit donc reconnaître ses propres sentiments et désirs et savoir comment répondre à la fois aux besoins de la malade et aux siens.

Pour aller mieux, les femmes anorexiques et boulimiques doivent examiner les questions de la sexualité, de la féminité et de l'image du corps. L'image du corps n'est pas quelque chose d'externe, mais vient d'une perception interne du moi et de la féminité. Elle vient également de ce que pensent les autres et de ce qui est généralement accepté par la société. L'infirmière doit savoir ce qui la rend féminine : essaie-t-elle de se maintenir à une taille précise ? Mange-t-elle des yaourts basses calories durant les pauses ? Qu'essaie-t-elle de supprimer ? A-t-elle peur que ses inclinations et ses émotions ne soient plus contrôlables ? Être féminine, autoritaire et puissante tout en étant chaleureuse, en prenant des responsabilités et en acceptant ses propres sentiments : tout cela rentre dans la relation très spéciale qui existe entre l'infirmière et la malade.

Il existe de plus en plus d'anorexiques hommes. Il peut être déconcertant pour l'infirmier (ou l'infirmière) de voir un homme exprimer ses problèmes sentimentaux au travers de la nourriture. Les infirmiers trouvent souvent les femmes boulimiques sexuellement attirantes, comme ils peuvent trouver attirantes la vulnérabilité et l'impuissance de la malade anorexique.

Ces sentiments ne sont en aucun cas mauvais ou coupables, mais si un infirmier ou une infirmière sont conscients qu'ils passent plus de temps avec un(e) malade qu'avec d'autres, cela peut venir d'une attirance sexuelle sous-jacente. Il est important de reconnaître ces motivations cachées ou inconscientes. Ces sentiments puissants doivent être discutés, soit au sein du groupe de soutien de l'équipe, soit seul à seul avec un collègue.

Les malades anorexiques femmes ont souvent de grandes difficultés à avoir des relations avec des hommes, si bien que l'infirmier peut fournir un environnement sécurisant dans lequel elles peuvent tester leurs sentiments. Les malades hommes anorexiques ont également besoin de parler de leur sexualité, ce qui peut être plus facile avec un infirmier.

Il est à la fois stimulant et éprouvant de travailler avec des anorexiques et des boulimiques. De plus, il faut de l'imagination et de l'expérience pour créer une relation stable dans laquelle ces malades peuvent explorer les aspects cachés d'elles-mêmes. Bien que très spéciale, cette relation infirmière-malade présente de nombreuses difficultés. En effet, elle fournit l'occasion de participer à la renaissance du moi d'une personne et donc de la voir reprendre goût à la vie.

8

L'influence sur l'image du corps de la paralysie de la moelle épinière

Gwilym Jones et Jane Davidson

Toute personne paralysée subit de nombreuses perturbations de l'image corporelle dont on peut atténuer l'impact psychologique grâce à des soins infirmiers efficaces et humains. On admet que la survenue d'une paralysie apporte des changements dramatiques dans le mode de vie, et engendre chez les malades une grande perte de dignité et d'estime de soi à l'origine de problèmes psychologiques graves, surtout en termes de perturbation de l'image corporelle. Il est donc vital que ces malades, qui n'ont aucune perspective d'amélioration et dont les espoirs de guérison ne se matérialiseront pas, reçoivent le maximum de soutien.

La survenue du handicap physique suppose, durant tout le séjour à l'hôpital, un programme de rééducation destiné à renforcer au maxi-

> mum l'efficacité des fonctions physiques restantes. Mais est-ce suffisant pour assurer une adaptation en douceur de l'esprit à cette misère physique ? J'ai souffert de l'une des formes les plus graves de handicap physique — je me suis cassé le cou, ma moelle épinière a été endommagée et je suis devenu paralysé. J'ai également été très ébranlé psychologiquement... Un esprit blessé a-t-il plus la capacité à guérir seul, sans aide éclairée, qu'une vertèbre endommagée ? (Lambert, 1985.)

Pour appréhender complètement la nature de l'altération de l'image corporelle dans le cas de la paralysie résultante d'atteintes de la moelle épinière, il est nécessaire de savoir où sont les lésions et de comprendre ce que cela implique. Les personnes ayant des lésions au niveau des cervicales sont tétraplégiques et celles ayant des lésions des vertèbres dorsales et lombaires sont paraplégiques.

> La paraplégie (paralysie totale ou partielle des membres inférieurs) est provoquée par une blessure ou une maladie impliquant la moelle épinière. Sous la lésion, il y a une paralysie du système locomoteur et une perte sensorielle. Les sphincters peuvent également être atteints. Environ la moitié des gens dont la paraplégie est due à un accident ont une lésion complète, ce qui signifie que la paralysie est symétrique et complète en-dessous de la lésion. Pour l'autre moitié, la lésion est incomplète et la paralysie inégale, de sorte que, par exemple, une jambe peut être plus sévèrement atteinte que l'autre (Stewart, 1975).

La tétraplégie est la paralysie des quatre membres; certaines fonctions des membres supérieurs peuvent être épargnées pour des lésions en C6 et C7, mais cela n'est pratiquement pas le cas pour celles qui se situent en C5 et C4 après un choc traumatique ou une maladie des cellules nerveuses de la moelle épinière au niveau de cou. Les causes les plus fréquentes de blessures sont les accidents de la circulation où la tête peut être projetée en avant ou en arrière, les blessures en flexion ou en extension, les plongées en eau profonde, les chutes d'une grande hauteur ou les blessures de guerre. Les blessures de la moelle de nature non traumatique proviennent de la sclérose en plaques, de tumeurs de la moelle, d'une thrombose artérielle ou, moins fréquemment, d'une paraplégie de Pott ou d'une myélite transverse. À un moindre degré de paralysie, on utilise les termes de tétraparésie et paraparésie. Lorsqu'il examinera le malade pour la première fois, le médecin déterminera le niveau de la lésion, et son appréciation confirmera une lésion partielle ou complète. Dans le cas de lésions complètes, il ne faudra pas espérer de guérison : on expliquera au malade, durant la période de mobilisation et de rééducation, la signification des conclusions neurologiques.

Dans le cas de lésions incomplètes, le premier examen montrera que la moelle est épargnée par endroits. Des examens répétés seront conduits pour révéler toute amélioration ou, parfois, ce qui est triste, l'aggravation d'un déficit neurologique. Certains malades ayant des lésions incomplètes peuvent être aussi gravement paralysés que ceux ayant des lésions complètes. D'autres s'améliorent et retrouvent certaines fonctions essentielles, si bien que le soutien moral nécessaire à ces malades durant leur convalescence aura bien plus de chance d'être efficace.

LES SOINS INFIRMIERS AUX MALADES PARALYSÉS

Il faut en premier lieu établir une communication entre les membres de l'équipe, le malade et la famille afin de fournir nombre d'occasions de discuter et rassurer. Ces malades doivent rester longtemps alités, particulièrement lorsqu'il y a fractures des vertèbres et dislocations de la colonne. « Pour le paraplégique ou le tétraplégique, à la différence de celui qui a la jambe cassée, l'hospitalisation représente quelque chose qui n'est pas qu'une simple et courte étape. Il s'agit d'un événement qui se renouvelle constamment et avec lequel il faut compter... » Je dois rester en contact avec moi-même pendant que je suis là. Je dois être et me sentir responsable des décisions prises à mon sujet (Barnes, 1979).

Les périodes d'alitement initiales dureront environ six à huit semaines au cours desquelles les activités seront considérablement réduites. Cependant, il doit y avoir des choses à faire pour occuper l'esprit du malade, telles qu'écouter la radio ou de la musique, regarder la télévision, des films vidéo ou écouter des histoires sur cassettes. Les visiteurs sont les bienvenus.

L'infirmière doit s'assurer que le malade et sa famille reçoivent les explications nécessaires sur les procédures à suivre pour le manipuler. Il est essentiel de bouger le malade avec soin pour réduire la douleur et, pour arriver à un bien-être général des malades ayant une paralysie liée à une lésion de la colonne vertébrale, il faut suivre certaines procédures de soins. Les parents ou les personnes concernées par les soins à donner au malade doivent être complètement informés (avec l'accord du malade) de façon à ce que leur coopération soit acquise dès le début du traitement et qu'ils puissent en apprécier et en soutenir les objectifs.

LES COMPLICATIONS POUVANT SURVENIR CHEZ LES MALADES PARALYSÉS

Difficultés respiratoires

Un malade tétraplégique a une fonction respiratoire amoindrie. En l'absence de muscles intercostaux fonctionnels, il lui sera impossible de tousser, ce qui menacera sa vie à moins qu'il n'y ait quelqu'un près de lui lorsque le besoin s'en fait sentir. Pour le tétraplégique ayant une lésion des vertèbres dorsales, certains muscles intercostaux seront paralysés, réduisant ainsi d'autant la capacité respiratoire et la possibilité de tousser.

Dans les cas où la détresse respiratoire s'aggrave, il peut devenir nécessaire d'aider le malade à respirer en lui administrant de l'oxygène ou même, parfois, d'avoir recours à des mesures plus lourdes telles que l'insertion d'une sonde endotrachéale reliant le malade à un ventilateur à pression positive permettant l'aspiration des sécrétions par sonde. Dans les cas plus graves de véritable détresse respiratoire et dans les lésions hautes en C4 et au-dessus, où la fonction diaphragmatique est défaillante, la trachéotomie peut rester le dernier recours pour sauver une vie.

Les difficultés d'ingestion et d'excrétion

Tous les nouveaux malades auront un iléus paralytique dès les premiers jours, et il sera nécessaire de supprimer toute alimentation et boisson durant cette période. Des perfusions intraveineuses seront essentielles pour maintenir les équilibres liquidien et électrolytique. Souvent, pendant plusieurs semaines, la miction est impossible; aussi videra-t-on la vessie par sondage. La fonction d'élimination des matières fécales fera également défaut, et il faudra, au tout début, vider manuellement la cavité rectale de ses fèces, ce qui évite ainsi la constipation chronique et soulage l'iléus paralytique mentionné ci-dessus.

Les difficultés de mobilisation

Les menaces d'escarres sont très réelles; aussi le principal besoin consiste-t-il à mettre en place un programme de mobilisation du malade dès l'admission au centre. La vigilance de l'équipe évite leur formation. Les infirmières doivent établir un programme régulier de changements de position en soulevant doucement le malade, en le faisant rouler et en le mettant dans une position confortable, à gauche, à droite et sur le dos toutes les trois heures. Toutefois, il est important de se rappeler que chaque malade est un individu; il faut donc adapter les soins en fonction de ses besoins particuliers.

Pendant ce cycle de trois heures, on prend soin de mobiliser les membres affaiblis ou paralysés pour éviter toute raideur ou contracture des articulations, lesquelles peuvent se développer très rapidement si on n'y prend pas garde. La prévention des escarres consiste à vérifier toutes les saillies osseuses ainsi que l'état de la peau et des tissus pour voir s'il y a formation d'indurations puis, si nécessaire, prendre rapidement les mesures appropriées.

LES PROCÉDURES DE RÉÉDUCATION

Tous les membres de l'équipe d'un service de blessés de la moelle épinière doivent être impliqués dans la rééducation psychologique du malade. Ils doivent également, de la même manière, faire la connaissance de ses parents proches et de ses amis pour s'assurer que ces derniers reçoivent les informations nécessaires quant au pronostic et ce qu'ils peuvent espérer, de manière à pouvoir participer au programme de soins. Les parents qui n'acceptent pas la réalité du pronostic d'un malade peuvent freiner considérablement les progrès.

Les paraplégiques et les tétraplégiques vont nécessiter des soins infirmiers de haut niveau si on veut qu'ils récupèrent un degré acceptable de bien-être général et de réinsertion dans la société.

Les soins infirmiers et l'élimination urinaire et intestinale

Dès le début de la paralysie et en l'absence de mictions normales, il faut sonder. Toutes les six heures, ou toutes les quatre heures quand les volumes sont importants, des sondages intermittents sont pratiqués pour vider la vessie et maintenir une compliance raisonnable de 300-400 millilitres d'urine. On essaie d'abord l'élimination manuelle avant de sonder, et on mesure ensuite le niveau d'urine résiduel. En gardant la vessie vide à intervalles réguliers on diminue les pressions exercées sur les uretères quand la vessie est pleine. C'est à l'infirmière d'apprendre à ses malades à bien vider leur vessie : une fois que des habitudes efficaces d'élimination auront été mises en place, les sondages pourront être progressivement réduits. La plupart des tétraplégiques et des paraplégiques auront des problèmes d'incontinence et, pour les hommes, il sera presque toujours possible d'utiliser des fourreaux pour incontinents qui se fixent sur le pénis et sont reliés à un sac à urine fixé sur la jambe sous le pantalon durant le jour et sur le côté du lit la nuit.

Les femmes ont moins de chance et les procédures destinées à les garder au sec peuvent se révéler plus hasardeuses. Alors que le but du traitement est d'entraîner la vessie, certaines malades auront recours à des sondages intermittents : si l'incontinence persiste, des protections ou des culottes adaptées seront nécessaires. Si les malades ont commencé des programmes de mobilisation, il leur faudra peut-être s'asseoir sur une cuvette de WC toutes les trois heures le jour et toutes les six heures la nuit pour essayer d'éliminer l'urine et, avec un peu de chance, pour vider leur vessie. Cet entraînement de la vessie peut prendre plusieurs semaines avant que la malade puisse se considérer à l'abri des accidents. Si les fuites persistent, les malades devront avoir des informations sur tous les types de protection existant sur le marché. Il existe des couches et des sous-vêtements conçus pour satisfaire les besoins particuliers que nécessite cet état. La malade peut essayer plusieurs types de protections jusqu'à ce qu'elle trouve un système fiable et qu'elle juge acceptable. Toutefois si, après avoir persévéré pendant un an, les malades ont encore des problèmes d'incontinence, on peut leur proposer, après discussion avec un urologue, la possibilité d'une urostomie dans le conduit iléal. On trouvera des commentaires sur cette procédure dans le chapitre consacré aux soins des stomies.

Il est important de mettre en place le plus vite possible une procédure fiable d'évacuation des selles. Le matin, on peut administrer un suppositoire pour provoquer la défécation. Si rien ne s'est passé au bout de vingt-cinq minutes, l'infirmière explique d'abord au malade qu'il faut vider le rectum des fèces qu'il contient puis, par un toucher rectal, elle retire avec douceur les matières fécales jusqu'à ce qu'il n'y ait plus rien dans le rectum. Il faut répéter la procédure au moins trois matins par semaine.

Après de nombreuses semaines, l'élimination normale des fèces va réapparaître, et c'est à ce moment-là qu'il est possible d'apprendre au malade à mettre en place des procédures pour l'avenir. Un tétraplégique va toujours avoir besoin d'aide, alors que le jeune paraplégique vigoureux et en bonne santé, une fois la mobilisation commencée, arrivera assez rapidement à suivre une certaine procédure après s'être installé sur la cuvette des toilettes. De temps à autre, les suppositoires seront nécessaires et à d'autres moments un toucher rectal permettra de s'assurer de la bonne évacuation du rectum et de vérifier qu'il est vide. La plupart des gens arrivent, durant le programme de rééducation à l'hôpital, à établir des procédures satisfaisantes d'élimination intestinale, et l'un des objectifs de ce programme devrait viser l'autonomie des gens avant leur retour chez eux.

Les besoins nutritionnels

Il est important, tout au long de la période de rééducation, de mettre particulièrement l'accent sur le choix des aliments. Des habitudes alimentaires raisonnables produisent les meilleurs résultats dans les processus d'élimination des selles. Avec le temps, il arrive que le tétraplégique, ayant peu de choses à faire à part manger, mange ou boive trop. Les gâteaux et l'alcool, en particulier, provoqueront des problèmes de poids. Les personnes lourdes nécessitent plus d'effort pour les transporter du lit à la chaise, les habiller et lorsqu'il s'agira de lever ou tourner le malade. Il est important de surveiller la prise de poids excédentaire. En revanche, le manque d'intérêt pour la nourriture et le refus de manger vont conduire à des problèmes d'anorexie et d'amaigrissement qui, à leur tour, faciliteront l'apparition des escarres.

L'altération de l'image corporelle

On a abordé jusqu'ici les besoins spécifiques des gens paralysés comme la fonction respiratoire, l'alimentation, l'excrétion des déchets, l'évacuation de la vessie, les soins de la peau et la prévention des escarres. Les personnes qui ont subi une déformation physique peuvent vivre une perte d'estime d'eux-mêmes à cause de leur nouvel handicap. Certains seront si dépassés par l'altération de leur image corporelle qu'ils deviendront déprimés et nécessiteront une aide d'ordre psychiatrique. Il ne s'agit pas de stigmates; les infirmières soignant ces personnes doivent bien insister sur ce point et chercher à les encourager à discuter de ce qu'ils ressentent au plus profond d'eux-mêmes. Toutefois, il faut noter que certains malades finissent par accepter la modification de leur image corporelle et qu'ils établissent ou maintiennent des relations normales et heureuses. Burton (1986) déclare : « Ma plus grande difficulté est d'accepter que je suis comme je suis chaque minute de la journée et cela pour le reste de ma vie. »

Lorsqu'un malade n'a aucun contrôle sur son corps, il est évident que, parallèlement à ses sentiments de peur et d'anxiété, il pensera que son corps a été radicalement altéré par une trachéotomie, une sonde nasogastrique, une sonde urinaire ou des protections pour incontinents... Il ne peut y avoir de plus grande souffrance pour un malade déjà affaibli que d'être conscient de l'altération de son image corporelle suite à des escarres, des pertes sanguines liquidiennes, une anorexie, des vomissements et l'odeur désagréable qui s'ensuit, bref, à tout ce qui aggravera le moral d'un malade déjà très déprimé. Cependant, il faut insister sur le fait que l'on ne rencontre guère de malades porteurs d'escarres dans les nouveaux services pour blessés médullaires.

Ces changements de l'image corporelle sont les caractéristiques du nouveau style de vie que chaque malade devra accepter, et l'infirmière doit aménager au malade des périodes dans le programme de rééducation pour qu'il puisse, à son rythme, accepter ces changements et reprogrammer sa vie. Comme le dit Barnes (1979) : « Je dois croire que je peux appréhender toutes les implications d'être vraiment ce que je suis. »

Lorsqu'un malade avec une lésion complète s'entend dire pour la première fois qu'il est paralysé et qu'il n'y a aucun espoir de guérison, il se peut que l'information ne soit pas tout de suite digérée, car il espère qu'il va s'améliorer, qu'on s'est trompé ou qu'un miracle va se produire. Les mesures destinées à sauver la vie, telles que la trachéotomie, doivent être mises en place et, une fois encore, le malade discutera de ce qu'il ressent à ce stade du traitement. Plus tard, quand on commencera la rééducation des sphincters, il se pourra très bien qu'il considère que ce changement soit mal venu. Non seulement cela représente une perte de dignité que de laisser quelqu'un d'autre évacuer régulièrement ses selles, mais il se peut très bien que cela devienne une habitude permanente pour l'avenir. Il se peut que le problème des escarres, pourtant important, n'ait pas autant d'importance pour lui, car il ne pourra pas les voir, mais au fur et à mesure des progrès physiques, il pourra peut-être avoir du mal à se faire à l'idée d'être confiné dans un fauteuil roulant. Barnes (1979) admet : «Je suis tétraplégique et je ne peux espérer recouvrer l'usage de mes membres. Le fait le plus persistant de ma condition est que c'est pour toujours. Dans mon cas, j'ai réussi à m'accommoder de mes graves handicaps physiques en choisissant de les accepter activement; en même temps, j'ai refusé tout aussi activement de m'y résigner.» Il est donc important que, parallèlement aux soins physiques nécessaires dispensés au malade paralysé, les infirmières estiment ses besoins émotionnels et la façon dont il s'adapte à l'altération de son image corporelle.

Un malade qui vient de prendre connaissance de son état aura besoin qu'on lui explique tous les soins qui lui seront dispensés dans un langage qu'il comprend. Il faut placer un miroir sur le lit pour lui permettre de se voir et l'aider ainsi à accepter les changements qui se sont produits dans le fonctionnement de son corps. Le miroir peut aussi lui permettre d'observer les activités du service mais, en même temps, le soignant doit toujours avoir à l'esprit que le malade a besoin d'intimité. Un malade se sentira également incapable de contrôler son propre corps s'il a des membres spastiques, entraînant des mouvements non contrôlés et souvent brusques. Il doit subir une physiothérapie active et passive intensive pour se soulever, utiliser un déambulateur et passer, quand c'est possible, du lit à la chaise ou aux toilettes. Pour un paraplégique, apprendre à marcher (si possible) avec l'aide d'un déambulateur, de cannes ou de béquilles signifie une atteinte à une image corporelle déjà perturbée. Il faudra répondre franchement aux questions qu'il posera sur son avenir.

L'infirmière peut aider le malade à s'adapter à la modification de son image corporelle en l'aidant tous les jours à s'habiller et, quand c'est possible, à se coiffer et se maquiller. Avec une écoute attentive et de l'empathie de la part des infirmières, il faut espérer qu'un malade paralysé, en dépit de son handicap, acceptera son changement de statut, qu'il prendra la place qui lui revient comme conjoint, parent, ami, employé, s'ajustant ainsi physiquement, psychologiquement et socialement au changement de l'image de son corps. Cela peut bien constituer un problème pour, par exemple, une jeune maman qui doit endosser un nouveau rôle, certainement détestable : être celle que l'on soigne au lieu de celle qui soigne. Mais tous ceux qui sont habitués à être indépendants vont pleurer la perte de leur style de vie antérieur et de l'ancienne image de leur corps. Comme Lambert (1985) l'admet : « La mort pour moi, c'est lorsque la vie que vous avez connue a cessé d'exister, et mon ancienne vie a certainement à jamais disparu. J'avais l'habitude d'être indépendant et d'aimer cela... Ensuite j'ai perdu mon corps. Mon indépendance a disparu et avec elle le luxe d'être seul. »

LA RÉÉDUCATION PSYCHOLOGIQUE

Les aspects psychologiques des blessures de la moelle épinière sont nombreux et il faudrait que la personne soit extraordinairement courageuse pour pouvoir apprendre tout sur ce type de blessure et ses conséquences sans démontrer de l'anxiété, de l'horreur ni même une perte de confiance. Une fois qu'elle a pris connaissance des réalités de la paralysie par lésions de la moelle, la personne a un besoin incroyable d'être rassurée par toute l'équipe de thérapeutes.

L'équipe, bien soudée, doit bien connaître les signes avant-coureurs de la dépression, du rejet de soi et du désespoir chez un malade. Une personne peut aussi devenir agressive, de mauvaise humeur et exigeante, souvent aux dépens des parents les plus proches, de ceux qui lui sont chers et des soignants. Certains malades vont rapidement refuser de s'alimenter et de boire pendant plusieurs jours ou même refuser de parler et de répondre aux questions ou de prendre part à la conversation. C'est le moment d'avoir une conversation franche avec un membre choisi de l'équipe qui, pense-t-on, aura la meilleure chance de réussir à discuter les anxiétés du malade et d'arriver à lui faire accepter certaines des options possibles. Il sera nécessaire d'avoir plusieurs entretiens, étalés dans le temps, car de véritables solutions ne viennent jamais instantanément.

Ainsi, il est souvent utile que d'autres handicapés viennent parler au nouveau blessé et passent en revue les inquiétudes que suscitent leur style de vie. C'est à ce moment que les conseils d'un religieux, ainsi que les visites de pratiquants de leur religion peuvent être d'un grand secours. Dès que possible de nouveaux centres d'intérêt devront être trouvés et de nouvelles occupations introduites dans la routine quotidienne. L'adaptation sera évidemment plus difficile pour les sportifs que pour les sédentaires. Une fois commencée, même dans un fauteuil roulant, la mobilisation permet d'augmenter considérablement les activités. Les malades peuvent visiter différents services comme prélude à la modification de leur mode de vie. Certaines caractéristiques de mobilité peuvent être réintroduites dans leur vie grâce à des séances en piscine et des exercices au sol sur des matelas de gymnastique. Les programmes d'exercice du service de physiothérapie comprennent l'entraînement à soulever des poids avec les membres supérieurs et à se tenir de nouveau debout à l'aide de barres d'appui. Si on juge que la marche est possible, on met au malade des appareillages orthopédiques aux jambes et on lui donne des béquilles. On lui explique comment utiliser cet équipement et on l'aide à marcher. Bien qu'encore balbutiante, cette thérapie peut vite devenir à la portée de tous. Toutefois Jones & Heywood (1987) font le commentaire suivant : «Le point commun à tous ces malades, c'est l'amélioration indiscutable et inappréciable du moral et de l'image qu'ils ont d'eux-mêmes.»

Les personnes âgées peuvent trouver ces exercices trop éprouvants. Toutefois, l'apprentissage de base de la manipulation du fauteuil roulant peut être entrepris en faisant pratiquer des exercices tels que passer du lit à la chaise et inversement, du lit à la lunette des WC, entrer et sortir du bain, entrer et sortir d'une voiture. La possibilité de conduire une voiture équipée de manettes de contrôle manuelles devra être montrée au moment opportun. Dans le service d'ergothérapie, il est possible de discuter de l'utilisation des appareillages destinés à diverses fonctions de la vie courante. La personne tétraplégique, sans force dans les mains, peut essayer les différents appareils conçus spécialement pour qu'elle puisse se nourrir, écrire, taper à la machine et peindre. On montre aux tétraplégiques souffrant de lésions hautes comment se servir d'un bâton buccal, par exemple, pour faire marcher une machine à écrire ou un clavier d'ordinateur, ou tourner les pages d'un livre. Cette possibilité a permis à quelques paraplégiques d'avoir un emploi à temps plein chez eux. Certains vont travailler parmi des collègues non handicapés et se considèrent égaux aux autres dans tout ce qui a trait au travail de bureau.

Dans le programme de rééducation, il est également important de pouvoir introduire les loisirs et les sports correspondant aux goûts des malades. Les paraplégiques des deux sexes peuvent pratiquer des jeux tels que le tennis de table, le billard, les fléchettes, la piscine, et les plus handicapés ayant perdu une grande partie de l'usage de leurs bras peuvent jouer aux cartes et aux dominos. De nombreuses heures agréables peuvent être passées de cette manière dans une atmosphère de détente et de compétition. Dans le domaine des sports de terrain, le tir à l'arc, les boules, le basket-ball en chaise roulante, le volley-ball, le lancement du javelot, etc. sont praticables. On pourra les faire participer à des courses en fauteuils roulants. Un grand nombre de clubs organisent ces activités et ces sports; aussi encouragera-t-on les malades à y adhérer. La participation au niveau national et international existe depuis de très nombreuses années.

LES RELATIONS PERSONNELLES ET FAMILIALES

Il est important que les malades soient aidés à maintenir leur rôle de femme ou d'homme dans le mariage ou la vie en couple; des conseillers doivent les aider à renforcer leurs relations et à montrer leur amour au fur et à mesure qu'ils s'adaptent à leur handicap. Il leur faut construire un nouveau respect mutuel, être gentils et prendre en compte leurs besoins respectifs.

Les femmes handicapées, bien qu'ayant besoin d'aide pour se placer lors des rapports sexuels, ne devraient pas avoir trop de difficultés à établir une relation satisfaisante et, pourvu qu'elles soient suivies par un obstétricien qui connaît les lésions de la moelle épinière, elles peuvent toujours concevoir et porter un bébé sous réserve d'être aidées à la maison. En revanche, les hommes ayant des lésions de la moelle épinière peuvent ou non avoir gardé la possibilité d'avoir une érection et d'éjaculer selon le niveau de la lésion. Toutefois, si cette fonction est perdue, il est important d'insister sur le fait qu'avec le temps les sensations peuvent revenir — si ce n'est pas le cas, on peut proposer des implants péniens.

Il est important de considérer le cas de ceux qui n'ont pas de partenaire stable et dont les besoins sexuels doivent être satisfaits. Morgan (1976) déclare : « Les problèmes rencontrés quand on administre des soins physiques directs aux gens gravement handicapés pour leur permettre d'avoir une stimulation sexuelle sont complexes et personnels; ils peuvent avoir des implications morales, éthiques et professionnelles. Il faut une grande sensibilité et une grande compréhension, car ceci est un véritable problème pour de nombreuses personnes handicapées. »

Le principal soutien doit être apporté par le partenaire valide. C'est à lui de compenser les faiblesses de la relation sexuelle. Avec un soutien continu et des conseils, il n'y a aucune raison pour que la personne paralysée ne constitue pas un partenaire agréable à vivre.

LA RÉINSERTION

En tant que composante du processus de réadaptation du malade tétraplégique, le plan de soins reposera beaucoup sur les visites du conjoint ou du partenaire à l'hôpital, et son séjour dans les lieux de vie conçus à cet effet. Le partenaire valide devra apprendre comment laver, donner un bain et habiller le partenaire blessé et avoir une vue d'ensemble des soins à lui administrer; il faut encourager la reprise des contacts physiques, les caresses sur les cheveux, les baisers et toutes les marques de tendresse le plus tôt possible.

Avant le départ du malade de l'hôpital et pour que le processus de réinsertion se fasse bien, il faut prendre contact avec l'équipe qui le prendra en charge chez lui. Des rencontres de réinsertion se feront à son domicile, en sa présence, afin qu'il participe aux discussions concernant son avenir. Il sera utile de contacter pour cela le médecin généraliste, l'assistante sociale, l'infirmière à domicile et l'ergothérapeute. Durant ces réunions, il faudra établir un plan de soins du malade à domicile, explorer ses possibilités et prévoir la livraison des fournitures et des équipements requis. Il est important que l'équipe multidisciplinaire travaille de concert pour répondre aux besoins de chaque malade, que ce soit pour un nouveau malade ou pour celui qui fait face, chez lui, à sa paralysie.

McKean (1987) parle des soins initiaux et à long terme :

> Avec le recul, ces mois disparaissent dans un long brouillard durant lequel j'ai eu à apprendre les problèmes de la tétraplégie; les frustrations de l'immobilité; la peur d'être débranché du ventilateur; apprendre à respirer seul à nouveau; l'indignité de l'incontinence; le besoin d'accepter mon corps dans sa forme nouvelle, et, par-dessus tout, l'effet que ces changements allaient avoir sur ma famille... Ce qui a été obtenu est le résultat d'un travail d'équipe et n'aurait jamais pu être accompli sans la préoccupation qu'avaient les infirmières de ville de savoir ce que je ressentais et d'adapter leurs actions en fonction de mes besoins.

Après sa sortie, le malade paralysé est revu à l'hôpital de temps à autre, ainsi que chez lui. Il est important que l'équipe hospitalière du début soit impliquée dans les soins, même si un conjoint ou les membres de la famille en prennent en charge la majeure partie. Hope (1987) note : « Bien que Brian ait un fauteuil électrique qu'il peut commander avec le menton et que sa famille lui ait acheté une camionnette spécialement aménagée pour l'emmener promener, il n'a pas du tout envie de sortir parce qu'il a conscience de son apparence; cela signifie que sa mère ne sort pas non plus. » Dans cet exemple, l'infirmière à domicile a pu donner son avis et son aide et examiner la possibilité de fournir à la mère de Brian une aide pour la décharger de ses responsabilités journalières.

On peut donc apporter une aide continue à la majorité des malades, non seulement au niveau de leur bien-être physique mais, ce qui est encore plus important, au niveau de leur quête permanente pour s'accepter eux-mêmes et admettre le changement de leur image corporelle.

Plan de soins pour un malade paralysé de la moelle épinière

Problèmes/ besoin du malade	But	Actions	Évaluation
Traumatisme psychologique	1 Acceptation du changement corporel	1 Permettre au malade de parler de son handicap avec la personne de son choix. Garder à l'esprit son besoin d'intimité	1 Commence à accepter son changement physique
	2 Être rassuré sur l'avenir	2 Permettre le suivi du processus de deuil : dépression, colère et frustration, jusqu'à une acceptation réaliste	2 Se sent moins anxieux face à l'avenir
	3 Acceptation par la famille et attitude rassurante de celle-ci	3 Permettre aux parents de parler de leurs soucis et de leurs peurs ainsi que participer aux soins du malade	3 Conjoint ou partenaire veut être complètement impliqué dans les soins

	4 Acceptation des changements dans l'environnement	4 (a) Présenter l'assistante sociale au malade et à la famille (b) Présenter le malade à son environnement social : l'emmener faire un tour en voiture autour de l'hôpital; l'emmener chez lui avec le rééducateur; lui permettre d'y rester pour un week-end lorsque la famille est suffisamment au courant des soins à donner; le laisser chez lui une dizaine de jours avant de le laisser sortir définitivement Evaluer les problèmes non réglés	4 Commence à envisager l'avenir
N'aime pas son apparence	Acceptation de sa propre apparence	(a) Discuter avec le malade de ce qu'il veut porter (b) Écouter ses instructions (c) Prendre le temps nécessaire à améliorer ses besoins vestimentaires (d) S'assurer que les vêtements restent bien en place une fois que le malade est dans le fauteuil roulant	S'intéresse plus à son apparence

9

L'image de la maladie rhumatoïde

Jan Maycock

> Madame X., vingt-six ans, n'a jamais été malade, mais souffre, depuis l'enfance, d'une infirmité qui en fait un objet de curiosité pour ses proches (Maurice Raynaud, 1882).

Les maladies rhumatoïdes comportent de nombreux symptômes extra-articulaires, dont un souvent négligé : l'altération de l'image corporelle. Evans (1977) décrit ainsi cette association entre altération de l'image corporelle et maladie chronique : « La détérioration de l'image corporelle est un corollaire obligé de toute maladie perçue par le malade parce que cette détérioration constitue le symptôme dont il se plaint. » Même sans le fardeau supplémentaire d'une maladie rhumatoïde, nous avons tous plus ou moins tendance à déformer la réalité afin de rendre notre vie plus supportable. À ce propos, Baker (1981) rapporte une anecdote particulièrement éloquente, due à Fred Astaire : on lui avait demandé, alors qu'il avait plus de soixante-dix ans, ce que cela lui faisait de se voir danser, jeune, dans ses films. Il avait répondu qu'il n'avait aucun problème à se reconnaître dans ces films, mais que, lorsqu'il se regardait dans un miroir, c'était son « vieil oncle Harry » qu'il voyait. Il est donc important de garder à l'esprit que souvent l'image qu'ont les malades d'eux-mêmes, à un stade avancé d'une maladie rhumatoïde, est beaucoup moins déformée que celle qu'en a un observateur. En revanche, les malades aux premiers stades d'une maladie — qui n'ont pas encore de déformations visibles des muscles et du squelette — peuvent souffrir d'autres changements, tels que la douleur, la fatigue et la raideur, qui contribuent à modifier l'image corporelle.

Les maladies rhumatoïdes font souvent l'objet de préjugés; les gens pensent que ce sont des maladies de personnes âgées dues à l'usure des articulations, conséquence du processus de vieillissement. Cette notion est trompeuse et ne peut s'appliquer qu'à un petit nombre des quelque deux cents maladies rhumatoïdes connues. Il n'est pas rare de constater l'ignorance du grand public et des professionnels de la santé quant à la pathologie et la physiologie de ces états chroniques. Il s'ensuit un état de grande anxiété, des idées préconçues et des sentiments de handicap chez celui qui en souffre. Le malade se fabrique alors une image déformée de lui-même. Imaginez la réaction d'une jeune fille de vingt-deux ans à qui l'on apprend qu'elle est atteinte d'une arthrite rhumatoïde — imaginez de quelle façon cela va affecter sa vie sociale et ses perspectives de carrière. L'infirmière devra passer beaucoup de temps à combattre les idées préconçues de cette patiente sur sa maladie.

UNE MALADIE DÉFORMANTE

L'altération de la structure du corps affecte l'intégrité de la personne et crée une situation difficile. Habituellement, l'arthrite détériore d'une certaine façon l'état du corps, que ce soit seulement durant une courte période, lors d'une poussée de la maladie, ou sur une période plus longue en phase chronique. Cela peut changer la perception qu'a une personne de sa propre condition physique : elle peut souffrir de gênes, de douleurs, de faiblesse musculaire, d'apathie et de dépendance. Le malade les ressentira à des degrés divers en fonction de la gravité de la maladie. Il est également important de noter à quel stade de la vie apparaît cette maladie chronique.

Le degré d'altération de l'image corporelle dépend de l'importance que l'individu accorde à son apparence physique. Une personne qui se considère belle et qui fait très attention à son corps, en surveillant par exemple son régime et sa forme, sera plus sensibilisée que celle qui en fait moins de cas. Ces sentiments peuvent être amplifiés par l'amalgame fait entre difformité physique et déviance ou Mal, qui est fortement enraciné dans notre société et mis en lumière par la tradition. Cette association trouve toute sa dimension dans *Pinocchio* (Collodi, 1984), l'histoire d'un petit garçon qui, après avoir proféré un mensonge, voit son nez s'allonger dans d'énormes proportions. Les personnages handicapés et gentils sont rares. Pour le malade souffrant de l'une des quelque deux cents maladies rhumatoïdes, les problèmes sont peut-être plus délicats et plus insidieux, car ces maladies chroniques invalidantes s'accompagnent souvent (aux yeux du patient) de la menace constante d'un accroissement du handicap.

Durant la petite enfance, l'enfance et l'adolescence, les individus maîtrisent dans l'ordre leur propre corps, la réalité et leurs émotions. Dès la quarantaine et au-delà, on peut dire qu'il y a un lent renversement de ce *continuum* qui implique d'autres complications pour le malade. Des choses considérées comme acquises définitivement, telles qu'essuyer une larme avec la main, se retourner dans son lit ou aller aux toilettes, n'apparaissent plus comme des fonctions automatiques de la vie quotidienne.

Pour ces malades, les handicaps vécus accélèrent souvent, en quelques années et de manière traumatisante, le processus progressif d'adaptation à la souffrance qu'engendrent le vieillissement et la diminution des capacités physiques, alors que son installation s'étale normalement sur toute la vie. L'image que la personne a de son corps changera de manière importante, non seulement en fonction des déformations visibles, mais également au fur et à mesure des altérations de fonctions, telles que la mobilité et la capacité à mener à bien les activités de la vie courante. Ces altérations sont des rappels constants des changements physiques subis par le corps. Norris (1985) illustre bien ceci en énonçant que « les sentiments concernant l'image corporelle peuvent définir et limiter ce qu'on est capable de faire dans la vie. » Ainsi, si l'on est immobile ou limité physiquement, l'image que l'on a de son corps peut être influencée par cette immobilité.

LES SIGNES

L'amour-propre et l'appréciation de soi sont les fondements de l'homme. Les handicaps physiques subis par ces malades peuvent laisser des traces et inhiber l'identité et la vie sociale de l'individu. Selon Goffman (1968) : « Un individu marqué est un individu qui aurait pu facilement avoir des relations sociales ordinaires [cependant] il est porteur d'une caractéristique qui peut gêner et pousser ceux d'entre nous qu'il rencontre à s'éloigner de lui, malgré l'attrait de ses autres qualités. » Ainsi, à l'instar de la plupart des handicaps physiques associés à une maladie chronique telle que la spondylarthrite ankylosante, ceux-ci ne produiront pas le même effet dans tous les milieux sociaux. Les stigmates de la spondylarthrite ankylosante seront remarqués socialement en fonction du degré de handicap, des déformations visibles et de la catégorie de personnes que ce malade rencontrera. Cette appréciation variera également en fonction des projections, des définitions et de l'appréciation que la personne invalide a d'elle-même, ainsi qu'en fonction de son habileté à gérer les interprétations que font les autres de ses handicaps.

L'image de la maladie rhumatoïde inclut souvent des idées préconçues sur le processus de la maladie et cela laisse des traces, car elles sont fondées sur l'expérience de l'entourage et des amis, ces derniers étant bien souvent mal informés. Il y a peu de temps, une jeune ménagère chez qui on venait de diagnostiquer une arthrite rhumatoïde et qui assistait à une réunion d'information sur cette maladie, se rappelait en pleurant comment, au cours d'une conversation avec une voisine, elle s'était entendu dire qu'elle ne devrait pas avoir d'enfants puisqu'il s'agissait d'une maladie héréditaire. À cause des idées déformées et confuses de cette voisine, il a fallu passer beaucoup de temps à aider cette jeune femme et son mari à comprendre la nature de cette maladie chronique et, par conséquent, à apaiser leurs craintes. Toutefois, il était essentiel de décrire les difficultés susceptibles d'apparaître à l'occasion d'une grossesse afin de leur permettre de prendre une décision en toute connaissance de cause.

Il faut prendre beaucoup de précautions pour annoncer à des malades récents qu'ils ont une maladie rhumatoïde, de façon à éliminer les perceptions erronées concernant le processus pathologique, car celles-ci peuvent avoir un effet dévastateur. Les malades évoqueront souvent le cauchemar de la chaise roulante et de la dépendance rapide vis-à-vis des êtres chers. Aussi est-il nécessaire de passer beaucoup de temps à leur faire extérioriser ces sentiments, à les encourager à comprendre la maladie et à leur faire voir les actions qu'ils peuvent entreprendre eux-mêmes pour la contrôler. Cela permet de renforcer leur amour-propre et l'image qu'ils ont d'eux- mêmes. Le violoniste virtuose Itzhak Perlman, sévèrement handicapé par la polio, exprimait récemment un avis similaire : « Faites une distinction entre vos capacités et vos incapacités. » Il est possible de travailler sur des thèmes tels que la compréhension du rôle et de l'action du médicament ainsi que du meilleur moment pour le prendre. On peut également travailler sur la protection des articulations, le rythme des activités, etc.

Certaines formes d'arthrite telles que la maladie de Reiter, qui affecte plusieurs systèmes et dont une composante importante est une spondylarthrite séronégative, apportent avec elles d'autres symptômes. Il est typique de voir apparaître une urétrite qui agit comme facteur déclenchant et, dans cet exemple, le patient, non seulement porte les marques d'une arthrite récurrente qui peut mener à une déformation articulaire permanente, mais se trouve considéré comme porteur d'une maladie sexuellement transmissible. S'il est plus rare que le facteur déclenchant de la maladie soit une entérite bactérienne, cela n'aide pas vraiment le malade puisque les problèmes sont déjà là.

L'idée que l'on a de soi est fondée sur la conception interne de son moi construite à partir de la réaction des autres face au moi externe (Knudson-Cooper, 1981). Le visage et les mains sont généralement considérés comme les parties les plus importantes du corps pour communiquer des émotions. Ainsi, les personnes présentant des déformations visibles ou des manifestations cutanées — le lupus érythémateux disséminé (LED) avec son éruption en aile de chauve-souris et l'arthrite rhumatoïde avec sa classique déviation ulnaire des doigts —, doivent-ils opérer des changements radicaux de l'idée qu'ils ont d'eux-mêmes et de l'image qu'ils ont de leur corps à cause de la réaction des autres face à leurs difformités. L'infirmière peut faire beaucoup pour stimuler l'amour-propre des malades en le référant à des associations susceptibles de l'aider à composer avec certaines manifestations visibles, comme l'éruption faciale du lupus.

Les appareillages permettant le maintien des personnes handicapées à domicile, comme des sièges de toilettes rehaussés ou de la coutellerie à manches larges, sont en général considérés comme des révélateurs des handicaps de ces malades. Les pays scandinaves ont fait beaucoup pour concevoir des appareillages reflétant les tendances de la mode des années quatre-vingts — par exemple, en produisant de la coutellerie à manches larges faits en plastique léger imitation marbre. L'appareillage le plus visible est peut-être le fauteuil roulant. Un petit nombre de malades très atteints aura recours à l'utilisation du fauteuil roulant, refusé souvent avec énergie jusqu'à ce que la douleur et le handicap finissent par prendre le dessus. Lorsque l'équipe multidisciplinaire pense que le moment est venu de proposer cette aide, le sujet sera abordé doucement et diplomatiquement, en soulignant les côtés positifs : par exemple une plus grande indépendance et une diminution probable de la douleur par une sollicitation moins importante des articulations. Les malades en fauteuil roulant disent souvent que les gens se mettent à leur niveau au sens littéral et au sens figuré : ils s'adressent à eux en criant comme s'ils étaient sourds et posent des questions personnelles les concernant à des amis ou des parents en leur présence. Un exemple en est donné par Rogers (1979) qui raconte comment une femme qu'il rencontrait tous les jours lorsqu'il sortait avec son épouse évitait toujours de le regarder et demandait à sa femme : «Comment va votre mari aujourd'hui ?»

Lorsque les appareillages appartiennent nécessairement au mode de vie d'un patient rhumatisant, il arrive que ce dernier ressente de la haine pour cet équipement plutôt qu'envers son propre corps. De plus, il le considère comme étranger et incompatible avec une vie sociale. Un vieux monsieur souffrant d'une ostéoarthrite grave faisait l'observation suivante au sujet de la présence d'une chaise percée dans sa chambre-salle à manger : « Comment puis-je demander à mes amis de rentrer avec cette chose puante dans le coin ? » Ainsi l'image qu'il avait de cet appareil l'isolait-elle encore plus de sa famille et de ses amis. Dans ce genre de situation, il faut envisager autre chose de toute urgence. D'autres appareillages peuvent être considérés comme moins voyants, surtout si on les présente comme étant d'usage très répandu — par exemple les couteaux et ouvre-boîtes électriques, les robots ménagers...

LES MÉDICAMENTS

Les médicaments jouent un grand rôle dans le traitement des maladies rhumatoïdes. Un grand nombre de ces maladies chroniques nécessite un traitement à long terme que certains malades trouvent difficile à accepter parce que, selon eux, il renforce leur maladie, leur handicap et leur dépendance. Ainsi, par exemple, les malades atteints d'une sclérodermie généralisée et qui suivent un traitement à l'azathioprine devront-ils non seulement prendre ce médicament pendant une période indéterminée, mais également effectuer des prises de sang mensuelles au centre qui les suit. Une jeune fille disait : « Si je ne compte pas les semaines précédant mes règles, je compte les semaines précédant la prochaine prise de sang; je passe ma vie à compter. »

Les effets secondaires de certains médicaments utilisés dans les traitements peuvent être dévastateurs et altérer à leur tour l'image corporelle; par exemple, le Méthotrexate® peut provoquer une chute de cheveux et des doses élevées de stéroïdes de l'hirsutisme et une prise de poids considérable.

DIMINUTION INTERMITTENTE DES CAPACITÉS

Le malade doit souvent faire face à un mode de vie totalement différent — il fait sans cesse de la corde raide entre la liberté et la condamnation à vie. Prenons l'exemple de l'arthrite rhumatoïde qui impose au malade de devoir souvent faire face à une diminution intermittente de ses capacités, des capacités considérées comme acquises pour les personnes en bonne santé et qui, par conséquent, apposent une étiquette sur la personne handicapée. Une diminution de la mobilité peut être due à l'effet débilitant de la douleur, à la perte d'habileté et de force (la gravité sera intermittente, car la maladie est une suite de poussées inflammatoires et de périodes de rémissions). Par exemple, l'inflammation des articulations interphalangiennes proximales et métacarpo-phalangiennes des mains et des doigts peut être accentuée par la diminution et la faiblesse des petits muscles des mains pendant une poussée. À un stade avancé de la maladie, les doigts ont tendance à se replier et à se chevaucher vers le bord ulnaire de la main, processus connu sous le nom de déviation ulnaire et qui concerne tous les doigts à des degrés divers. Après une poussée, il est souvent possible de détecter une augmentation de la déformation des articulations en faisant des mesures comparées. Deux autres déformations typiques des doigts peuvent se produire : d'abord, la griffe cubitale où l'articulation interphalangienne proximale est en hyperextension et l'articulation interphalangienne distale en flexion; ensuite, la déformation boutonnière où l'articulation interphalangienne proximale est fixe en flexion et l'articulation interphalangienne distale en hyperextension.

Le souci principal du médecin sera d'évaluer la mobilité des mains du malade. De nombreux ouvrages médicaux conforteront cette idée en indiquant que «la caractéristique la plus importante de la main rhumatoïde réside dans sa fonction motrice et non dans son apparence». Ce qu'implique cette déclaration est malheureux (bien que ce n'en soit pas le but), puisqu'elle porte le lecteur à croire que l'apparence, pour le médecin comme pour le malade, n'a aucune importante du moment que la fonction est préservée.

L'affaiblissement et l'usure au-dessus et au-dessous de l'articulation malade entraînent une diminution des forces et une instabilité, surtout en ce qui concerne les articulations porteuses comme les genoux. Il se peut que le malade doive subir la déformation, la douleur et l'inflammation des articulations métatarso-phalangiennes des pieds, ce qui non seulement limite la mobilité, mais rend difficile l'achat de chaussures appropriées, un détail important pour l'image du corps de cette personne. Malgré une apparence plus acceptable de nos jours, les chaussures orthopédiques offrent des gammes de styles et de couleurs encore limitées par rapport aux idées que se font les malades de ce qui est à la mode. C'est pourquoi beaucoup de ces derniers les trouvent inacceptables.

La perte d'énergie due à l'aspect généralisé de certaines de ces maladies rend les tâches ménagères difficiles à réaliser. Pour ceux qui vivent sur la corde raide de l'arthrite c'est, comme le suggère Bland (1960), la variabilité de la progression, sa gravité et le handicap qu'elle entraîne qui poussent ces patients à osciller entre la normalité et des sentiments de handicap et d'altération du corps. Par exemple, un malade atteint d'arthrite rhumatoïde peut voir son énergie fluctuer d'un jour à l'autre. La perte d'habileté est toujours constante lorsqu'elle est causée par la déformation et variable lorsqu'elle est due à l'inflammation, la faiblesse musculaire et la douleur, ce qui rend fluctuantes d'autres fonctions comme la mobilité et l'énergie, comme en témoigne le récit d'une dame de quarante-six ans, lourdement handicapée par sa maladie.

> Les six premières années, la maladie ne faisait qu'aller et venir; d'abord, les déformations ne furent pas importantes, mais la douleur était grande. Je ne pouvais plus porter mes courses, monter ou descendre du bus. J'étais très très fatiguée; souvent, tout ce que je voulais, c'était aller me coucher. Le matin, je restais au lit le plus longtemps possible, et ne prenais pas la peine de prendre mon petit déjeuner, ni même de me coiffer. Je me levais pour aller travailler, et parce que je vivais près de mon lieu de travail, je rentrais le midi et me recouchais, surtout en hiver. Mes symptômes allaient et venaient; une semaine je me sentais rajeunir et la semaine suivante vieillir (Maycock, 1983).

L'arthrite rhumatoïde est une maladie souvent évolutive ; elle présente une succession de flambées lorsque la maladie est active et de périodes calmes lorsqu'il y a rémission.

Si l'on garde l'exemple précédent à l'esprit, on peut dire de cette maladie qu'il s'agit d'un « volcan rhumatoïde », ce qui donne à penser qu'elle peut durer toute une vie même si, par moments, elle ne pose aucun problème (en période de rémission). Mais les périodes d'accalmies et de poussées sont elles-mêmes imprévisibles ; aussi peut-on supposer que l'intensité des signes liés aux maladies rhumatoïdes subit des fluctuations selon que le volcan est en éruption ou endormi. Cette fluctuation de la maladie et son imprévisibilité peuvent détériorer l'image du corps et l'idée que le malade a de lui-même. Wilson (1981) partage ce point de vue en déclarant « qu'en dépendant des mécanismes d'adaptation et de défense de la personne, l'image corporelle peut, de temps à autre, être à la fois réelle ou réaliste, irréelle ou irréaliste. Si l'image corporelle est idéalisée et que cet idéal est trop éloigné de la réalité, il peut se développer un conflit de personnalité. »

Les malades aux premiers stades de la maladie ont souvent plus de problèmes, car ils appartiennent à des groupes d'âge qui vont de l'enfance à l'âge mur, et ils ont l'air en forme et en bonne santé. Une jeune malade à qui on venait de diagnostiquer sa maladie se plaignait, car ne présentant aucun signe extérieur d'arthrite, sa famille ne pouvait en comprendre la nature. De plus, son père et ses frères la taquinaient en disant qu'elle avait une « maladie de vieux ». La seule expérience familiale d'une maladie rhumatoïde était celle d'une vieille tante qui passa ses dernières années clouée au fauteuil, souffrant beaucoup, toujours de mauvaise humeur, mais qui avait toujours assez d'énergie pour aller se chercher son verre de Guinness le soir ! Les infirmières doivent savoir qu'il leur faut toujours être vigilantes pour détecter non seulement l'altération de l'image corporelle chez leurs malades, mais également les perceptions de l'image de ce corps qu'en ont les parents et les êtres chers. Si on ne les aide pas à comprendre cette maladie, ils vont pousser le malade à se polariser sur son arthrite et à se mettre dans des situations sans issue.

Pour la personne dont la maladie est à un stade plus avancé, les signes de l'arthrite peuvent également provoquer des effets

Tableau 9.1 Exemples de déformations visibles

Maladie	Tête et cou	Colonne vertébrale	Bras	Mains/Doigts	Hanches
Arthrite rhumatoïde	Diminution de l'amplitude des mouvements Diminution de l'amplitude de l'articulation temporo-mandibulaire Syndrome de Sjögrens Sclérotite et episclérotite Nodosités sur sclérotite Uvéite	Diminution de l'amplitude des mouvements Flexion, extension et rotation altérées	Diminution de l'amplitude des mouvements Déformation en flexion Nodosités sur les bourses (synoviales), par ex. coudes et avant-bras	Diminution de l'amplitude des mouvements Déformations des doigts en bouton Déformation des doigts ou griffe cubitale Déviation ulnaire des doigts Rupture des extenseurs Phénomène de Raynaud Tuméfaction due à l'inflammation de la synovie des articulations des poignets et des doigts	Diminution de l'amplitude des mouvements Déformation en flexion Ankylose spontanée Hanche atrophiée

Maladie	Tête et cou	Colonne vertébrale	Bras	Mains/Doigts	Hanches
Ostéoarthrose		Spondylose cervicale		Nodosités de Bouchard sur les articulations interphalangiennes proximales Nodosités d'Heberden sur les articulations interphalangiennes distales Articulation métacorpo-phalangienne carrée	Contractures en flexion
Arthrite rhumatoïde de l'enfant	Micrognathie ou visage non développé	Ces maladies d'enfant sont complexes et ont des facettes multiples qui peuvent contribuer à un changement de l'image corporelle			
Artrite psoriatique				Acromégalie Ongles concaves	
Goutte	Tophi sur l'aile de l'oreille, les coudes, les mains et tous les points de pression	Tophi sur les points de pression	Tophi sur les points de pression	Tophi sur les points de pression Déformation des articulations interphalangiennes distales	Tophi sur les points de pression

LED	Syndrome de Sjögren Troubles psychologiques, syndromes organiques cérébraux (dépression) et crises			
Sclérodermie généralisée	Atteinte faciale donnant un «faciès de momie» Bouche ridée et serrée Syndrome de Sjögren		Ulcérations des doigts en flexion Doigts lisses Phénomène de Raynaud	
Spondylarthrite ankylosante	Uvéite	Ankylose en cyphose Mine patibulaire		Déformation en flexion

Genoux	Chevilles	Pieds/orteils	Peau	Corps
Restriction des mouvements Genu valgum Genu varum	Restriction des mouvements Ankylose spontanée	Restriction des mouvements Pied bot valgus Pied plat Hallux valgus Rigidité du gros orteil	Vascularite, par ex. ulcères de jambe, ongle incarné, infarctus Suées	Diminution de l'amplitude des mouvements
Fixés en flexion Épanchements de synovie Kyste poplité Ankylose spontanée		Subluxation des articulations métatarsophalangiennes Pieds en griffe Flexion Déformation des orteils Chevauchement des doigts		
Contractures en flexion Déformation osseuses Ankylose spontanée Instabilité		Hallux valgus Hallux rigidus Orteils en griffes Voûte transverse en marteau de la partie antérieure du pied		

Ces maladies d'enfant sont complexes et ont des facettes multiples qui peuvent contribuer à un changement de l'image corporelle				Arrêtde la croissance à cause des stéroïdes
		Acromégalie Ongles concaves	Plaques squameuses rose saumon sur la surface des extenseurs	
Tophi sur les points de pression	Tophi sur les points de pression	Déformation des articulations méta-tarso phalangiennes Tophi sur les points de pression	Pelure de la peau après une attaque sévère	Tophi sur les points de pression
			Alopécie Différents types d'érythèmes, par ex. en aile de chauve-souris, teint blême et vascularite	
			Télangiectasies altération de la pigmentation	
Déformations en flexion			Association avec un psoriasis	Association avec une affection intestinale inflammatoire

dévastateurs sur l'image qu'elle a d'elle-même. Smith-Pigg *et al.* (1985) d'écrivent comment «les caractéristiques de la maladie ou son traitement sont des signes indiquant que la personne est différente. Les gens qui sont différents courent le risque d'être mal compris par les autres. Les malades chroniques qui ont le plus de difficultés à garder le contrôle de la situation dans leurs relations avec autrui sont ceux dont la condition ou le traitement est visible car ils courent le risque d'effrayer ou de repousser les autres.» La maladie rhumatoïde recouvre tellement de formes différentes qu'il existe de nombreux exemples de signes de maladie ou de déformations visibles qui peuvent faire souffrir le malade à des degrés divers. Le tableau 9.1 donne des exemples de ces caractéristiques.

L'EFFET SUR LES ÊTRES CHERS

Il est bien connu que les maladies rhumatoïdes peuvent être compliquées par des troubles émotionnels et une dépendance croissante vis-à-vis de la famille à cause d'une diminution de la mobilité. De plus, cette aliénation de l'image de soi peut être ressentie non seulement par le malade, mais également par la famille (Stevenson *et al.*, 1985). L'importance du soutien de la famille proche joue un rôle primordial dans l'acceptation par un individu de sa maladie et dans ses perceptions de son image corporelle. Si le handicap physique est important, le fardeau supporté par la famille peut être significatif.

Le conjoint peut être anéanti par l'inversion naturelle des rôles qui se produit lorsque le partenaire devient de plus en plus incapable de faire vivre sa famille en ne jouant plus son rôle normal. Même aujourd'hui, où les mœurs sont plus libérées, l'amour-propre du mari et l'image qu'il a de son rôle peut être gravement entamé lorsqu'il doit abandonner son travail et renoncer à faire vivre sa famille à cause de son handicap, comme en témoigne cet homme de quarante ans souffrant de spondylarthrite ankylosante grave : «Non seulement j'ai dû faire face à l'affront de devoir demander à ma femme de l'argent pour les cigarettes et la bière parce que c'est elle qui travaille à présent, mais je dois demander à mon fils de neuf ans de lacer mes souliers et de m'aider à aller aux toilettes.»

Les adolescents qui, à cause d'un parent handicapé, doivent prendre plus de responsabilités, peuvent avoir des problèmes de comportement. Une jeune mère, souffrant d'arthrite rhumatoïde, en donne un bon exemple en racontant le chantage de sa fille de onze ans : parce qu'elles s'étaient disputées à propos de l'heure jusqu'à laquelle la jeune fille pouvait sortir en boîte, cette dernière partit à l'école sans aider sa mère à aller jusqu'au monte-charge, un appareil qui lui permet de passer ses journées en bas. Cet épisode ébranla et détruisit la confiance que la malade avait en elle-même et ses mécanismes d'adaptation; ce qui venait de se passer avait renforcé le problème du handicap et de sa dépendance vis-à-vis des autres.

LA SEXUALITÉ

Les gens font souvent un lien entre la capacité physique et fonctionnelle et la faculté de prendre des décisions dans un couple (Kohl, 1984). Ce préjugé peut provoquer des déséquilibres et une perturbation des besoins émotionnels du couple. Parfois, un malade fera exprès de rendre une relation difficile pour en précipiter la fin et donc anticiper le rejet. Lorsque ce type de com- portement est observé, il est plus difficile pour le malade de se considérer comme une personne sexuée, et il aura tendance à éviter de se poser des questions sur sa vie sexuelle. L'infirmière doit évaluer ces besoins lorsqu'elle fait le recueil de données et prendre conseil auprès d'un spécialiste si nécessaire; par exemple, le physiothérapeute peut inclure des positions permettant les relations sexuelles dans les limites permises par la maladie. L'ergothérapeute peut, durant le traitement, montrer comment déshabiller une autre personne. Consulter un sexologue s'impose quelquefois. Il faut demander à tous les malades quels effets leur handicap a sur leur vie sexuelle (Stewart, 1975). L'entretien doit être mené en posant des questions ouvertes du genre : «En quoi ceci affecte-t-il votre vie sexuelle?» sans employer des formulations fermées du type : «Est-ce que tout va bien entre vous et votre mari ? » Il faut le faire au bon moment, lorsque le malade est décontracté et qu'il y a peu de risques qu'il soit entendu par d'autres. Après avoir posé la question, l'infirmière doit être préparée et suffisamment à l'aise pour aller au fond des choses et proposer d'autres occasions de discussions avec ou sans le conjoint.

Il faut se rappeler que l'un des problèmes les plus importants dans l'esprit du malade durant son combat pour vivre avec l'arthrite est celui de la fonction sexuelle. Le douleur chronique, les manifestations d'apathie, les changements dans l'estime de soi et dans l'image du corps, associés parfois à une dépression, ont tous des effets dévastateurs sur la libido et le désir sexuel. Un grand nombre des médicaments utilisés dans le traitement peuvent également réduire le désir sexuel. Souvent, les problèmes d'arthrite pousseront les couples à renoncer à une vie sexuelle active, ce qui signifie que les aspects utiles et productifs de leur vie sont terminés. Cette adaptation de la sexualité, après le diagnostic d'une maladie rhumatoïde, bien que sujet de grande inquiétude pour le malade, est souvent gardée sous silence par les professionnels de santé. Peut-être faut-il en imputer principalement la faute aux infirmières et aux médecins ? Le malade restera avec ses craintes et sera mal informé. Dans certains cas, il peut devenir impuissant ou frigide, soit parce qu'il souffre, soit parce que son épouse a peur de lui faire mal ou de le blesser durant les relations sexuelles.

Une dame de cinquante-deux ans racontait récemment comment son mari avait refusé toute relation sexuelle à un moment où elle souffrait d'une poussée d'arthrite rhumatoïde, par peur de lui faire encore plus mal. Depuis lors, leur relation n'est plus jamais vraiment redevenue comme avant. Leurs enfants avaient quitté la maison et elle se disait « moche et mal aimée ». La malade et son mari furent référés chez un psychologue. De plus, l'infirmière conseilla de prendre un antalgique une demi-heure avant les rapports afin de contrôler la douleur (Maycock, 1984).

LES RELATIONS ET LES RÔLES

Les types de contacts sociaux et de situations dans lesquels le malade imagine qu'il se trouve sont souvent en relation avec sa dépendance. Les gens font souvent un lien entre les capacités physiques, fonctionnelles et la capacité décisionnelle dans les relations sociales, ce qui peut créer un grand déséquilibre et être la source de ruptures au sein de la famille. L'infirmière doit donc aider le malade, et ceux qui lui sont chers, à évaluer et planifier ses besoins particuliers. Ses besoins doivent être évalués en fonction des exigences de toute la famille de manière à ce que personne ne soit lésé.

L'installation d'une maladie rhumatoïde peut être gérée de manière différente en fonction des malades et de leur famille. L'un des paramètres les plus importants sera l'âge du malade au moment du diagnostic. Le processus de maturation et de développement qui commence à la naissance et se poursuit à l'âge adulte fait qu'une personne devient progressivement indépendante et qu'elle est libre alors de décider de ses propres actions. La bataille classique de l'adolescent qui s'éloigne de la tutelle parentale est souvent perdue si un jeune adulte devient de plus en plus handicapé par la maladie (Board, 1984). Dans cette situation, la majorité des arthritiques voudront conserver à tout prix leur indépendance. Toutefois, la nécessité d'être aidé physiquement réduira leur rôle, du moins en partie, à celui d'une dépendance semblable à celle de l'enfant. Les activités de la vie quotidienne, pour lesquelles le malade aura peut-être besoin d'aide, sont par exemple prendre un bain et s'habiller; pour les grands handicapés, s'y ajoutera l'hygiène personnelle et la toilette. L'aide médicamenteuse renforce la dimension du « rôle du malade » dans la relation.

Board poursuit en décrivant comment le membre de la famille, qui est également le soignant, joue des rôles multiples : le parent joue le rôle de protecteur, la mère répond aux besoins fondamentaux tels que prendre un bain, s'habiller et manger mais, en même temps, elle est l'infirmière, car elle donne les médicaments. Lorsque le soignant est le conjoint, les rôles sont compliqués par l'intervention d'une dimension supplémentaire : la sexualité. Une femme pourrait avoir des difficultés à départager ses rôles de mère, d'infirmière, de maîtresse, et cette incapacité peut provoquer des conflits dans la relation. La culpabilité est une réaction courante dans ce type de relation, l'individu handicapé se sentant coupable d'être un fardeau pour sa famille et pour celui qui soigne (la femme), qui déplorent ses sentiments négatifs.

Parfois il est intéressant d'avoir quelqu'un d'extérieur qui vienne aider et soutenir à la fois le malade et sa famille. Une infirmière de ville ou une assistante sociale peuvent faire beaucoup pour améliorer la situation, la rendre plus tolérable. De nombreux malades handicapés pensent que leur vie est compromise, qu'ils en ont perdu le contrôle à cause de l'importance de cette dépendance vis-à-vis des autres. Ils se plaignent aussi d'un manque d'intimité. L'aide extérieure, par exemple d'une infirmière, peut les aider à se sentir plus responsables à travers elle et à reconstruire l'estime qu'ils ont d'eux-mêmes. Elle permettra aux membres de la famille de retrouver des rôles plus familiers et peut-être plus faciles.

LE DEUIL DE LA PERTE DE FONCTION

L'évaluation par l'infirmière du changement de l'image du malade se fonde sur l'importance du deuil vécu à la suite de la perte d'une fonction. Les traits de caractère d'avant la maladie et les mécanismes d'adaptation vont affecter la manière dont l'individu passe les différents stades de sa maladie. Le malade dont les handicaps s'aggravent doucement est confronté aux pertes multiples et réelles de mobilité, d'indépendance et d'énergie (dans certaines maladies) (Maycock *et al.*, 1985). Il doit être aidé par l'infirmière à maîtriser le stress et à maintenir un sentiment de valeur personnelle. Sevoss (1984) déclare que les pertes vécues sont comparables à la douleur normale ressentie lors de la mort d'un être cher : la réaction comprend plusieurs sentiments : le choc et le refus, puis le repli sur soi et l'hostilité. Parfois, ces sentiments s'expriment dans la colère, faisant ressortir une demande en compensation de ce qui détruit la vie de la personne et l'isole de ses amis et de sa famille. On peut utiliser cette colère en canalisant cette énergie émotionnelle et en la transformant. L'infirmière doit aider le malade à comprendre comment il peut avoir du contrôle sur sa maladie et être complètement impliqué dans sa prise en charge : lui faire comprendre le processus de la maladie et le mode d'action du traitement médicamenteux; l'encourager à prendre des mesures positives pour aider à prévenir d'autres déformations et d'autres handicaps, par exemple en se reposant, en faisant de l'exercice, en protégeant ses articulations pour empêcher les déformations et en espaçant les activités.

Le mari d'une dame d'une quarantaine d'années atteinte de maladie rhumatoïde m'a raconté récemment combien sa femme voulait retourner travailler comme secrétaire juridique une fois leurs trois enfants à l'âge scolaire. Après le diagnostic, elle pleura d'abord beaucoup, se mit en colère et devint irritable. Puis vint la dépression et le repli sur elle-même, le manque de motivation et le sentiment que «tous leurs plans étaients fichus et sa vie terminée». Elle serait incapable de financer les petits extra dont sa famille avait envie, tels que les leçons de musique et de français pour les enfants et les vacances à l'étranger pour elle-même et son mari. Cette malade eut besoin de beaucoup d'aide de la part de l'équipe multidisciplinaire et fut hospitalisée pour évaluer son état et planifier son traitement qui passait par l'explication du processus de sa maladie et la façon dont elle pourrait se débrouiller seule. Le psychologue put fournir une aide précieuse à la femme comme au mari. Depuis, au cours d'une consultation, cette malade qui se débrouillait très bien dans un poste à mi-temps, disait qu'elle avait appris à composer avec son arthrite et à la contrôler.

LA DÉPRESSION

Une dépression significative constitue souvent une complication courante et importante des maladies rhumatoïdes. Il existe une abondante littérature sur les conséquences de la dépression. Moldofsky & Chester (1970) ont trouvé deux types de dépressions : d'abord une dépression plus marquée lorsque la sensibilité articulaire était à son paroxysme et une seconde lors des rémissions. Cette dernière dépression avait un pronostic moins favorable. Zietlin (1977) montre toutefois qu'il faut faire très attention et bien distinguer la dépression clinique du processus de deuil normal, déjà décrit, qu'éprouvent les malades quand ils perdent leurs fonctions motrices et leur joie de vivre.

Kiviniemi (1977) souligne que les malades souffrant d'arthrite rhumatoïde pensent devoir contrôler leurs émotions parce qu'ils dépendent des autres et ont souvent des difficultés à avoir des relations sociales et sexuelles normales. Il poursuit en disant : « Ils trouvent aussi que toute expression directe d'agressivité est extrêmement difficile. Cette difficulté est en fait considérée comme le problème psychologique principal des malades souffrant d'arthrite rhumatoïde. » La dépression, l'anxiété, la tristesse et la colère sont des réactions naturelles et appropriées. Certaines blessures d'amour-propre vont aussi se traduire parfois sous forme d'un sentiment d'impuissance. Les malades handicapés peuvent croire qu'ils sont un fardeau pour les autres. La dépression due aux handicaps physiques est fondée plus souvent sur la réalité que les maladies dépressives fondées, elles, sur des mécanismes névrotiques, sur la culpabilité et sur de l'hostilité réprimée (Steiger, 1976). Durant cette phase de dépression, les malades peuvent diriger leur agressivité sur ceux qui les entourent, tels que la famille, les amis, le médecin ou le personnel infirmier. Le psychologue sera d'une aide précieuse dans ces situations. De plus, rappelons que les infirmières elles-mêmes ont également besoin d'être comprises, guidées et soutenues dans ces domaines.

L'INFIRMIÈRE ET L'IMAGE CORPORELLE

L'infirmière, en tant que personne ayant ses propres idées sur elle-même et son image corporelle, est partie intégrante de son concept de soi. L'image qu'elle a d'elle-même lui permet de savoir se situer dans la société. Les apparences créent souvent les premières impressions, de sorte qu'on met trop facilement l'accent sur la beauté physique. Si une infirmière exagère l'importance de sa propre apparence, il lui sera difficile de voir clairement au-delà de la difformité visible vécue par certains malades souffrant d'une maladie rhumatoïde; elle aura des difficultés à l'aider à trouver d'autres atouts lui permettant d'adopter une attitude positive envers sa maladie : sans avoir vraiment réfléchi sur sa perception de son image corporelle, elle aura des problèmes pour aider les autres. Aussi expérimentées qu'elles puissent être, toutes les infirmières ont leur propre conception de la normalité. Face à quelqu'un qui ne répond pas à ses critères, par exemple le malade ayant une arthrite psoriatique — plaques sur la peau du visage, du cuir chevelu, des mains, des bras, etc. et une dystrophie des ongles —, l'infirmière peut se trouver embarrassée ou dégoûtée, et cela affectera sa capacité de communication physique et verbale qui est l'essence même des soins infirmiers.

LE RÔLE DE L'INFIRMIÈRE

L'infirmière a un rôle vital à jouer pour renseigner les malades sur les nombreux aspects de la maladie. Malheureusement, l'image du corps et du concept du moi dans ce domaine sont des sujets souvent négligés, car nombreux sont les soignants non qualifiés pour aider ce type de malades, soit des élèves infirmières, soit des aides-soignantes, voire même des infirmières diplomées qui ont peu d'expérience en rhumatologie.

Les médias vendent à la société l'image de la beauté magnifiée des années quatre-vingts, comme en témoignent les *sitcoms* peuplés de personnages sans tares, les Apollons de l'écran. Aussi, des changements du corps, même relativement insignifiants, inquiéteront-ils la personne atteinte d'arthrite. L'infirmière doit se rappeler en tout premier lieu que l'image qu'une personne a de son corps change tout au long de sa vie; par conséquent, l'aide et le soutien qu'elle lui apporte doivent être adaptés en fonction de ses besoins à un moment précis de sa maladie — les besoins sont différents selon que le malade sera un adolescent, un adulte ou une personne âgée. Deuxièmement, les mécanismes d'adaptation des malades dépendront de leurs propres attitudes et de leurs propres valeurs. Par exemple, une jeune femme très soucieuse de son apparence physique sera anéantie par l'horrible érythème facial en aile de chauve-souris du lupus érythémateux. Elle devra repenser toute son approche de la vie pour composer avec son défigurement et retrouver une estime d'elle-même en apprenant des techniques esthétiques pour améliorer son apparence. Sans cette aide, elle peut rencontrer (comme de nombreux malades) des difficultés dans le domaine des relations sociales (se sentir en état d'infériorité pendant qu'elle fait ses courses) : le soutien et l'assistance du personnel soignant lui seront indispensables.

On a beaucoup écrit sur le mélange d'amour et de haine qui se développe dans les relations entre soignants et malades qui induit, chez ces derniers, une perte d'estime de soi et un certain degré d'ambivalence quant à une possible guérison : cela ne s'est jamais autant vérifié que dans le cas des maladies rhumatoïdes, surtout à l'hôpital. Un malade hospitalisé pour une poussée aiguë de la maladie est souvent encouragé à être semi-dépendant de l'équipe soignante pendant qu'il est cloué au lit. Il lui est ensuite demandé de redevenir indépendant, et l'infirmière, qui au départ l'aidait beaucoup, retire progressivement son aide sur le plan physique. Cela peut être source de confusion, blesser et effrayer, si on ne l'explique pas et qu'on ne le fait pas avec douceur. Il est aussi important de se rappeler que cette rééducation doit être entreprise en considérant les conditions de vie du malade chez lui, si le retour à la maison est le but ultime; sinon il perdra confiance et estime de soi en se battant pour des objectifs inaccessibles. Parson (1972) critique le mode de rééducation hospitalière subi par de nombreux malades en dénonçant le fait que le patient n'est autorisé à se laisser aller à sa dépendance qu'à des conditions très précises.

La colère du malade doit être bien comprise dans le contexte des maladies rhumatoïdes. Les infirmières doivent savoir que la colère qu'elles essuient n'est pas dirigée contre elles personnellement, et elle doivent s'efforcer d'aider le malade à la canaliser dans des activités productives ou à la réguler par des exercices introduits par le physiothérapeute.

L'infirmière doit soutenir le malade et ses proches en leur proposant avec tact des buts réalistes; le moment venu, elle leur suggérera de demander de l'aide auprès d'associations de volontaires qui aideront le malade à identifier sa perception de sa maladie et de son handicap et à trouver des repères pour mesurer l'importance des altérations subies par son corps.

Mechanic (1977) encourage également les groupes de soutien à devenir des participants actifs dans la recherche de leur propre bien-être. Il cite l'exemple du Mouvement des Femmes en disant que beaucoup d'entre elles avaient attribué leur position inférieure dans la société à leurs propres défauts; une redéfinition de l'attitude de la société, ainsi que la détermination de ces groupes d'apporter des changements avaient entraîné une modification radicale de l'état d'esprit de ces femmes. Selon lui, une grande part du handicap est le fait de la société qui attribue le statut de handicapé à de nombreuses personnes qui pourraient, dans une large mesure, être indépendantes; il soutient aussi qu'une action de groupe de la part des handicapés pourrait aider les individus concernés à changer l'attitude négative de la société à leur égard.

Chaque malade aura des besoins et des angoisses qui lui sont propres, et il faudra établir un plan de soins bien planifié (tableau 9.2), que ce soit à l'hôpital ou en ville. Il devra inclure la famille ainsi qu'un soutien éventuel dispensé par une infirmière spécialisée durant cette maladie qui dure toute la vie.

ÉVALUATION PAR L'INFIRMIÈRE DE L'IMAGE CORPORELLE

L'infirmière aura besoin d'utiliser toutes ses capacités d'observation dans son évaluation pour apprécier les signes lui indiquant comment le malade accepte sa maladie et comment cette dernière affecte le concept qu'il a de lui et de son image corporelle. Cette évaluation précise se fait d'abord en écoutant et en observant le comportement verbal et non verbal. Par exemple, un malade avec une arthrite rhumatoïde bien contrôlée, une absence de signes objectifs de synovie ou d'altérations de l'image radiologique et des mouvements passifs suffisamment importants, peut quand même avoir une démarche rigide dans le cabinet de consultation, de sorte que l'infirmière percevra

Plan de soins

Problèmes du malade	Buts	Actions	Évaluation
1 Manque de connaissance du processus de la maladie ce qui l'a conduit à avoir des idées préconçues sur les signes et le processus de la maladie	Réduire les idées préconçues et insister sur le processus de la maladie	Lui proposer de participer à des sessions d'éducation avec l'infirmière spécialisée	Est encore anxieuse mais prend confiance, car elle comprend l'évolution du traitement de sa maladie au fur et à mesure des visites
2 Manque de confiance dans ses capacités	Rétablir la confiance en elle	1 Fixer des objectifs réalistes avec la malade 2 Encourager et féliciter la malade quand elle atteint des objectifs	A plus confiance en elle après avoir atteint des objectifs réalistes
3 Anxiété sur les rapports sexuels et les relations avec le mari	Encourager de meilleures relations avec le mari et diminuer l'anxiété	1 Diriger vers un psychologue 2 Lui parler du groupe d'entraide 3 L'encourager à parler de ses problèmes et si possible impliquer le mari dans ces discussions 4 Conseiller la prise d'un antalgique avant les rapports sexuels	Elle se sent plus heureuse après avoir parlé de ses problèmes avec des membres de l'équipe, mais est encore réticente pour aborder le sujet avec son mari

4 Peur de la déformation des articulations	Prévention de la déformation	1. Expliquer les principes de protection des articulations 2 Montrer les meilleures façons de s'asseoir, s'allonger, se courber et soulever 3 Expliquer l'importance de l'exercice quotidien	A terminé son questionnaire d'auto-évaluation et comprend l'importance des points 1, 2 et 3
5 Crainte de devenir un fardeau pour sa famille	Permettre à la malade de devenir aussi indépendante que possible	1 Diriger la malade vers un psychologue pour parler de ses craintes 2 Prendre du temps pour parler de ces problèmes 3 Diriger vers l'ergothérapeute afin d'évaluer quels appareillages pourraient l'aider dans sa vie quotidienne	Ressent de la colère et de la peur face à l'avenir, mais se sent mieux parce qu'elle a pu en parler Est réticente à accepter de l'aide. A refusé d'être aidée pour le bain et la toilette mais a accepté un ouvre-boîte électrique et un tabouret haut pour la cuisine. A besoin d'autres séances avec l'infirmière spécialisée pour explorer ce qu'elle ressent

une indication vitale majeure sur l'altération corporelle du malade. Cette situation devra être discutée avec toute l'équipe multidisciplinaire pour qu'une stratégie coordonnée soit mise ne place. De façon moins évidente, le malade peut, au cours de la conversation, dire à l'infirmière qu'il sent qu'il est une charge pour sa famille, ce qui est encore un indice précieux à examiner. L'infirmière doit relever ces signes et se rappeler qu'aborder le sujet implique qu'elle en connaît les réponses. Elle doit commencer par vérifier ce que le malade ressent. Si le malade a une scoliose, et que cette posture l'ennuie, on ne lui redonnera pas confiance en lui déclarant que sa déformation n'est rien en comparaison de celles d'autres malades; pour lui, son corps a changé et sa déformation peut encore s'amplifier. L'infirmière doit l'aider à explorer ce qu'il ressent et faire ressortir les côtés positifs et négatifs de la maladie, par exemple l'exercice et la possibilité d'une opération chirurgicale corrective. Il existe toutes sortes de moyens pour aider un malade à accepter le changement de l'image corporelle. Si l'infirmière croit qu'elle ne peut rien faire en ce sens, elle doit diriger le malade, le plus vite possible, vers un autre membre de l'équipe multidisciplinaire, par exemple le physiothérapeute. Ainsi, une malade souffrant d'une arthrite rhumatoïde à un stade avancé peu avoir besoin d'aide de la part de l'infirmière pour identifier ses peurs et ses angoisses. Cela doit être pris en compte dans le cadre d'un plan de soins continu (voir pp. 188-189).

L'ÉQUIPE MULTIDISCIPLINAIRE

Fournir une approche holistique du soin de ces malades exige la mise en place d'une large équipe multidisciplinaire. Cela est essentiel pour l'ensemble du traitement et pour la rééducation du malade, voire indispensable lorsqu'il s'agit d'aider un malade à traverser l'ensemble du long processus de rééducation destiné à reconstruire le concept qu'il a de lui-même et à effectuer un changement de son image corporelle. Les maladies rhumatoïdes sont souvent des maladies chroniques qui durent ce que dure la vie du malade, d'où la nécessité d'une aide et d'un soutien qui peuvent répondre à ces besoins.

Pour répondre de manière productive et efficace aux besoins, il faut, dans l'idéal, que l'équipe soit constituée des membres suivants :

Malade	Famille
Infirmière de soins à domicile	Médecin généraliste
Infirmière de liaison avec l'hôpital	Assistante sociale
Rhumatologue	Physiothérapeute
Assistante sociale	Psychologue
Ergothérapeute	Pédicure
Diététicien	Pharmacien

La complexité des interactions entre les professionnels, le malade et la famille est trop importante pour qu'on les énumère ici, mais le résumé suivant devrait permettre à cette équipe étendue d'agir de manière coordonnée :

Réunions régulières.
Clarification du rôle de chacun.
Construire une relation fondée sur la personnalité de chacun des membres du groupe.
Souplesse professionnelle.
Méthode de contact établie, par exemple annuaire des membres, numéros de bip, numéros de téléphone et moments où ils sont joignables.
Travail d'équipe et coordination.
Discussions de groupe.
Éducation continue des malades et de leur famille, remise à jour des connaissances des professionnels.

Le fondement le plus important du travail d'équipe est peut-être qu'il doit y avoir une approche souple du rôle de chaque professionnel; comme McCay (1979) le souligne : « La compartimentation doit cesser et les défenses être abaissées... La rééducation efficace nécessite une approche multidisciplinaire où la communication est primordiale. Elle est connue sous le nom d'approche d'équipe. »

L'équipe doit se garder de faire montre de trop d'enthousiasme lorsque, par exemple, elle met en place de nouvelles thérapies pour aider le malade à regagner l'estime de soi, afin d'éviter de passer à côté de ce que le malade ressent et de perdre du temps. Le malade qui a une attitude passive à l'égard de sa rééducation peut poser problème; il peut exprimer les sentiments suivants : « Guérissez-moi » ou « Faites-le pour moi ». Si l'équipe accepte et assume toutes les responsabilités à sa place (sans l'impliquer), elle sera inévitablement prise au piège à cause de son incapacité à « améliorer » le malade. Ce dernier perdra donc confiance et foi en ceux qui le soignent; il deviendra un cas désespéré, ce qui renforcera ainsi la perturbation de son image corporelle.

LE RÔLE DE L'INFIRMIÈRE SPÉCIALISÉE EN RHUMATOLOGIE ET CELUI DU RHUMATOLOGUE

La nature chronique de ces maladies suppose une continuité dans l'aide au malade pour arriver à une réconciliation entre le concept qu'il a de lui et les changements psychologiques et physiques dus au processus de la maladie. On peut y arriver en effectuant une liaison entre l'hôpital et la médecine de ville pour faciliter la communication entre l'infirmière et le malade et, si possible, apporter un soutien efficace de la famille. Trop souvent, après leur sortie, de nombreux malades et leur famille sont effrayés par l'armée d'infirmières différentes : les infirmières de ville, infirmières de cabinet, infirmières des services de consultations externes, etc.

C'est à l'infirmière spécialisée en rhumatologie d'assurer la continuité du contact, et elle doit pouvoir proposer à la fois au malade et à la famille d'assister à des séances d'éducation régulières dans le service des consultations externes à l'hôpital. Elle doit pouvoir faire la même chose au domicile de ceux qui ne peuvent pas se déplacer. Il est essentiel, cependant, que l'infirmière spécialisée puisse demander conseil aux autres membres de l'équipe, comme le psychologue qui peut l'aider quant aux problèmes plus complexes d'altération de l'image corporelle et du concept de soi.

L'infirmière doit toujours être facile à joindre. L'utilisation d'appareils bips longue portée, de répondeurs... peut renforcer la confiance et l'indépendance du malade et de sa famille. Les visites à domicile sont très importantes. Le malade et sa famille vont donner une toute autre image à l'infirmière loin de l'environnement étranger de l'hôpital. Chez eux, l'altération de l'image corporelle et du concept qu'ils ont d'eux-mêmes peut être renforcée par la proximité des êtres chers et le fait de se trouver en terrain familier.

On peut faire beaucoup pour aider le malade souffrant d'une maladie rhumatoïde à s'habituer à l'altération possible et progressive de son image. C'est de la qualité de l'équipe multidisciplinaire que dépendra cette adaptation. Toutefois, parce que membres d'une équipe disponible en permanence, les infirmières doivent être très vigilantes et bien connaître cet aspect des maladies rhumatoïdes. De plus, il convient d'éduquer le malade et sa famille pour éliminer les idées fausses et préconçues que suscitent les maladies chroniques.

« Le stéréotype du malade rhumatoïde est celui d'un individu confiné dans un fauteuil roulant ou un lit et complètement dépendant des autres. Il est aujourd'hui, heureusement, de moins en moins courant » (Panayi, 1980). Ces mots devraient être aux lèvres de toutes les infirmières et feront beaucoup pour consoler les malades en leur permettant d'avoir une meilleure compréhension de l'altération de l'image de leur corps.

10

L'image corporelle : le domaine oncologique

Carole Blackmore

« Le cancer est l'un des problèmes majeurs de notre temps en matière de santé. Un malade atteint de cancer n'est pas simplement un individu dont le corps est malade, c'est également une personne qui pense et qui souffre» (Tiffany, 1978). Pour l'infirmière spécialisée en cancérologie, l'étude de l'altération de l'image corporelle est aussi capitale que celle des processus de maladie et des effets secondaires du traitement. Le concept d'image corporelle est fondé sur les attitudes, les sentiments, les valeurs qu'a l'individu concernant son propre corps et, selon Murray (1972) : «À chaque période de la vie, aux changements physiques, comportementaux ou mentaux que vit la personne, correspondent des changements de l'image corporelle, même s'ils sont passagers.» Imaginez alors l'anéantissement que le diagnostic d'un cancer peut provoquer, puisque les changements physiques et psychologiques qu'il induit ne sont jamais passagers.

LES EFFETS DES SYMPTÔMES DU CANCER SUR L'IMAGE CORPORELLE

De nombreux symptômes physiques généraux, quoique liés aux cancers, n'en sont pas spécifiques et peuvent pousser le malade à modifier son comportement, ses valeurs ou ce qu'il ressent vis-à-vis de son corps. La douleur est le symptôme le plus évident. De nombreux malades atteints de cancer souffrent beaucoup ou se sentent mal dans leur corps à un certain stade de leur maladie. Mennie (1978) déclare que « l'on estime que 50-60 % des malades en phase terminale ont des douleurs qui peuvent aller de légères à intolérables. » D'autres symptômes généraux sont associés, tels que la perte de poids, les nausées, l'anorexie, les malaises et la fatigue. Tous ces symptômes peuvent conduire à des altérations de l'apparence corporelle ainsi que de son fonctionnement ou du contrôle qu'il exerce sur les activités corporelles. Tout cela représente des événements qui changent l'image du corps.

On retrouve certains changements psychologiques communs à tous les types de cancers indépendamment de la localisation de la tumeur primaire. Le fait de savoir, par exemple, que de nombreux changements cellulaires se produisent à l'intérieur du corps, sans que leur croissance et leur division soient contrôlées, peut entraîner de l'anxiété, conduire à la dépression et développer un sentiment d'impuissance. Le malade cancéreux aura autant peur de l'extension de la maladie et de la menace qu'elle représente pour sa vie que des changements physiques qui pourraient se produire — que la guérison soit ou non au bout du chemin. Price (1986) dit que l'individu qui a une pathologie « n'est jamais certain de la direction que prendra l'altération son image corporelle. Son état est caractérisé par l'insécurité ».

LES EFFETS DES TRAITEMENTS ANTICANCÉREUX SUR L'IMAGE CORPORELLE

Les principales approches thérapeutiques de cette maladie maligne sont la chirurgie, la radiothérapie et la chimiothérapie.

La chirurgie

La majorité des malades cancéreux devra subir une opération pendant la maladie, qu'elle soit conduite dans un but diagnostique ou thérapeutique. La procédure chirurgicale induit inévitablement une altération de l'image corporelle; une anesthésie générale représentera par exemple pour le malade opéré une perte de contrôle sur les activités de son corps; les changements physiques après une opération peuvent aller d'une petite cicatrice à une mutilation, parfois importante; les fonctions du corps peuvent également être modifiées par la chirurgie. Il est important que l'infirmière se rappelle qu'une altération de l'apparence, du fonctionnement et du contrôle du corps ne suffit pas pour qu'il y ait altération de l'image corporelle. La perception du changement par l'individu peut mener à une déformation de l'image corporelle. Smitherman (1981) fait remarquer que «certains changements dans le fonctionnement du corps peuvent être purement psychologiques et, pourtant, la probabilité que se crée une perturbation du concept de soi est grande.» Pearson & Dudley (1982), dans leur étude sur des hommes et des femmes en attente d'une opération abdominale majeure, ont trouvé que leur groupe de malades avait une mauvaise perception du fonctionnement et de l'emplacement des viscères. Pour eux, il s'agit d'un facteur de déformation de l'image corporelle.

La radiothérapie

«Jusqu'à 50 % des malades atteints de cancer subissent une radiothérapie à un moment ou un autre de leur maladie, ce qui provoque différents degrés d'inconfort» (S. Holmes, 1986). La radiothérapie a à la fois des effets physiques et psychologiques sur le patient. Les premiers peuvent être généraux ou localisés à la zone traitée. On pense que les effets systémiques se produisent à cause de la circulation de produits de dégradation tumorale qui peuvent provoquer de la fatigue, des malaises, des nausées, des vomissements, des maux de tête ou de l'anorexie. Ces symptômes peuvent se faire sentir pendant plusieurs semaines après l'arrêt du traitement. Les effets locaux comprennent de nombreux changements de l'aspect de la peau, ce qui suppose une altération de l'apparence du corps. Une augmentation de la pigmentation (qui peut persister longtemps), des érythèmes et une desquamation moite et sèche sont les premiers signes de réaction cutanée. Des réactions tardives, telles que la télangiectasie, la dépigmentation et la fibrose sous-cutanée, peuvent apparaître des mois, voire des années après la fin de la thérapie. Parfois il peut y avoir des séquelles occasionnelles très tardives, telles que des ulcérations, de la nécrose et même un cancer de la peau (Henschkle, 1966; *in* Bouchard & Owens, 1976).

L'anorexie, les nausées, les vomissements, les diarrhées peuvent survenir lorsque le tractus gastro-intestinal fait partie du champ irradié; ils sont alors dus à l'irritation des muqueuses. Ces symptômes représentent une perte de contrôle sur les activités et les fonctions corporelles. L'aplasie médullaire menant à la neutropénie, la thrombocytopénie ou l'anémie peuvent également survenir si de grandes parties de la moelle sont irradiées. (Les effets de l'aplasie médullaire sont discutés plus en détails ci-dessous.)

La peur et l'anxiété sont très courantes chez les malades suivant une radiothérapie. Krumm (1982) déclare que «les malades recevant un traitement radiothérapique peuvent développer toutes sortes d'angoisses, telles que d'être brûlés, de devenir radioactifs, de développer un second cancer, d'être défigurés et de devenir stériles.» Ces craintes ont de grandes répercussions sur l'image corporelle.

La chimiothérapie

Les agents cytotoxiques ont été de plus en plus utilisés dans le traitement du cancer en tant qu'agents curatifs, mais également pour éliminer certains symptômes et prolonger la vie. Toutefois «la chimiothérapie comprend à la fois des effets sur les cellules cancéreuses et sur les cellules normales, qui ont une grande activité mitotique» (Wimer Cline, 1984). C'est l'action de ces médicaments sur les tissus normaux qui entraîne certains effets secondaires menant à des altérations de l'image corporelle.

La plupart des agents cytotoxiques ont un effet dépressif sur la moelle osseuse, ce qui entraîne différents degrés d'anémie, de thrombocytopénies ou de neutropénies. Le malade en aplasie médullaire est sujet aux infections et peut nécessiter une hospitalisation et une antibiothérapie par voie intraveineuse s'il y a infection. Des taux de plaquettes bas peuvent provoquer des problèmes de saignement tels que les pétéchies, les épistaxis ou gingivorragies. L'anémie se caractérise par de la pâleur et de la léthargie. L'aplasie médullaire peut donc modifier l'apparence et les fonctions du corps et, plus tard, en prendre le contrôle.

La paroi épithéliale de la bouche et celle du tractus gastro-intestinal sont des tissus à division cellulaire rapide. La stomatite constitue un effet secondaire courant des agents chimiothérapiques : elle est extrêmement douloureuse et peut causer de la dysphagie et de l'anorexie. Les ulcères buccaux sont courants ainsi que les surinfections à candidas. Les porteurs de dentier peuvent être obligés de les enlever, ce qui crée un traumatisme social et psychologique encore plus grand.

Les nausées et les vomissements sont fréquents pendant et après la chimiothérapie, à cause de l'irritation de la muqueuse gastrique et de la stimulation des centres du vomissement qui se situent dans la medulla : il arrive que ces deux symptômes deviennent psychologiquement induits, si bien que le malade en souffre avant même l'administration des médicaments. Les diarrhées peuvent aussi provenir de l'irritation de la muqueuse intestinale par les agents cytotoxiques. Toutefois, certains médicaments, particulièrement le groupe des alcaloïdes extraits de la pervenche, entraînent une constipation sévère et, pour le malade, de tels changements signifient une altération du fonctionnement corporel ainsi qu'une perte de contrôle sur les activités de ce dernier.

«L'alopécie due à la chimiothérapie est toujours un effet secondaire psychologiquement pénible pour le malade cancéreux sous traitement. Selon l'importance que la personne accorde à ses cheveux, l'alopécie peut provoquer des changements négatifs de l'image corporelle» (Wimer Cline, 1984). Baxley *et al.*, dans une étude conduite sur quarante malades cancéreux, montraient une différence significative entre les notes données à l'image corporelle par les malades ayant une alopécie et celles de ceux qui n'en avaient pas : les premiers avaient une image du corps plus négative que les seconds.

De nombreux médicaments utilisés dans le traitement du cancer provoquent une stérilité temporaire ou permanente. Les malades femmes peuvent également développer une aménorrhée due aux effets secondaires des agents cytotoxiques. Les médicaments utilisés en chimiothérapie entraînent tout un cortège d'effets secondaires qui peuvent avoir un impact sur l'image corporelle du malade, et il est important que l'infirmière spécialisée en oncologie comprenne les retentissements de chaque médicament sur l'apparence physique, les activités et les fonctions corporelles du malade.

LES CANCERS DES ORGANES GÉNITAUX

Le cancer des testicules

Newell *et al.* (1984) rapportent que le cancer des testicules est le cancer le plus fréquent chez les hommes de vingt à trente-quatre ans et qu'il se trouve en deuxième place chez les trente-cinq à trente-neuf ans. On imagine les implications importantes pour l'altération de l'image corporelle, puisque ces années sont celles où la plupart des hommes ont une vie sexuelle active et où ils songeront, peut-être, à avoir des enfants. Les hommes attribueront beaucoup de valeur à l'apparence et au fonctionnement de leurs testicules.

Le traitement du cancer des testicules se fait par l'ablation des gonades déjà affectés afin de faire un diagnostic et d'enlever complètement la tumeur primaire. Après une orchidectomie unilatérale, un homme dépend de l'autre testicule pour la production d'hormones et de sperme puisqu'un testicule normal peut assurer ces deux fonctions. Toutefois, dans le cancer des testicules, il est prouvé que la fonction du testicule restant est dans la plupart des cas atteinte. Bertthelsen & Skakkeback (1983a) ont trouvé que 25 % des hommes examinés avaient une altération grave de la spermatogénèse; dans la moitié des 75 % restants, on constatait une numération des spermatozoïdes inférieure à la normale. Le même phénomène a également été rapporté par Hendry *et al.* (1983) : 22 % seulement des hommes avec séminomes et 29 % avec tératomes avaient une numération des spermatozoïdes supérieure à 10 millions/millilitre de sperme après orchidectomie, et cela avant tout autre traitement. Pourtant, Hudson *et al.* (1980) considèrent que la limite inférieure normale se situe à 15-20 millions/millilitre de sperme. Bertthelsen & Skakkeback (1983b) ont également trouvé des taux réduits de testostérone chez les hommes ayant un cancer testiculaire; 13,5 % ayant des taux inférieurs à la normale après orchidectomie.

Les problèmes d'adaptation aux changements de l'image corporelle après orchidectomie peuvent être dus à l'apparence physique — un sac scrotal vide d'un côté et une cicatrice dans la région inguinale. D'autres problèmes peuvent être provoqués par la perte fonctionnelle s'il se produit une diminution des taux de testostérone et une réduction de la spermatogénèse. La perte de contrôle sur l'activité du corps peut faire suite à une diminution des taux de testostérone, l'homme souffrant de bouffées de chaleur et de problèmes d'érection. D'autres problèmes surviennent si des traitements tels que la radiothérapie ou la chimiothérapie sont nécessaires (voir plus haut). Les protocoles standards de chimiothérapie utilisées dans le traitement des tumeurs des cellules germinales provoqueront des nausées et des vomissements, une alopécie et une stérilité temporaire ou permanente.

La gynécomastie constitue un autre problème : il s'agit d'un accroissement des seins qui vont jusqu'à ressembler à une poitrine de femme avec en plus des douleurs. Cela est dû à la circulation de gonadotrophine chorionique humaine, protéine produite par les cellules cancéreuses chez 40-60 % des malades avec tératomes et 80 % de ceux avec séminomes. Ce développement d'une poitrine de forme féminine peut avoir de graves répercussions sur l'image corporelle de l'homme.

Les cancers gynécologiques

Les cancers du col et de l'endomètre. « Le cancer de l'utérus est l'un des cancers les plus courants chez la femme... Les tumeurs du col dépassent en nombre celles de l'utérus proprement dit » (Walter, 1977). Les traitements chirurgicaux peuvent aller de la petite opération, telle que la conisation du cône, à l'hystérectomie ou l'exentération pelvienne. L'hystérectomie totale peut raccourcir le vagin d'un tiers à un demi, et donc provoquer des problèmes lors des rapports sexuels. L'hystérectomie signifie également ne plus pouvoir porter d'enfants. Les femmes attachent une grande importance à la fonction de l'utérus, et son ablation, même s'il n'est pas question d'avoir des enfants dans l'avenir, sera considérée comme une perte de féminité. Il y a également la disparition des règles. À cet égard, Adsett (1963) fait le commentaire suivant : « La majorité des malades expriment cependant du regret, car elles pensent avoir perdu une fonction nécessaire et précieuse pour leur santé. Elles pensent que ce rythme de vie, la menstruation, a une fonction de nettoyage périodique du corps. »

Sewell & Edwards (1980) ont interrogé des femmes ayant subi une hystérectomie totale pour cause de cancer et rencontrèrent chez elles des angoisses intenses : « Elles s'inquiètent de la survie et de la stabilité de leur famille et de leur couple, des changements de l'image corporelle et de leur attrait, et beaucoup veulent savoir comment sera leur vie sexuelle après l'opération. »

La radiothérapie est souvent le traitement par excellence du cancer de l'utérus, que ce soit par implants radioactifs ou par rayonnements externes. Il peut se produire un épaississement du vagin et une réduction des sécrétions vaginales et, dans certains cas, une formation de fistules et de sténoses vaginales, particulièrement avec les implants au césium. La peau soumise aux rayonnements peut se pigmenter définitivement : les femmes, embarrassées par ces modifications de la peau, ne voudront plus porter de bikinis.

Le développement du cancer utérin aux dernier stades de la maladie peut provoquer des changements de l'image corporelle. Le cancer de l'utérus tend à s'étendre localement à l'intérieur de la région pelvienne et la formation de fistules entre les intestins et le vagin ou le vagin et l'uretère est courante dans les derniers stades. Cela signifie que la fonction corporelle est atteinte lorsque l'urine ou les matières fécales passent dans le vagin. Il y a alors une perte évidente du contrôle de l'élimination chez ces malades. Les sécrétions vaginales sont également courantes et peuvent irriter les parties génitales; la femme se sent sale et incapable de contrôler son hygiène intime.

Le cancer des ovaires. Le traitement initial du carcinome ovarien consiste en une ovariectomie unilatérale. La femme peut ressentir une sensation de perte de féminité parce qu'elle accorde une valeur symbolique à l'ovaire et à sa fonction : les chances de grossesse sont réduites. L'ovariectomie bilatérale entraînera une ménopause avec bouffées de chaleur, fatigue, arrêt des sécrétions vaginales et absence de règles. La chimiothérapie est le traitement le plus courant et la cisplatine le médicament le plus souvent utilisé. Les effets secondaires qui ont des implications dans l'altération de l'image corporelle sont l'alopécie, les nausées et les vomissements, les diarrhées et l'aplasie médullaire.

LE CANCER DU COU ET DE LA TÊTE

Ces cancers concernent les lésions faciales, les tumeurs impliquant l'aire orbitale, le cancer de la langue, des lèvres, du palais, des gencives, de la muqueuse buccale, des amygdales, du pharynx et du larynx. Les effets de la maladie et de son traitement vont être probablement extrêmement visibles et, en tant que tels, très stigmatisants. Addison (1978) commente : « Cette question de l'image de soi pose de plus grands problèmes pour les gens ayant des difformités faciales que pour les gens mutilés ou amoindris d'une autre façon. » P. Holmes (1986) a interrogé une malade qui a résumé l'importance du visage en disant : « Je préférerais descendre dans la rue toute nue plutôt que d'exposer mon visage sans sa prothèse. »

Le traitement chirurgical est courant pour les cancers de la tête et du cou, et il est souvent radical. Le changement probable de l'image corporelle est important, puisque quatre des cinq organes des sens se trouvent dans la tête et le cou. Denning (1982) a remarqué que « l'altération de l'image corporelle due à la chirurgie de la tête et du cou nécessite de grands efforts d'adaptation de la part du malade. » Les changements de l'image corporelle peuvent se produire dans les trois domaines suivants : changement physique, changement des fonctions corporelles et changements du contrôle des activités du corps.

La chirurgie signifie souvent l'adaptation de dispositifs spéciaux, par exemple prothèses faciales, œil artificiel, canules de trachéotomie. Les prothèses sont en elles-mêmes à l'origine de certaines angoisses : les malades sont inquiets de leur visibilité et se demandent si elles resteront bien en place. P. Holmes (1986) rapporte le commentaire suivant d'un malade : « Ces jours-ci j'ai une prothèse qui tient bien, mais j'ai encore peur qu'elle tombe. »

La radiothérapie est également un traitement courant des cancers de la tête et du cou, soit en tant que complément de la chirurgie, soit comme traitement principal. La peau des zones irradiées restera souvent marquée et visible à tout le monde. Si la peau devient érythémateuse ou qu'elle desquame, elle peut devenir inesthétique, mais on ne peut pas la cacher par du maquillage durant le traitement. La radiothérapie de la cavité buccale peut provoquer des changements dans le fonctionnement du corps. Il y a absence de salivation si les glandes salivaires font partie de la zone irradiée et, si une stomatite vient se greffer par-dessus, la mastication peut devenir douloureuse et difficile. Le goût est également altéré et cette modification associée à la difficulté de mastication peut mener à l'anorexie.

Une radiothérapie de la région cervicale peut imposer au malade un nouveau style de vêtements pour réduire les frottements dans la zone irradiée. Les vêtements, constituant un moyen d'expression important de l'image que nous avons de nous-mêmes par rapport au monde extérieur, peuvent donc être considérés comme un changement de l'image corporelle.

Enfin, le processus de la maladie lui-même peut avoir des effets marqués sur l'image corporelle; par exemple, la voix peut changer ou même disparaître, la vue ou l'ouïe être affectées, particulièrement si les organes sont envahis par la tumeur ou si le nerf est endommagé. Il peut y avoir des problèmes dentaires, des difficultés pour manger ou avaler et des ulcérations. Une atteinte des nerfs peut aussi entraîner une paralysie faciale et des sécrétions; des odeurs désagréables peuvent provenir de l'endroit où se situe la tumeur.

L'AMPUTATION D'UN MEMBRE SUITE À UNE TUMEUR MALIGNE

La tumeur maligne primaire de l'os est courante chez les plus jeunes, surtout chez les adolescents. Le cancer des os est traité par chimiothérapie, et souvent on ampute le membre affecté. « L'amputation d'un membre, à n'importe quel âge et quelle qu'en soit la raison, est une expérience difficile qui constitue un événement particulièrement terrible chez les adolescents » (Boron, 1985). Les adolescents, caractérisés par la fragilité de leur identité et de l'image qu'ils ont d'eux-mêmes, placent souvent des espoirs irréalistes dans leur moi dominé par l'apparence physique. L'adolescent qui a perdu un membre par amputation devra se faire à son nouvel aspect physique.

L'amputation d'un membre entraîne également le perte d'une fonction corporelle. En effet, l'amputé doit réapprendre à marcher, ou bien à se nourrir et à s'habiller seul, etc. La prothèse elle-même peut également être source de problèmes, car elle ne peut être une réplique du membre perdu : elle ne peut être utilisée qu'à des fins fonctionnelles ou esthétiques. Il y a une conscience permanente de sa présence et les actions qui, auparavant, étaient automatiques, vont maintenant nécessiter réflexion et efforts.

La personne ayant subi une amputation devra aussi envisager l'avenir. Cela peut signifier l'obligation de changer d'emploi et de reconsidérer les buts qu'elle s'était fixés dans la vie. La perte d'un membre est très visible et peut donc se révéler extrêmement stigmatisante.

LES IMPLICATIONS POUR L'INFIRMIÈRE

Ce chapitre a déjà mis en lumière certains des problèmes de l'altération de l'image corporelle en relation avec des cancers bien précis ou leur traitement. Toutefois, tous les malades sont des individus et ils auront chacun leurs problèmes particuliers en fonction de l'image qu'ils ont de leur corps. Bien que les changements de structures et de fonction liés au cancer et à son traitement aient donné lieu à des points de vue assez pessimistes, tous les malades cancéreux ne vont pas les vivre et, d'ailleurs, nombre d'entre eux s'adaptent bien aux changements survenus.

Pour contribuer à l'adaptation positive aux changements de l'image corporelle, les infirmières doivent trouver des moyens d'évaluer et d'identifier les mécanismes d'adaptation positifs et négatifs développés par chaque malade. Un moyen d'y parvenir est d'utiliser un modèle de la fonction d'infirmière comportant une composante du concept du moi. Le modèle d'adaptation de Roy repose sur le concept selon lequel la personne est un être bio-psycho-social en interaction constante avec son environnement interne et externe. La personne reçoit des stimuli de son environnement et y répond. Les cancers et leurs traitements sont tous des stimuli de l'environnement auxquels chaque personne doit répondre et s'adapter.

Roy identifie quatre modes d'adaptation au sein desquels la personne peut répondre aux stimuli de l'environnement : l'un est le mode du concept de soi. Le modèle exige que l'infirmière examine le comportement du malade en fonction des stimuli de chaque mode d'adaptation et qu'elle détermine si le comportement est adapté ou non. On appelle cela l'évaluation de premier niveau.

Pour l'évaluation de second niveau, il faut que l'infirmière identifie quels sont les stimuli de l'environnement qui provoquent ce comportement. Le malade qui, conscient de son alopécie, perd confiance en lui en refusant toute relation sociale est un exemple de comportement mal adapté du mode du concept de soi. Le stimulus de l'environnement provoquant ce comportement mal adapté est la chimiothérapie.

Les objectifs de l'infirmière doivent être exprimés en termes de comportements adaptés de la part de la personne. L'intervention de l'infirmière implique la sélection et la mise en place des actions nécessaires pour aider la personne à atteindre les objectifs fixés; on en fait ensuite une évaluation.

En utilisant un modèle infirmier qui nécessite une évaluation dans le mode du concept de soi, l'infirmière spécialisée en cancérologie peut acquérir de l'expérience dans l'évaluation des changements de l'image corporelle de son malade. Ce modèle exige que le concept de soi soit la pièce maîtresse du plan de soins infirmiers et non juste un élément supplémentaire ajouté à la fin d'une longue liste de problèmes de soins infirmiers.

11

Les troubles de l'image corporelle chez les brûlés

Lynda May

C'est un lieu commun de dire que la brûlure est la blessure la plus terrible qui puisse affliger quelqu'un, mais cela n'en est pas moins la réalité. À une époque où les médicaments modernes et l'amélioration des traitements permettent à un nombre croissant de gens de survivre à des blessures de plus en plus étendues et de plus en plus graves, le problème des cicatrices défigurantes à vie constitue un sujet important.

Comprendre les effets à long terme subis par une personne brûlée ou ébouillantée demande d'en passer brièvement en revue les différents degrés de gravité.

Une brûlure superficielle détruit l'épiderme de la peau, mais les follicules pileux et les glandes sudoripares sont intactes. Ce type de brûlure guérit rapidement et laisse une peau souple, élastique et de bonne qualité, sans cicatrices.

Une brûlure du second degré détruit la plupart des glandes sudoripares et des follicules pileux et ne laisse que les éléments épithéliaux les plus profonds. Ces derniers permettent la cicatrisation, qui peut être lente, et laissent une peau moins élastique comportant éventuellement de vilaines cicatrices.
La brûlure du troisième degré détruit toutes les couches de la peau, et parfois des structures plus profondes telles que les muscles, l'os, le périoste, les nerfs et les tendons. À cause de la nature du processus de cicatrisation, le collagène se dépose; il se forme un tissu cicatriciel qui se contracte et exerce des pressions énormes pouvant entraîner des déformations importantes. Le chirurgien spécialisé utilisera des greffes de peau pour redonner toute leur épaisseur à ces régions afin d'essayer d'enrayer ce phénomène et de pouvoir couvrir les plaies. Toutefois, même les greffons subissent un raccourcissement, source de tensions.
Cependant, les brûlures du deuxième degré, qui affectent presque toute l'épaisseur de la peau mais se guérissent doucement sans intervention chirurgicale, peuvent provoquer les cicatrices les plus vilaines.

Comme toutes les autres cicatrices, celles dues aux brûlures passent par une série d'étapes avant de se stabiliser, ce qui peut prendre jusqu'à deux à trois ans. D'abord, elles peuvent être rouges ou violacées mais relativement plates. Les six premiers mois, elles vont s'épaissir et se durcir; elles peuvent être volumineuses et entraîner des démangeaisons. On les appelle cicatrices hypertrophiques. Elles peuvent être extrêmement défigurantes et handicapantes. Les douze mois suivants, elles s'atténuent, s'aplatissent et pâlissent, mais beaucoup d'entre elles restent bien visibles. Ces estimations ne sont qu'une moyenne; le processus de cicatrisation varie énormément d'une personne à une autre. Le véritable pronostic des cicatrices n'est pas connu avant au moins quatre mois, car la blessure ne se raffermit et n'augmente de volume que deux à trois mois après la cicatrisation. Les enfants semblent plus souffrir de cette hypertrophie cicatricielle que les adultes, et ceci est encore plus prononcé chez les Noirs. La souffrance endurée par le grand brûlé à cause de ses cicatrices sera fonction de la taille et de l'étendue de ses blessures, de son âge et de la localisation de la brûlure. Certaines parties du corps, surtout le cou et le sternum, sont connues pour leur propension à développer de vilaines cicatrices.

Les grands brûlés restent avec des cicatrices et peuvent perdre des doigts ou des membres, ou certaines fonctions à cause des déformations dues aux contractures : celles-ci entraînent un changement, souvent permanent, dans l'apparence du malade en dépit des efforts déployés par l'équipe soignante, un changement qu'il doit accepter comme il doit s'adapter à l'altération de son image corporelle.

Que ressent l'individu dont toute l'apparence extérieure se trouve d'un seul coup irrémédiablement changée ? Quelles en sont les répercussions sur son identité, ses relations avec les autres et sa place dans la société ? Ce sont des questions que l'infirmière, si elle considère le malade comme un tout, doit envisager. Répondre aux besoins psychologiques et sociaux du malade, tel est le dessein de l'infirmière pour l'aider à se réinsérer dans tous les sens du terme.

Une brûlure grave nécessitera l'admission du blessé dans un centre spécialisé où les talents combinés des chirurgiens, des infirmières, du physiothérapeute, de l'ergothérapeute, du psychiatre et du psychologue sont réunis. On peut aussi faire appel à d'autres personnels spécialisés tels que le pédiatre et le diététicien.

Une blessure aussi grave peut menacer la vie et nécessiter une hospitalisation initiale de plusieurs mois avec l'administration de nombreux anesthésiques pour les greffes et les changements de pansements. De plus, de nombreuses autres choses doivent être prises en considération, comme le recouvrement des zones à vif par de la peau saine, qui primeront sur le résultat esthétique final. L'apparence du malade subira un changement soudain rendu particulièrement choquant par des parties carbonisées ou par l'aspect de « viande crue » des parties ébouillantées. Des œdèmes importants peuvent survenir, surtout sur le visage ; ils ne seront que passagers. Le corps du malade peut passer de nombreux mois caché sous des pansements, d'autant que leur changement se fait sous anesthésie ; il faudra du temps avant que le malade ne puisse voir sa nouvelle apparence. Et même alors, les exigences de la physiothérapie, la nécessité d'un régime ou le simple désir d'aller suffisamment mieux pour rentrer chez soi peuvent ramener au second plan le problème de l'apparence.

Une fois guéries, les brûlures ou les greffes peuvent tirer, car elles sont trop sèches. Des lotions adoucissantes sont recommandées et le malade doit les appliquer avec précaution. Des attelles peuvent être nécessaires pour aider à corriger les déformations résultant des contractures. Des vêtements compressifs en Lycra sont spécialement conçus pour couvrir les zones cicatricielles — des simples gants aux vestes complètes et aux caleçons —; ils doivent être portés tout le temps jusqu'à ce que les cicatrices soient parvenues à maturité : 24 heures sur 24 pendant un à deux ans en ne les enlevant que pour la toilette. Ces vêtements aident à aplanir les cicatrices et à prévenir nombre de déformations dues aux contractures du tissu cicatriciel. De même, les masques faciaux en plastique transparent peuvent être utilisés pour les cicatrices du visage.

La vie du brûlé n'est pas heureuse, et elle devient dramatique après sa sortie lorsque des cicatrices hypertrophiques, laides et rouges se forment et que des contractures se développent. Les régions endommagées prennent un aspect différent et créent des sensations nouvelles. Les cicatrices du visage peuvent donner l'apparence d'un masque vivant dont toute expression a disparu, car le tissu cicatriciel ne répond pas aux contractions musculaires. Les cicatrices entourant la bouche peuvent la déformer d'un côté, créant des difficultés à manger ou même à parler normalement. Les brûlures autour des yeux peuvent entraîner une déformation des paupières ou une incapacité à fermer les yeux durant le sommeil ou même à les cligner. Il peut manquer des parties du nez ou des oreilles, les sourcils peuvent avoir disparu ainsi qu'une partie des cheveux à cause d'une greffe destinée à remplacer une zone du cuir chevelu. Les grandes brûlures du corps recouvertes de greffes cutanées en filet laissent un aspect souvent qualifié de «peau de crocodile». Une altération des sensations est possible au niveau des greffons ou des cicatrices qui peuvent réagir de manière différente de la peau normale au toucher, à la chaleur ou au froid.

Aussi de nombreux malades doivent-ils faire face pendant des années à d'opérations chirurgicales correctrices, auxquelles inévitablement ils finiront par renoncer. Une chirurgie plus compliquée peut être réalisée plus tard, une fois les premières cicatrices stabilisées, mais cela implique souvent une attente d'au moins un an. On peut prendre des morceaux de peau saine et les greffer pour faciliter la reconstruction. Une nouvelle technique de culture de tissus donne déjà de bons résultats. On injecte des bulles transparentes de silicone sous les tissus sains bordant l'aire cicatricielle et on les gonfle progressivement avec une solution saline sur une période de quelques semaines. Le tissu s'étend alors comme le fait la peau de l'abdomen d'une femme enceinte au fur et à mesure de la croissance de son bébé. Une fois pleine, la bulle est drainée et retirée; l'excédent de tissu ainsi créé est utilisé pour remplacer celui de l'aire cicatricielle adjacente.

En dépit de l'habileté du chirurgien et des nombreux progrès réalisés, un grand nombre de malades ne verront jamais disparaître totalement les cicatrices qui les défigurent. Pour ceux qui ont des cicatrices sur les mains et le visage, le défaut sera impossible à cacher. Comme le dit Michelle McBride (1979), qui a survécu à des brûlures graves : « Être une brûlée n'est pas un loisir à mi-temps, c'est tout le temps et pour toute la vie. Être brûlé signifie être très seul; cela éloigne les êtres chers et rend les étrangers suffisamment curieux pour poser des questions blessantes. Être brûlé ne se conjugue jamais au passé, il s'agit d'un problème de santé chronique. »

LES TROUBLES DE L'IMAGE CORPORELLE CONSÉCUTIFS AUX BRÛLURES

Le concept d'atteinte de l'image corporelle, traité précédemment, indispensable pour pouvoir soigner ces patients. La peau forme les limites du corps et c'est l'organe le plus étendu du corps qui est endommagé. Les blessures peuvent entraîner des cicatrices défigurantes et/ou une perte de fonction de la partie blessée mais, dans tous les cas, la soudaineté du changement et son caractère imprévu créent un décalage entre l'image que l'individu a de son corps et l'altération physique réelle.

Tous les individus qui souffrent de la cicatrisation de brûlures doivent se faire à la nouvelle image de leur corps, que les blessures soient visibles ou non. Si les cicatrices sont visibles, l'individu doit apprendre à réintégrer la société en tant que personne ayant une apparence spéciale; si le défaut est caché sous les vêtements ou sous une perruque, reste toujours la peur d'être découvert. La société attache beaucoup de prix à ce qui est considéré comme normal jusqu'à fuir ou exclure toute personne ne répondant pas à ses critères.

L'IMPORTANCE DE L'APPARENCE

Les cicatrices défigurantes et permanentes sont l'une des séquelles les plus marquantes des brûlures graves. L'apparence, c'est-à-dire la façon dont les autres nous considèrent et dont nous nous considérons nous-mêmes, prime encore dans notre culture sur les qualités intrinsèques de l'individu comme en témoignent les centaines de millions de francs dépensés annuellement en publicité pour nous pousser à avoir l'apparence de la jeunesse, de la santé et de la beauté. Des travaux conduits par plusieurs auteurs ont montré l'importance que les cultures occidentales attachent à une apparence physique attirante (Berschild *et al.*, 1972). Il semble que les gens beaux soient plus avenants, plus gentils, qu'ils aient plus de succès professionnels et sentimentaux, que ce soient de meilleurs conjoints, qu'ils soient plus intelligents, plus heureux et plus faciles à vivre. Aussi les gens défigurés ont-ils de nombreux stéréotypes sociaux à surmonter.

C'est en notant l'importance de l'apparence dans nos sociétés occidentales que l'on peut apprécier ce qui ce passe chez l'individu « différent ». Comme le souligne McGregor (1953), il y a une forte tendance à « rendre responsables des difformités les fautes des parents, la punition d'une mauvaise action, une parenté incestueuse ou l'empreinte maternelle...; ceci remonte aux débuts de l'histoire, lorsqu'on attribuait aux esprits du mal ou à la colère de Dieu les malformations physiques ».

Quelle que soit leur étendue, les cicatrices du visage empêchent de mener une vie normale (Abel, 1952). Ainsi, les brûlés doivent non seulement faire face aux conséquences physiques de leur condition, mais également s'adapter aux conséquences sociales et psychologiques résultant de ce que l'on a qualifié

« d'identité salie » (Goffman, 1963). « Tout défigurement est source de gêne, mais les brûlures sont particulièrement traumatisantes et mutilantes parce qu'elles atteignent très souvent le visage et les mains qui ne sont pas des parties protégées. Les gens regardent fixement, font des commentaires sans réfléchir, posent des questions embarrassantes, se retranchent dans le silence ou sont incapables de dialoguer normalement. Sans le vouloir, les étrangers et les amis poussent sans cesse, d'une manière ou d'une autre, la personne défigurée à se sentir anormale et rejetée : elle se rend compte qu'elle n'est pas la bienvenue et ne se sent pas à sa place » (Cape, 1976).

Les problèmes que doivent affronter ces malades sont alors énormes; leur réinsertion va nécessiter beaucoup plus que la physiothérapie ou l'ergothérapie. Quel rôle l'infirmière peut-elle jouer pour aider ces gens à se réinsérer dans la société, comment peut-elle commencer à les aider, surtout ceux qui ont des cicatrices visibles ?

LE RÔLE DE L'INFIRMIÈRE

Lors de l'admission

L'admission dans un service de brûlés n'est pas programmée; elle suit un accident, qui a souvent eu lieu au domicile ou sur le lieu de travail du blessé, parfois après l'incendie de la maison ou un accident de la circulation. De temps à autre, ces brûlures sont le résultat d'une automutilation, comme dans le cas d'une tentative de suicide ou la conséquence d'un épisode schizophrénique — « lorsqu'une voix m'a dit d'aller dans le four de la cuisinière ».

Quelle qu'en soit la cause, la brûlure est arrivée soudainement et les événements évoluent rapidement : admission du malade dans l'heure ou, au maximum, les deux heures qui suivent l'accident, et arrivée au centre des brûlés, souvent *via* le service des urgences d'un centre hospitalier. Même avec des blessures très graves, le malade est souvent conscient et capable de répondre; il sait que quelque chose de traumatisant s'est produit et il essaie de faire face à l'impact de son accident.

Les efforts de l'équipe médicale à ce stade ont pour but d'empêcher le choc hypovolémique dû à la perte de plasma et de faire une évaluation complète des blessures. On sait souvent, dès l'admission, quelle est l'étendue des blessures, quelle sera l'importance de la chirurgie et quel degré de gravité auront les cicatrices et le handicap. Toutefois, la priorité est donnée à l'administration des liquides, la réanimation, et tout est mis en œuvre pour que le malade survive à ses blessures. Si celles-ci sont très étendues, il arrive que le malade trop atteint meure, souvent après plusieurs semaines d'hospitalisation. Toutes ces informations doivent être communiquées au malade et à sa famille par les médecins et les infirmières. Les parents sont informés de la gravité des blessures et des chances de survie du malade, des informations qui doivent être souvent répétées par les infirmières. Même lorsqu'on leur dit qu'il est possible que la victime ne s'en sorte pas, les parents sont encore inquiets des conséquences de la cicatrisation et des greffes. Pour beaucoup de profanes, les greffes de peau et la cicatrisation sont les deux seules choses qu'ils associent à la blessure par brûlure et leur souci immédiat concerne la possibilité de défigurement. Ils posent des questions du genre : « Aura-t-il besoin de greffes de peau ? » ou « Sera-t-il gravement marqué ? »

Le malade lui-même demande parfois le temps que prendra son hospitalisation. On le lui dira en termes de semaines ou de mois, en précisant si la chirurgie sera ou non nécessaire. Il est plus rare que le malade pose des questions sur la cicatrisation ou le défigurement. Brûlé aux mains, il peut être plus préoccupé par la possibilité de retrouver leur usage que par l'aspect qu'elles auront. Toutefois, d'autres s'intéressent à cet aspect et poseront des questions. Une dame de soixante ans, pleine de vie, fut admise à l'hôpital après être tombée sur sa cuisinière à la suite d'un évanouissement. Ses vêtements avaient pris feu et elle avait été brûlée au troisième degré sur le bas du visage, le cou et la poitrine. Elle en avait entièrement conscience. Sa première question, une fois arrivée dans le service, fut de demander si elle resterait avec de « grosses cicatrices »

Il faut beaucoup de force de caractère pour poser une telle question, et la majorité des malades n'expriment pas leurs craintes aux premiers stades du traitement. Toutefois, ne pas poser la question ne signifie pas ne pas y penser. L'infirmière doit toujours garder à l'esprit qu'elle peut hanter le malade jusqu'à provoquer chez lui une grande détresse. Lorsque le visage est brûlé, même superficiellement, un œdème se développe à cause de la blessure. Les yeux se ferment et les lèvres enflent tellement que le malade a beaucoup de mal à avaler, ce qui le fait baver. Cet œdème dure plusieurs jours, puis disparaît progressivement, mais pendant tout le temps qu'il est là, il peut être extrêmement gênant pour le malade et sa famille. L'infirmière ne doit alors cesser de répéter qu'il s'agit d'un phénomène normal consécutif à la blessure et qu'il finira par disparaître. Le malade sera souvent incapable de voir correctement pendant plusieurs jours, ce qui rend cette situation encore plus effrayante : le voici dans un service de brûlés, suite à un accident; des choses étranges se produisent autour de lui; on lui fait des pansements, des perfusions, des prises de sang et il est incapable de voir ce qui se passe ou de voir sa famille et d'en percevoir les réactions. L'infirmière doit savoir le caractère effrayant et déstabilisant de cette situation, aussi expliquera-t-elle tout ce qui se passe ou va se passer.

Souvent, à ce stade initial, l'infirmière devra passer plus de temps avec la famille qu'avec le malade pour expliquer le traitement et l'étendue des blessures. Le malade lui-même est prisonnier de ce qui lui arrive; il sait qu'il est gravement blessé, qu'il a besoin d'un traitement, et il est prêt à en accepter la nécessité. Il faut mettre l'accent dès l'admission sur le fait que c'est le traitement qui va lui sauver la vie, malgré les angoisses sur l'issue finale, on insistera toujours sur le fait que c'est le traitement qui lui permettra de survivre.

Les soins du malade hospitalisé

« En dépit des efforts déployés dans cette partie du traitement, les soins sont longs et complexes et sans cesse douloureux pour le malade » (Bernstein, 1976). Cette citation résume bien ce que représente le traitement des brûlures graves; sa durée qui se compte en semaines, voire en mois, durant lesquels le patient peut être dans un état critique et subir un grand nombre de procédures diverses.

Les priorités seront : la couverture des plaies avec des greffes, la préservation des fonctions par la physiothérapie et la pose d'attelles, la nutrition et, parfois, la pose d'une sonde nasogastrique en plus des soins à la blessure elle-même. Ce sera l'infirmière qui passera le plus de temps avec le malade et sa famille : impliquée dans de nombreuses procédures qui provoqueront douleur et inconfort chez le malade, elle devra également faire tout ce qui est intime : aider à la toilette et prendre soin des sondes. Le malade gravement brûlé peut être très dépendant pendant des semaines ou des mois, et le malade adulte devra accepter son incapacité à assurer lui-même de nombreuses fonctions de base. Durant ce stade long et difficile du traitement, l'infirmière apprendra à connaître le malade et sa famille, leurs réactions et comment le malade a surmonté des crises antérieures; ces informations lui permettront d'aider le malade à supporter le traumatisme présent.

Au fur et à mesure que le malade prend conscience de ce qui est arrivé à son corps et dans sa vie, un certain nombre de réactions apparaissent. C'est le début d'une phase qui peut se poursuivre longtemps après la sortie de l'hôpital : un mouvement vers l'acceptation fondé sur le processus de deuil décrit par Kübler-Ross (1969). Après une brûlure grave, l'apparence du corps est changée, et sa nouvelle image doit être assimilée à celle que le malade a de lui. À la base, pour s'ajuster de manière positive, le malade doit réaliser qu'il est encore quelqu'un de valable en dépit des changements dans son apparence. Kübler-Ross décrit cinq phases que l'on peut voir chez le brûlé ou sa famille et, dans le cas d'un enfant, surtout chez ses parents : le rejet, la colère, le marchandage, la dépression et l'acceptation. Les trois premières phases sont habituellement vécues lorsque le malade est à l'hôpital, mais l'individu peut osciller de l'une à l'autre, et un malade dépressif peut revenir à une phase de rejet et de colère. On est dans la phase du compromis lorsque le malade dit des choses du genre : « Tout ira mieux lorsque mon nez sera refait » ou « Lorsque j'arrêterai de porter ces vêtements. » Tout ce processus peut prendre de nombreuses années; Kübler-Ross dit qu'il est incomplet tant que l'acceptation n'est pas atteinte. Cependant, Bernstein (1976) pense le contraire :

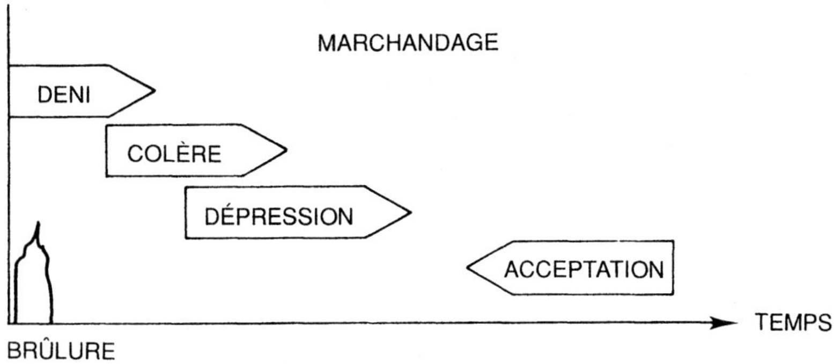

Figure 11.1. Les cinq stades du processus de deuil (d'après Kübler-Ross, 1969)

certains malades n'arrivent jamais à assumer leur deuil, bien qu'ils réussissent à s'adapter et se réinsérer dans la société.

L'infirmière doit savoir qu'elle sera confrontée à de nombreuses réactions différentes de la part des brûlés à l'hôpital — y compris le rejet, qui peut être très prononcé. Les malades les plus gravement défigurés peuvent ne jamais remettre leur apparence en question et manifester une forte tendance à l'humour comme s'ils ignoraient totalement ce qui leur était arrivé. Ce comportement, quelquefois bien vu par la famille et le personnel au début, laisse bientôt deviner le refus du malade à reconnaître ce qui s'est passé. Il est important de régler cette question pendant que le malade est encore à l'hôpital. Si on le questionne gentiment, on peut savoir s'il a des appréhensions face à ce qui l'attend lorsqu'il reviendra chez lui : par exemple, l'infirmière peut lui demander s'il désire se voir dans le miroir, bien que, souvent, on ne l'y encourage pas tant que la greffe n'a pas donné les meilleurs résultats possibles. On peut le conditionner ainsi pendant plusieurs jours, souvent en présence de parents, jusqu'à ce qu'il finisse par se regarder. L'infirmière peut alors proposer son soutien moral, mais il arrive que le malade et sa famille préfèrent rester seuls pour assumer leurs propres réactions.

La colère s'impose souvent en réaction naturelle à la blessure, dirigée contre le personnel infirmier par un malade qui est aux

Plan de soins pour un malade brûlé

Problème/ besoin de la malade	Buts	Actions	Évaluation
Brûlures du troisième degré au visage et sur le haut du corps, gros œdème, malade incapable de voir, ce qui provoque une grande anxiété	Mme X. comprendra que sa cécité est temporaire et qu'elle pourra de nouveau voir lorsque l'œdème aura diminué dans 2 ou 3 jours	Les infirmières soignant Mme X. vont constamment la rassurer et lui expliquer la cause de cet œdème Il faut expliquer tous les actes avant de les réaliser	Mme X. dit qu'elle a moins peur à présent et se sent rassurée par les explications des infirmières
Très inquiète sur la greffe à venir et la possibilité de cicatrices	Aider Mme X. à accepter la nécessité de l'opération et les cicatrices qui en résulteront inévitablement	La nécessité de l'opération est expliquée par les médecins et les infirmières en même temps que la possibilité de traitements futurs qui permettront de diminuer les cicatrices	Mme X. semble apprécier la nécessité de la greffe, mais est de toute évidence inquiète pour l'avenir

Anorexique, repliée sur elle-même, réticente à visiter d'autres services de l'hôpital	Mme X. va parler de sa réticence et est d'accord pour aller voir d'autres services dans 2 jours. Elle prendra également 3 petits repas par jour plus des boissons supplémentaires dans 2 jours	Expliquer à Mme X. et à son mari qu'il est important de bien se nourrir et de commencer la rééducation	Mme X. fait un gros effort pour manger et a accepté de faire de l'ergothérapie
La sortie est dans quelques jours, mais la malade déclare qu'elle n'est « pas très enchantée à l'idée de porter ces vêtements compressifs dehors »	Sa sortie de l'hôpital étant proche, Mme X. comprendra l'utilité de porter tout le temps ces vêtements	L'importance des vêtements compressifs est expliquée à Mme X. On lui montre des photographies avant et après le port des vêtements	Mme X. a encore beaucoup d'appréhension mais dit qu'elle comprend l'importance du port de ces vêtements et qu'elle va leur « donner une chance »

prises avec ses propres émotions ou contre des parents qui ont eux-mêmes des sentiments de culpabilité à assumer. On peut également constater une dépression grave accompagnée d'apathie, de léthargie, d'obnubilation et d'une perte d'appétit. Une fois encore, il s'agit d'une réaction naturelle que l'infirmière doit comprendre et à laquelle elle doit s'attendre. Toutefois, n'importe laquelle de ces réactions peut s'amplifier et devenir difficile à gérer pour le personnel infirmier; dans ces cas-là, l'aide d'un psychologue et d'un psychiatre apparaît nécessaire.

Le suivi

De nombreux malades gravement brûlés souffrent de ce que Bernstein décrit (1976) comme «une mort sociale». Après la sortie, ils ne se font plus suivre en consultation, et ils se retirent dans une petite vie bien protégée, sans être jamais capables de se réinsérer complètement dans la société. Plusieurs études sur le devenir des personnes ayant été gravement brûlées ont été menées, mais beaucoup ne prennent pas en compte le fait qu'une grande proportion des malades est introuvable après leur sortie de l'hôpital. Les auteurs divergent quant aux effets psychologiques et sociaux des brûlures graves : pour White (1982), ces malades risquent deux fois plus d'avoir des problèmes d'ordre psychiatrique après leur sortie. Bowden & Felier (1980) ne trouvent aucune corrélation entre l'importance de la brûlure et l'apparition de troubles psychiatriques; un nombre plus important de cas de dépression est souligné par Chang & Herzog (1974) chez ceux qui ont eu des brûlures aux mains et au visage. Certains auteurs déclarent que les jeunes adultes étaient les plus exposés (Andreason & Norris, 1972), alors que d'autres désignent la quarantaine comme la période la plus sensible.

Andreason & Norris (1972) et Bowden & Felier (1980) pensent que les femmes ont plus de risques d'avoir des problèmes que les hommes, ce que contredit White (1982), qui ne trouve aucune différence entre les sexes. Pour Kolman (1983), la raison sous-jacente de cette augmentation de cas de dépressions notée par certains auteurs provient probablement du changement d'apparence physique et de perte de rôle professionnel et social avec comme conséquence une diminution de l'estime de soi. Beaucoup de faits attestent la manifestation effective de troubles d'ordre psychiatrique après la sortie de l'hôpital, malheureusement, l'infirmière qui travaille dans le service n'y peut plus rien. Actuellement, il y a de nombreuses consultations dirigées par des infirmières pour suivre les brûlés, mais ce ne sont pas celles qui les ont soignés dans le service, ce qui crée un manque de continuité dans les soins. Toutefois, de nombreux malades sont de nouveau admis pour des opérations correctrices, ainsi l'infirmière a l'occasion de savoir jusqu'à quel point le malade accepte son problème. On peut l'encourager à avoir une vie sociale en lui suggérant, par exemple, d'inviter des amis proches ou la famille à lui rendre visite, puis progressivement à sortir accompagné, puis finalement seul, en utilisant, pourquoi pas, les transports en commun. On peut donner des conseils sur les vêtements qui aident à cacher les cicatrices ou sur les perruques ou sur un changement de coupe pour cacher les endroits où il n'y a plus de cheveux. On peut mettre en évidence la progression de la cicatrisation ou l'efficacité des vêtements spéciaux.

À ce stade de la réadaptation, l'infirmière doit être une source de conseils et d'encouragements : elle doit soutenir le malade dans ses efforts pour se réintégrer et doit comprendre les problèmes auxquels il est confronté. Certaines unités de brûlés ont des groupes d'entraide, souvent conduits par des brûlés eux-mêmes, les membres de l'équipe soignante étant disponibles pour donner du soutien si nécessaire.

Christine Piff porte une prothèse pour masquer un défaut du visage dû à une chirurgie faciale devenue nécessaire suite à un cancer. Dans un livre relatant son expérience, elle écrit que beaucoup de personnes ont cru, comme elle, qu'il n'y avait personne au monde qui puisse comprendre ce qu'ils avaient vécu. Elle a créé une association — appelée *Let's Face It* («Faisons Face») — qui a pour but de venir en aide à toute personne défigurée de naissance ou par suite d'un traumatisme ou d'une maladie. Piff (1985) écrit : «Bien que ce soit le visage qui soit abîmé, la douleur et la détresse vécues par l'infortuné sont incommensurables. Dans de nombreux cas, cela a des effets négatifs sur la famille proche et les amis. Leur incapacité à dire ce qu'ils ressentent et à comprendre pourquoi ils se sentent ainsi provoque de gros problèmes psychologiques et une sensation d'isolement et de rejet qui les coupe du monde et les isole.»

Pour d'autres, il y a le problème des cicatrices visibles sur les jambes; les femmes peuvent recourir au port permanent du pantalon. Que font-elles lorsqu'elles vont à la plage? Certaines feront comme si de rien n'était, mais d'autres ne se sentiront jamais capables d'exposer à nouveau leur corps en public, voire même en privé. Celles qui sont capables d'accepter leurs cicatrices et de croire en leur propre valeur malgré leur apparence vont se marier ou rester mariées et recommencer à travailler. D'autres vont toujours avoir peur de rencontrer quelqu'un et n'entreprendront jamais une nouvelle relation. À ce sujet, les autres aussi doivent être éduqués; si la société n'attachait pas autant de prix à l'apparence et à la normalité, ces quelques malheureux défigurés ne se sentiraient jamais anormaux ou rejetés. À ce propos, l'infirmière peut aider en acceptant toujours les individus pour ce qu'ils sont et non pour leur apparence.

Collyer (1984) a rédigé quelques directives pour le personnel impliqué dans le traitement des malades défigurés afin d'aider ces derniers à bien se réinsérer. En voici la liste :

1. Savoir que la confiance que le malade a en lui peut être suscitée ou détruite de bien des façons et que chaque contact est significatif.
2. Prendre le temps de communiquer avec le malade et la famille.
3. Prendre le temps d'écouter.
4. Reconnaître que ce qui est dit au malade et ce qui est perçu par le malade sont deux choses différentes.
5. Au moment approprié, donner un pronostic réaliste.
6. S'assurer que les malades et leur famille acquièrent la dextérité nécessaire pour faire quotidiennement les gestes en relation avec leurs cicatrices et qu'ils en soient fiers.
7. Avec l'aide de malades expérimentés, s'assurer que les nouveaux patients aient une connaissance réaliste des limites et des bienfaits que la médecine et la chirurgie peuvent leur apporter.

Ces directives aideront certainement toutes les infirmières impliquées dans les soins aux brûlés; elles les aideront à considérer leurs malades comme des êtres à part entière et non pas seulement comme une blessure à guérir. En donnant la bonne aide au bon moment, l'infirmière peut contribuer de manière positive à la guérison de ces malades ainsi qu'à leur réinsertion.

12

L'image corporelle en gynécologie

Margaret Rutter

Toutes les opérations effectuées sur l'appareil génital féminin, quel que soit l'organe impliqué, ont des conséquences sur l'image que la femme a d'elle-même. Une opération s'accompagne de changements réels ou redoutés de l'apparence. La cicatrice aura beau être minuscule, l'impact qu'elle va provoquer sur l'image corporelle de la femme peut être important.

Le sein et l'utérus ont une signification particulière liée à leur fonction de reproduction et d'allaitement, et leur rôle dans la sexualité féminine leur confère une importance supplémentaire. La sexualité n'est pas seulement un rapport sexuel, ni même juste une relation entre personnes; il s'agit de la perception que nous avons de nous-mêmes en tant qu'homme et en tant que femme — de notre masculinité ou notre féminité comme nous la voyons nous-mêmes ou comme nous voudrions qu'elle soit —, de notre apparence et de notre comportement ainsi que des effets que nous espérons produire en attirant ceux qui sont importants pour nous. La sexualité met à nu les peurs et les fantasmes que nous projetons sur nous-mêmes et les autres (Glover, 1985).

Les organes associés à la sexualité sont très chargés sur le plan émotionnel, surtout chez les femmes : dès la naissance, le corps des petites filles fait l'objet d'attitudes, de conseils, des mises en garde; l'intérêt que les petits garçons portent à leur corps; ce mystère attirant lié à des organes qui sont là et qui pourtant ne peuvent être inspectés ou explorés; l'importance des sensations agréables qui se dégagent de la région génitale; l'association faite entre ces organes et la possibilité de vivre avec un compagnon et, enfin, l'importance éventuelle de la reproduction (Masserman, 1966).

RÉACTIONS À L'ALTÉRATION DE L'IMAGE CORPORELLE

À la naissance, l'apparence des organes génitaux externes déclenche un phénomène « d'empreinte culturelle » quant au rôle sexuel féminin. Entretenu par la famille et la société, ce dernier renforce le concept qu'a l'enfant de son rôle futur en tant qu'être sexué. Après une opération, cette apparence est visiblement changée et déformée, ce qui entraîne des difficultés liées à la fonction sexuelle et qui s'ajoute au changement de l'image du corps de la femme. Des recherches ont montré que l'on trouve un nombre élevé de dépressions et de traumatismes émotionnels chez ces femmes jusqu'à créer une inhibition de l'activité sexuelle (Brown, 1972).

L'INTERVENTION CHIRURGICALE

Lorsque les organes génitaux de la femme font apparaître des symptômes inhabituels ou qu'ils subissent une intervention chirurgicale, il se produit une déformation de l'image psychologique que la femme a d'elle-même entraînant une réaction émotionnelle plus ou moins importante. La perte de l'utérus peut signifier la perte de féminité. La fonction de donner la vie est souvent la première idée que les femmes se font de la féminité, et l'incapacité à porter des enfants entraîne avec elle un sentiment de perte de statut personnel d'épouse et de mère. La femme peut croire que son mari ne la trouvera plus attirante, qu'il la rejettera et que leurs relations sexuelles diminueront. Si, en même temps, les ovaires ont été enlevés, elle peut avoir peur de vieillir prématurément et croire que son désir sera affecté. Certaines femmes croient aussi que l'opération leur donnera une apparence plus masculine : perte des formes féminines et de leur attrait, apparition d'un système pileux semblable à celui des hommes, ou encore comportement plus agressif et plus masculin. Les femmes célibataires peuvent ressentir un vide pour n'avoir pas eu d'enfants, et elles seront inquiètes de savoir comment cela va affecter leurs relations futures. Une explication prudente de ce qu'implique l'opération à l'aide de schémas simples aidera à soulager certaines de ces peurs. Des recherches ont montré que la plupart des femmes ne se sentent pas diminuées après une hystérectomie parce que leur état général est amélioré par la disparition de symptômes menstruels débilitants et que leur vie sexuelle peut s'améliorer. Pour de nombreux couples, la perte de fertilité est plus un soulagement qu'un inconvénient (Webb & Wilson-Barnett, 1983 a, b).

Les opérations majeures pour cancers telles que la vulvectomie ou l'exentération pelvienne produisent des mutilations visibles. L'exentération pelvienne est l'une des formes les plus destructrices de chirurgie pratiquée sur les femmes, car elle implique de retirer les organes pelviens et de fabriquer une vessie artificielle et/ou une colostomie. Dans le cas de la vulvectomie radicale, on s'efforce de laisser le vagin intact, mais la vulve est fortement modifiée, les nodules lymphatiques profonds sont disséqués et l'urètre, le vagin et les intestins peuvent subir des altérations. Il y aura un changement dans l'activité sexuelle après une hystérectomie de Wertheim parce que l'on retire le tiers supérieur du vagin et qu'il peut s'ensuivre une fibrose post-opératoire entraînant une diminution de la longueur fonctionnelle du vagin à l'origine de douleurs éventuelles au cours des rapports (dyspareunies); l'utilisation d'un lubrifiant peut aider à résoudre ce problème. La plupart des femmes acceptent cette altération de leur anatomie comme une nécessité pour retirer le tissu cancéreux et permettre la guérison, mais beaucoup sont horrifiées par le changement de leur image corporelle : elles disent parfois qu'elles sont mutilées, incomplètes, différentes, sales, asexuées, peu attirantes.

Certaines peuvent considérer le cancer comme une punition pour avoir eu des aventures extra-conjugales, attrapé une maladie vénérienne ou subi des interruptions de grossesse. Elles développent alors une culpabilité et une anxiété irraisonnées. Les femmes à qui l'on a diagnostiqué un cancer du col sont souvent effrayées par le lien possible entre les relations sexuelles précoces et des partenaires ou des mariages multiples. Ces situations peuvent, une fois encore, mener à un effondrement de la confiance en soi dans les relations sexuelles et à des troubles de l'image corporelle.

Les opérations pour prolapsus de l'utérus et réparation du vagin provoquent des dyspareunies chez 20 % des femmes, à cause du rétrécissement qui peut être aggravé par une fibrose et la résection de l'orifice vaginal. Cela peut mener à une perte de libido suivie d'une perte de confiance en soi dans les relations sexuelles.

Les filles n'ayant pas de vagin, ou un vagin trop petit ne sont souvent diagnostiquées que lorsqu'elles ont un retard de puberté. On va consulter parce qu'il n'y a pas encore eu de menstruation. Peu importe à quel stade cette anomalie sera découverte. Lorsqu'elle atteindra l'adolescence, la fille vivra non seulement les difficultés habituelles de la croissance, mais en plus celles de son anomalie. Elle se sentira différente, monstrueuse, tout cela étant accompagné d'une grande colère. Elle commencera à douter de sa féminité et posera souvent la question « Pourquoi moi ? » Si, en plus, la fille n'a pas d'utérus, cela signifiera qu'elle sera stérile; on imagine le choc alors subi.

La façon dont la fille réagira et acceptera cette anomalie dépendra de la façon dont sa mère aura reçu et accepté la nouvelle. Si la mère pense qu'avoir des enfants est capital pour une femme, elle aura transmis cette attitude à sa fille, ce qui augmentera les difficultés de cette dernière à s'adapter à la situation et à l'accepter. On entend souvent des remarques du genre : « Elle aime les enfants et aurait fait une mère formidable. » De plus, la mère se sent extrêmement coupable, s'en veut beaucoup, pensant que c'est parce qu'elle a fait ou pris quelque chose, lorsqu'elle était enceinte, qu'elle a provoqué cette anomalie. Les pères ont tendance à jouer les absents et laisser leur épouse apporter le plus de réconfort. Aider les parents à surmonter leurs sentiments de culpabilité est également une tâche importante de l'infirmière.

Généralement, on ne commence pas le traitement avant que la fille ait dix-sept ou dix-huit ans, car l'adolescente est incapable de coopérer suffisamment pour en assurer le succès. Après une vaginoplastie, la fille doit utiliser un dilatateur tous les jours pour que le vagin ainsi formé ne se ferme pas — ce qui renforcerait l'anomalie et les doutes face à la sexualité. La jeune fille peut accepter de faire de tels efforts si on la présente à quelqu'un qui a subi ce traitement avec succès et qui a des rapports sexuels normaux.

Les femmes souffrant d'incontinence urinaire ou de sécrétions vaginales importantes se sentent souvent sales et repoussantes, et passent un temps excessif à se laver et changer de sous-vêtements. Elles croient souvent avoir une odeur à cause de ces sécrétions et n'être plus attirantes, si bien qu'elles n'ont plus de vie sociale et que leurs relations et leur sexualité en sont affectées. Si les sécrétions sont associées à une maladie sexuellement transmissible, la femme se sent souvent honteuse et coupable parce que ces maladies sont encore largement associées à un manque de moralité. L'infirmière doit avoir une attitude compatissante, ne pas porter de jugements et donner à la femme le temps d'exprimer ses angoisses. Il faut expliquer avec soin le problème et son traitement — le soutien de la famille est également important. Les femmes à l'âge de la ménopause peuvent également se dévaloriser en tant que femmes, car elles se sentent décalées dans une société qui exalte la jeunesse et l'attirance sexuelle. La ménopause, avec ses changements physiques, coïncide avec des changements familiaux et sociaux. Les enfants deviennent indépendants et quittent la maison réduisant, de ce fait, le rôle de la femme à un moment où son mari peut se voir encore plus accaparé par sa carrière et passer encore plus de temps loin de la maison.

Le syndrome « du nid vide » a été décrit et a certainement été vécu par la plupart des femmes ayant joué le rôle traditionnel de l'épouse et de la mère (Bart, 1971). Les travaux de Paykell & Weiseman (1974) ont montré que les femmes qui travaillent à l'extérieur peuvent être épargnées par la dépression. Les infirmières doivent utiliser ces informations et pousser la femme à avoir une approche positive pendant cette période critique. C'est probablement la première fois depuis de nombreuses années que la patiente a le temps de penser à elle d'abord et non à sa famille : elle doit être encouragée à suivre ses propres envies. On peut donner des conseils pratiques pour diminuer la fréquence des bouffées de chaleur en évitant, par exemple, les atmosphères surchauffées, les endroits bondés, les plats trop chauds et trop épicés ou la consommation de boissons alcoolisées. Ces suggestions l'aideront également à retrouver l'estime d'elle-même.

LA STÉRILITÉ

La fertilité est liée, chez les femmes comme chez les hommes, à la sexualité. La stérilité peut mener à un dilemme social et émotionnel pour les couples. L'aspect émotionnel des examens et du traitement, l'angoisse d'être incapable d'avoir un bébé et l'acceptation douloureuse de cette stérilité peuvent entraîner une crise majeure dans la vie de la personne (Peiffer & Woollett, 1983). La société célèbre la maternité et la paternité; aussi les couples ou les individus stériles peuvent-ils ressentir une certaine insécurité dans leurs relations sexuelles.

Pour une femme, les liens entre la féminité et la fertilité sont très forts; elle peut se sentir incomplète si elle est incapable d'avoir son propre enfant. Son amour-propre et sa féminité sont ébranlés, elle se sent vulnérable et isolée parce qu'elle n'a aucun contrôle sur sa fertilité ou aucun choix quant à sa capacité de porter des enfants.

LES FAUSSES COUCHES

Certaines femmes trouvent qu'il est plus stressant d'être enceinte et de faire une fausse couche que de ne pas être enceinte du tout. Après un avortement spontané, d'autres ressentent de la colère pour ce qui vient de leur arriver; elles sont déçues car leurs espoirs et leur joie sont évanouis; elles peuvent aussi ressentir de la culpabilité en se demandant si elles étaient trop anxieuses ou si elles ont négligé régime ou repos. Il semble que la tristesse et la dépression soient inévitables les semaines, voire les mois suivant un avortement spontané. L'infirmière doit savoir qu'il est important de laisser la femme vivre son chagrin. Si la situation empire et qu'une dépression s'installe, l'infirmière doit la diriger vers un psychiatre. Voir le fœtus et/ou en avoir une photographie aidera la femme à faire passer son chagrin. L'infirmière doit l'aider à exprimer ce qu'elle ressent et à reconnaître la perte. Il est également important que le partenaire soit impliqué et qu'on lui donne l'occasion d'exprimer son chagrin (Wilkinson, 1987).

L'AVORTEMENT

L'interruption d'une grossesse est une expérience douloureuse et solitaire pour certaines femmes. Souvent, l'avortement se fait sans le soutien de la famille ou des amis, car elles sont trop embarrassées ou honteuses pour le leur dire. Certaines ressentiront de la culpabilité et seront déprimées, ce qui entraînera une perte de libido et des difficultés dans leurs relations. Lorsque l'interruption de grossesse aura été pratiquée pour malformation fœtale, la femme aura du chagrin d'avoir perdu son bébé mais son image corporelle redeviendra ce qu'elle était avant la grossesse.

Comme pour la fausse couche, l'infirmière peut aider la femme à faire son deuil en lui permettant d'exprimer ses sentiments. L'infirmière qui soigne une femme ayant subi un avortement doit montrer de la compassion et ne pas porter de

Plan de soins pour des problèmes d'ordre psychologique en cas de chirurgie gynécologique

Problèmes/ Besoins de la malade	Buts	Actions	Évaluation
Peur de la procédure	Évaluer et diminuer ces peurs pour que la femme puisse faire face à la situation	Reconnaître et discuter de ces peurs. Expliquer clairement les procédures et ce qu'on attendra d'elle. Corriger les informations erronées et les interprétations inadéquates	La femme dit qu'elle a moins peur et qu'elle se sent mieux à même de faire face à l'opération
Sentiments de culpabilité	Montrer que c'est inutile et en diminuer l'importance	Approche donnant confiance sans porter de jugements Explication précise et correction des mauvaises informations concernant la maladie Fournir une source supplémentaire d'aide psychologique et spirituelle si nécessaire	Se rend compte que sa culpabilité n'est pas fondée et le montre en ayant une meilleure compréhension de la maladie et des facteurs de risque

Pense que son partenaire ne la trouvera plus attirante sexuellement	Insister sur le fait qu'elle sera encore attirante sexuellement	Permettre à la femme d'exprimer ce qu'elle ressent. Lui proposer de parler à son partenaire de leurs émotions et de s'entretenir avec un couple de leur âge et de leur milieu qui a vécu une expérience similaire	Après avoir discuté avec son mari (qui lui a dit que c'est elle en tant personne qui est importante), elle semble plus décontractée et moinx anxieuse
	Encourager des sentiments de dignité, souligner sa valeur et son attirance	Maintenir l'intimité. Faire attention à l'hygiène personnelle et à l'apparence	Commence à porter de l'intérêt à son apparence et aux aspects sociaux de la vie
Perte de féminité et de la capacité à porter des enfants	Reconnaître et discuter de ces sentiments de perte	Stimuler la reconnaissance par une écoute active et montrer l'acceptation. Permettre à la femme d'exprimer sa tristesse, son deuil	Commence à admettre cette perte en reconnaissant qu'elle est encore une femme même si elle est incapable d'avoir des enfants
Peur de ne pas être à la hauteur une fois rentrée et crainte de recommencer les relations sexuelles	Encourager la confiance en soi	Expliquer ce à quoi il faut s'attendre pendant la période de convalescence et donner des indications pour y faire face. Discuter avec le couple sur la reprise des relations sexuelles; donner des explications précises sur le processus de cicatrisation des plaies et donner des conseils sur l'utilisation d'un lubrifiant lorsqu'ils vont reprendre les rapports sexuels	Commence à s'intéresser à l'idée de rentrer chez elle et se sent plus décontractée à l'idée de reprendre les relations sexuelles (avec un suivi en consultation ou une visite à domicile)

jugements. Lorsqu'il n'y a ni famille, ni amis, elle peut mettre en contact la femme avec une association de soutien ou avec une assistante sociale afin qu'elle ait toujours quelqu'un à qui parler.

LE VIOL

Les femmes qui ont été violées, avec ou sans trauma génital visible, vivent également un changement de l'image corporelle et de leur sexualité. Le viol, qui suppose force et violence, est une situation où la vie de la plupart des victimes est menacée. Durant le viol, le droit fondamental de la femme d'avoir un contrôle sur sa sexualité est nié, il peut s'ensuivre un certain choc qui peut prendre des formes variées, depuis un comportement trop calme jusqu'à des tremblements, des pleurs ou un rire hystérique.

Après avoir été abusées sexuellement, les femmes se sentent honteuses et sales, et passent souvent beaucoup de temps à se laver pour essayer de se sentir propre; elles refusent tout contact physique, ce qui est une manière de se protéger d'autres agressions, ou, en revanche, pensent que, peut-être, leur corps ne vaut plus la peine d'être protégé et tombent dans la nymphomanie. La culpabilité est également une réaction courante : la femme peut toujours croire qu'elle aurait pu faire quelque chose pour éviter le viol.

La façon dont une femme réagit à une crise et la résout dépend de ses propres mécanismes d'adaptation, de la façon dont elle est traitée en tant que victime et du soutien qui lui est apporté par sa famille et ses amis. Elle a besoin de se sentir en sécurité, d'être crue et de savoir que sa réaction à cette agression est normale. L'infirmière peut répondre à ces besoins en prêtant une oreille attentive et en assurant la femme qu'elle la croit (en exprimant son intérêt envers elle). Elle doit donner à la victime le temps d'exprimer ce qu'elle ressent, l'aider à identifier les moyens qui lui ont permis de surmonter d'autres crises et à utiliser le soutien qui lui est apporté. Il est important que l'infirmière laisse à la femme son esprit d'initiative.

LE RÔLE DE L'INFIRMIÈRE

Toutes les femmes ne développent pas des angoisses et toutes n'ont pas des problèmes quand se produisent des changements corporels après une intervention gynécologique. Sont les plus exposées à des problèmes psychologiques celles pour qui les organes de la reproduction ont un rapport étroit avec l'estime qu'elles ont d'elles-mêmes ou qui ont un sentiment d'infériorité. Il est important que l'infirmière soit capable d'identifier ces femmes et de leur donner les soins appropriés et le soutien nécessaire durant toute la procédure.

Il faut faire un bon recueil de données en y incluant des questions sur sa sexualité. Comme avec toutes les malades, l'infirmière doit avoir une approche bienveillante, sympathique et avenante afin que la femme se sente en sécurité et qu'elle puisse parler. L'intimité est une nécessité, il faut que l'entrevue se passe dans une pièce calme sans risque d'être entendue. L'infirmière doit poser des questions précises, bien écouter, inscrire le dit comme le non-dit et donner à la femme le temps d'exprimer ses doutes et ses craintes dans une atmosphère calme et détendue. Il est également important que l'infirmière se sente à l'aise quand elle abordera le thème de la sexualité et des problèmes sexuels. Elle devra y avoir réfléchi et connaîtra sa propre sexualité avant de pouvoir soutenir et aider les autres. Elle se doit d'accepter et comprendre les peurs de la femme. Une explication claire doit être donnée sur l'organisation hospitalière et les procédures destinées à préparer la femme aux événements à venir; il faut aussi l'informer sur ce qu'on attend d'elle.

Après que la femme a exprimé ses craintes, l'infirmière peut l'aider à identifier les forces qui sont en elle, en recherchant, dans son passé, les crises qu'elle a dû affronter et la façon dont elle les a résolues. De même, on pourra lui présenter quelqu'un qui a déjà vécu cette expérience et dont la guérison peut être un encouragement. Il faudrait inciter la famille et les amis à s'impliquer, car cela favorise la guérison de la patiente. Des soins infirmiers de bonne qualité et un bon soutien moral sont vitaux pour que la femme guérisse et qu'elle construise son avenir en termes de sexualité et de relations avec les autres.

13

La perte partielle ou totale d'un sein : une menace pour la féminité

Ann Tait

LA SIGNIFICATION CULTURELLE DES SEINS

Depuis Adam et Eve, les seins ont toujours suscité un grand intérêt. Si à travers les âges, leur représentation change, le message reste essentiellement le même : le symbole de la féminité, attribut sexuel et image du réconfort maternel. Que l'on se contente de les suggérer d'une manière subtile ou qu'on les exhibe, ils sont l'idée que se font la plupart des gens de « ce qu'est une femme ». Aussi la moindre menace, potentielle ou réelle, pesant sur un sein est-elle source de stress.

Sur le plan culturel, la signification du sein peut varier et refléter les valeurs de sociétés différentes, si bien que la notion générale d'image corporelle, telle qu'elle a été décrite au chapitre 1, ne peut se vérifier que partiellement (Norris, 1978). Pour les musulmans, par exemple, où les rôles de fille, femme et mère ont une importance capitale, la menace pouvant peser sur un organe aussi chargé en symboles que le sein peut occasionner des effets destructeurs. Le problème n'est donc pas que le sein soit caché ou non. Pourtant, de nombreuses femmes sont traumatisées à la seule pensée de dévoiler leurs seins à un médecin homme (Sampson, 1982). Dobson (1983) dit que les infirmières doivent en être conscientes et faire tout leur possible pour éviter des situations embarrassantes.

LES PERCEPTIONS INDIVIDUELLES DE LA PERTE TOTALE OU PARTIELLE DU SEIN

Le danger que représente l'opération du sein ne dépend pas simplement des valeurs culturelles de la société à laquelle appartient la malade, mais également de la signification qu'a le sein pour chaque individu (Bard & Sutherland, 1952). De plus, les perceptions individuelles peuvent changer avec le temps et nécessiter une réévaluation continue de la part des infirmières.

La chirurgie du sein peut être nécessaire pour des raisons esthétiques ou pour identifier et traiter une tumeur maligne ou bénigne. Dans ce dernier cas, la menace qui pèse sur la femme est double : non seulement une partie ou la totalité du sein peut lui être retirée, mais elle doit vivre également avec la crainte d'avoir une maladie qui risque de mettre sa vie en danger. Toutefois, il est un peu simpliste de penser que les femmes ne sont préoccupées que par l'ablation totale ou partielle d'un sein ou par le cancer ou les deux. Comme l'a montré Rosser (1981), les femmes se sentent menacées surtout parce qu'elles savent que les traitements du cancer du sein sont souvent désagréables et que, en plus, ils peuvent se révéler inefficaces et incapables d'améliorer ou de prolonger la vie.

LES PROCÉDURES PERMETTANT DE DIAGNOSTIQUER LES TUMEURS, BÉNIGNES OU MALIGNES

On sait qu'une femme sur quatre aura une forme d'anomalie du sein (Stanway & Stanway, 1982). Les infirmières peuvent encourager les femmes à identifier un changement anormal en pratiquant l'autopalpation des seins une fois par mois qu'expliquent des dépliants disponibles dans les Centres de lutte contre le cancer, chez les gynécologues... et, au moindre signe anormal, à consulter rapidement leur médecin traitant. De plus, les femmes qui ne présentent aucun symptôme particulier peuvent bénéficier de mammographies régulières.

Les femmes présentant des signes anormaux passeront un examen clinique, comprenant le cas échéant des ponctions-biopsies (à aiguille ou par incision), une échographie et une mammographie. Tous ces examens peuvent embarrasser et bouleverser les malades; aussi apparaît-il utile de leur en expliquer avec précision le déroulement et les conséquences (la mammographie est momentanément inconfortable et une biopsie par incision peut entraîner une plaie; les malades doivent rester au chaud et être bien couvertes). Il peut arriver qu'elles préfèrent être accompagnées si le médecin est un homme.

Pratiquer une biopsie exérèse exige une anesthésie locale ou générale, ce qui entraîne souvent une hospitalisation. Les malades ont parfois besoin qu'on leur précise qu'elles vont avoir une petite cicatrice après cet examen. Pour qu'il y ait diagnostic définitif de malignité, il est nécessaire d'envoyer les échantillons prélevés en cytologie et en histopathologie. Si on pense que le cancer du sein est localisé, et même si l'on est certain qu'il y a des métastases, la chirurgie indiquée impliquera l'ablation totale ou partielle du sein.

LES SOINS PRÉ-OPÉRATOIRES

Il est extrêmement important qu'une femme et son partenaire comprennent ce qu'implique l'opération sur l'image corporelle et qu'ils puissent exprimer aux médecins et aux infirmières ce qu'ils ressentent à ce sujet. La famille proche et les amis peuvent également avoir des craintes et vouloir être informés. On sait maintenant que, dans de nombreux cas, les taux de mortalité à long terme après mastectomie ou excision locale étendue pour traiter le cancer primaire du sein et le cancer localisé sont les mêmes. Il est donc vital d'évaluer les principales craintes de la femme avant l'opération. Une femme qui a des sentiments très négatifs sur la mastectomie peut souhaiter une chirurgie plus conservatrice et donc aura peut-être besoin d'une infirmière pour l'informer sur les risques et les avantages d'un tel traitement. Parfois, l'infirmière sera l'intermédiaire entre la malade et le chirurgien.

Denton & Baum (1983) déclarent que les femmes plus soucieuses de la perte du sein que du cancer avaient plus de risques d'avoir recours à un psychiatre plus tard. Une femme atteinte d'une tumeur maligne importante et profonde sous la pointe du sein aura besoin de l'aide d'une infirmière pour comprendre les conséquences esthétiques respectives d'une excision large et d'une mastectomie. Certaines femmes choisissent la mastectomie comme premier traitement, pensant qu'ainsi il y aura plus de chances pour que tout le tissu cancéreux soit enlevé et que l'opération annulera le recours à des traitements post-opératoires comme la radiothérapie. S'il reste une lésion locale, la radiothérapie est quand même souvent prescrite. En pré-opératoire, il convient d'informer les femmes sur les possibilités de diminuer l'asymétrie potentielle qui suivra l'opération : les prothèses temporaires ou semi-permanentes, la reconstruction du sein. Quant au problème des cicatrices redouté parce que méconnu — par exemple, certaines femmes pensent qu'elles vont avoir un trou béant dans leur poitrine après la mastectomie — les craintes les plus terribles peuvent disparaître devant le dessin ou la photo d'une cicatrice plate sur la poitrine.

Dans certains cas, les femmes subissent, avec leur accord, une opération sans savoir si on se limitera à un examen-extemporané ou si on ira jusqu'à la mastectomie. Ici, la tumeur est enlevée sous anesthésie générale et une partie est examinée par un pathologiste qui se trouve dans le bloc opératoire. Si la tumeur est maligne, le chirurgien procède à la mastectomie. Aussi la femme peut-elle se réveiller de l'anesthésie en ignorant si on lui a ou non enlevé le sein. Bien que certaines femmes disent préférer l'incertitude pour ne subir qu'une seule opération, on pense à présent qu'il n'est pas bon d'ignorer le diagnostic avant la mastectomie (King's Fund, 1986).

LES SOINS POST-OPÉRATOIRES

L'infirmière doit savoir que, lorsque la malade se remet de l'anesthésie après ce type d'opération, elle ne se retrouve pas seulement en face du défi que représente la perte du sein, mais également qu'elle est confrontée à un diagnostic définitif de cancer. Elle aura donc besoin d'un grand soutien et de beaucoup d'encouragements à ce moment-là.

Les infirmières devront faire preuve de beaucoup de tact dans leurs rapports avec la malade qui, commençant à s'adapter à l'altération de son image corporelle, sera peut-être très traumatisée de se voir exposée d'un seul coup à la réalité de la perte subie lorsque le pansement sera enlevé pendant la tournée du médecin. Elles pourront l'aider en la préparant psychologiquement et en l'encourageant gentiment à regarder sa cicatrice lorsqu'elles ne sont qu'à deux et loin du regard des autres. Toutefois, forcer les choses peut produire l'inverse de ce que l'on recherche et certaines femmes continuent à faire l'autruche : elles placent les miroirs de façon à ne pas voir le haut du corps, prennent des douches ou lieu d'un bain... L'infirmière peut aider une malade à mesurer les limites de telles pratiques, mais c'est, en définitive, cette dernière qui décide de regarder ou pas sa cicatrice. S'il apparaît toujours inutile de dire à une malade qu'elle a une jolie cicatrice, lui demander ce qu'elle en pense peut se révéler constructif. Des questions biens posées permettent d'en avoir un aperçu.

ÉVALUATION DES PERCEPTIONS DE L'IMAGE CORPORELLE

Il s'agit d'un processus continu et nécessaire tout au long du diagnostic et du traitement du cancer du sein. Évidemment, dans l'esprit de la malade, la notion qu'elle a de l'altération de son image corporelle peut se confondre avec les raisons pour lesquelles elle a été opérée, c'est-à-dire son cancer. La peur du cancer qui « ronge le corps », « envahit les bonnes cellules » et provoque douleurs et destruction du corps est courante. De plus, les idées reçues et la connaissance précise des effets sur le plan esthétique des traitements courants du cancer du sein, tels que la radiothérapie, la chimiothérapie et l'hormonothérapie, sont souvent effrayantes. Pour certaines femmes qui subissent une chimiothérapie, la pensée de subir une mastectomie, puis la perte de leurs cheveux (même lorsque cette dernière est temporaire), peut constituer la goutte d'eau qui fait déborder le vase.

Pour pouvoir évaluer l'impact de l'altération de l'image corporelle sur une femme, l'infirmière a besoin de références, c'est-à-dire de savoir quelle importance la patiente accordait à l'image de son corps avant le diagnostic et le traitement du cancer. En matière d'image corporelle, il peut être utile de commencer par poser des questions générales puis, en fonction des réponses données par la femme, aborder des thèmes plus personnels au fur et à mesure que la confiance s'établit. Voici un exemple de questions générales : « En général, diriez-vous que vous vous souciiez de votre apparence ? » Si la réponse est affirmative, l'infirmière peut alors demander : « Quelle importance diriez-vous que vous attribuiez à vos seins ? » Si la malade répond que ses seins étaient importants, l'infirmière peut poser des questions spécifiques telles que : « Portez-vous normalement des décolletés profonds ? » ou : « Portez-vous normalement des vêtements qui soulignent votre silhouette ? » Si la malade répond par l'affirmative, il peut être utile de lui demander si elle est une adepte des bains de soleil. De nombreuses femmes s'exposent maintenant seins nus au soleil. L'impact de la mastectomie pourrait avoir un effet dévastateur sur cette habitude.

On estime qu'une femme sur trois va avoir des problèmes sexuels après la mastectomie et qu'une sur quatre fera une dépression ou souffrira d'anxiété dans l'année qui suivra l'opération; des études ont montré que ces problèmes deviennent chroniques sauf s'ils sont reconnus et traités à temps. Malheureusement, l'incidence de la dépression et de l'anxiété chez les femmes subissant une perte partielle du sein et suivant un traitement radiothérapique primaire semble suivre la même voie. L'évaluation du moral des malades et de leur perception de la sexualité sont donc des questions importantes, car ils ont un lien avec l'image qu'elles se font de leur corps, comme en témoigne la conversation suivante entre Margaret, l'infirmière et Jane, une malade :

Margaret. — Voilà trois jours que vous avez été opérée (excision large), comment vous sentez-vous à présent ?
Jane. — Bien, je commence à me rendre compte...
M. — Pouvez-vous me dire ce que vous entendez par « me rendre compte » ?
J. — Eh bien, vous savez, ils m'ont dit qu'ils ne m'enlèveraient pas la tumeur mais, lorsqu'ils m'ont enlevé le drain aujourd'hui, j'ai regardé et il est évident qu'ils m'ont enlevé le quart de mon sein. Je vais être affreuse.
M. — Cela vous ennuie-t-il que je me rende compte moi aussi ?
J. — Non.
(*Margaret examine le sein de Jane.*)
M. — Vous avez raison en ce qui concerne l'importance de l'excision. Dites-moi un peu ce qui vous préoccupe le plus ?
J. — Eh bien, Michael, mon mari, aime bien mes seins. Il m'a toujours aimée ainsi et c'est un peu comme si j'allais le décevoir.
M. — Cela semble vous préoccuper beaucoup.
J. — C'est certain. Je vais avoir des difficultés lorsqu'il voudra regarder.
M. — Lui avez-vous dit ce que vous ressentez ?
J. — Non, pas vraiment.
M. — Aimeriez-vous savoir ce qu'il m'a dit avant votre opération ?
J. — Que vous a-t-il dit ?
M. — Eh bien il a dit... « du moment qu'ils enlèvent ça à temps, je me fiche du résultat esthétique. J'ai pris conscience cette semaine que c'est elle que j'aime et non une image. »
J. — C'est drôle qu'il ne me l'ait pas dit à moi.
M. — Mais, vous ne vous rappelez pas ? Vous disiez que vous n'aviez pas le cœur de parler à qui que ce soit à ce moment-là.
J. — C'est exact. Il faudrait peut-être que je m'y mette à présent.

Une infirmière impliquée dans de telles situations peut permettre à une femme de mieux contrôler sa propre situation et d'encourager le processus de réinsertion comme l'a montré l'étude menée par Watson (1984). Une autre étude souligne l'importance du rôle des infirmières : en comparant les résultats obtenus par des malades ayant subi une mastectomie, les unes uniquement soignées sur le plan physique, les autres bénéficiant des soins d'une infirmière spécialisée en cancérologie, on a pu vérifier que, parmi les secondes, trois fois moins de femmes souffraient de problèmes d'ordre psychiatrique (Maguire *et al.*, 1980). De plus, elles retournaient travailler plus vite, retrouvaient plus facilement une vie sociale et s'adaptaient mieux à la perte de leur sein et au port d'une prothèse (Maguire *et al.*, 1983).

POSE DE PROTHÈSES MAMMAIRES TEMPORAIRES OU SEMI-PERMANENTES

Cet aspect important des soins est souvent négligé et, au Royaume-Uni, on a du mal à trouver des prothèses (Simpson, 1985; Pendleton & Smith, 1986). Dès qu'elle le désire, il faut proposer à la femme, en post-opératoire, un «rembourrage» doux composé de fibres pour remplacer sa forme perdue. Pope (1982) a montré comment fixer ces rembourrages à l'aide d'une épingle sur une chemise de nuit, bien avant que la malade soit en mesure de porter un soutien-gorge.

Toutefois, avant qu'une prothèse semi-permanente puisse être adaptée, la malade doit porter un soutien-gorge bien ajusté et il est surprenant de voir combien sont nombreuses les femmes qui, en temps normal, ne prennent pas la peine de bien ajuster leur soutien-gorge. Des poches destinées à maintenir les prothèses peuvent être montées sur des soutiens-gorge existants. Une prothèse du sein semi-permanente, faite en général de silicone, peut être mise dès que la plaie s'est refermée, normalement entre un et deux mois après l'opération. S'il y a des séances de radiothérapie, il arrive que la peau soit trop fragile pendant ou juste après le traitement; on peut alors avoir recours à une prothèse temporaire. Plusieurs types de prothèses mammaires totales ou partielles sont disponibles.

Il est utile que les femmes comprennent ce qui va leur arriver avant de leur mettre une prothèse semi-permanente; beaucoup apprécient d'avoir pu discuter des différents choix possibles et d'avoir vu et touché des échantillons avant leur sortie de l'hôpital. Cependant, le seul fait de penser à une prothèse, voire même son contact, suffit à bouleverser certaines femmes; l'infirmière devra faire preuve de beaucoup de tact lorsqu'elle abordera le sujet; toutes les femmes ne veulent pas d'une prothèse et il ne faut jamais les forcer à en porter.

Elles doivent comprendre que les prothèses peuvent être changées à chaque fois que c'est nécessaire. Lorsqu'elles sont appareillées, la présence d'un proche permet de les aider moralement et d'émettre un jugement critique sur l'ajustement de la prothèse. Une femme doit, si possible, porter des vêtements qui soulignent la silhouette lorsqu'on adapte sa prothèse, tels qu'un pull léger ou un T-shirt moulant.

LA RECONSTRUCTION MAMMAIRE

Cela peut constituer une partie très importante du traitement global. Appréciée par les femmes à qui on la propose au moment de leur première opération, la reconstruction mammaire répond surtout aux angoisses de celles qui, après la première opération, continuent à être traumatisées par la perte de leur sein. Malheureusement, dans certains cas, la reconstruction du sein n'est pas forcément idéale sur le plan esthétique, si bien qu'elle ne convient pas à toutes les femmes.

Lorsqu'elles consultent, avant de décider de choisir ou pas la reconstruction, les femmes doivent comprendre que la position, la forme et la sensation (et parfois la température) du sein reconstruit peuvent être différentes de celles du sein original. Des raisons techniques peuvent empêcher la reconstruction : le manque d'élasticité de la peau, une maladie vasculaire, une reprise locale et avancée de la maladie ou une hypertrophie mammaire — dans ce dernier cas, on peut parfois réduite la taille du sein restant.

Psychologiquement, une femme doit être réaliste sur ce que la reconstruction peut lui offrir. Certaines espèrent améliorer leur relation avec leur partenaire. Si une femme se rend compte qu'il ne s'agit pas d'avoir un autre sein, mais une forme qui lui donnera au moins un substitut, elle aura plus de chances de s'adapter. En cas de doutes, il peut être utile de lui montrer des photographies de bons et de mauvais résultats esthétiques. Elle pourra également tirer profit de rencontres avec quelqu'un ayant vécu la même expérience.

Les types d'implants

1. Les implants gonflables. Remplis d'une solution saline après leur insertion, ils risquent de fuir et de se dégonfler.
2. Les implants en silicone. Ceux-ci ont différentes formes et tailles.

Les techniques de reconstruction mammaire les plus utilisées sont les suivantes.

La mastectomie sous-cutanée. Cela implique que tout le tissu interne a été enlevé et que ne sont restés que le bout du sein et l'aréole avec leur pédicule sanguin. On insère un implant dans la cavité. Cette opération n'est envisageable que chez les femmes qui ont eu des cancers non invasifs (par exemple, les cancers lobulaires ou des canaux). Elle est parfois recommandée comme traitement prophylactique chez les femmes ayant un risque élevé de développer un cancer du sein.

L'implant sous-pectoral. Il s'agit d'un implant de silicone placé sous le muscle pectoral.

Le grand dorsal musculo-cutané. Un morceau du grand dorsal musculo-cutané du dos de la femme est passé par un tunnel cutané jusque sous l'aisselle et mis sous la plaie de la mastectomie. Les muscles grands dorsaux sont suturés pour permettre l'insertion de l'implant en silicone.

La reconstruction du mamelon et de l'aréole

La reconstruction du mamelon présente de nombreuses difficultés. Lorsqu'un mamelon est libre de toute tumeur, il peut être épargné en étant cousu sur un site temporaire. Parfois le mamelon controlatéral est utilisé comme site donneur. Cependant, une mauvaise projection ou un manque de propriétés érectiles pose de nombreux problèmes. On trouve des mamelons en silicone dans le commerce et on peut à l'occasion les faire faire sur mesure. Les complications post-opératoires peuvent inclure l'infection, les hématomes, l'encapsulation de l'implant et la formation d'escarres sur les berges de la plaie entraînant une nécrose cutanée.

LES SOINS INFIRMIERS EN POST-OPÉRATOIRE

Ils peuvent varier en fonction de la procédure opératoire. De nombreuses femmes doivent porter un soutien-gorge qui maintient bien ou un maillot de soutien mammaire juste après l'opération, bien que le drainage soit parfois nécessaire. On dit souvent aux femmes de ne pas lever les bras au-dessus des épaules pendant au moins trois semaines après l'opération. Lorsque la blessure est cicatrisée, il peut être utile de masser le sein pour que l'implant ne durcisse pas, mais il est important que le sein ne subisse pas de pression vers le bas en direction de la suture.

LE LYMPHŒDÈME

Ici, le bras de la malade enfle à cause d'un excès de liquide interstitiel. Il s'agit souvent d'un état chronique et éprouvant, d'autant plus que s'y ajoute la menace qui pèse sur l'image corporelle de la femme. Un bras gonflé et lourd peut gêner d'une manière significative son fonctionnement. La mobilité est souvent altérée et de certains vêtements peuvent être difficiles, voire impossibles à porter.

Le lymphœdème a plus de risques de survenir chez les femmes qui ont subi une ablation ou une biopsie des nodules axillaires lymphatiques ou dont les nodules axillaires lymphatiques ont été traités par radiothérapie. La fibrose qui en résulte peut boucher les vaisseaux lymphatiques. Cette occlusion peut également provenir d'une tumeur résiduelle ou récurrente dans l'aisselle.

S'il y a danger d'insuffisance lymphatique, l'infection doit être évitée dans le bras ou la main à risque. On peut y arriver en utilisant des gants pour les petits travaux qui pourraient provoquer des coupures ou des écorchures de la peau. De plus, les injections, les vaccinations et les prises de la tension artérielle doivent se faire sur le bras sain. Une bonne gymnastique postopératoire et un drainage postural après la chirurgie du sein sont également conseillés (Markowski *et al.*, 1981).

Le traitement

En ce qui concerne le traitement, l'examen du médecin doit dépister une maladie active de la zone axillaire, une thrombophlébite, une fracture pathologique et l'infection. Un programme de traitement doit inclure des exercices d'élévation et des massages. La coopération entre la malade et le soignant est essentielle, car le lymphœdème est souvent difficile à guérir. L'infirmière peut avoir une influence positive sur les soins quand la malade est réticente à suivre son traitement.

CE QUE PEUVENT APPORTER LES PROFESSIONNELS ET LES NON-PROFESSIONNELS

Il peut être utile qu'une femme qui a subi une opération pour cancer du sein rencontre quelqu'un qui a vécu une expérience similaire au moins deux ans auparavant. Ces personnes peuvent constituer un exemple positif de survie, d'adaptation et de capacité à faire face, et ainsi encourager une malade qui se trouve face au stress du diagnostic et du traitement. Dans de nombreux cas, les infirmières et les volontaires peuvent travailler en étroite collaboration, se complétant les uns les autres, au cours des soins.

Les infirmières ont également besoin de savoir quelles associations d'entre-aide existent au niveau local et quelle valeur leur attribuent les malades et les professionnels. Elles doivent être en relation étroite avec les prothésistes, les représentants des laboratoires et les chirurgiens plasticiens. Elles auront certainement à côtoyer des psychiatres, des psychologues et des infirmières en psychiatrie aptes à gérer l'angoisse, des conseillers matrimoniaux, des sexologues et des physiothérapeutes, ainsi que des infirmières spécialisées en soins oncologiques.

Toutefois, la ressource la plus importante de la malade reste elle-même (Tait, 1985), sa famille et ses amis, mais l'aide d'une infirmière douce et impliquée peut lui permettre de gérer correctement ses problèmes d'image corporelle. Une femme avec un cancer du sein peut se trouver face à un avenir incertain, mais une infirmière compétente pourra lui donner confiance pour affronter la situation, en ayant toujours à l'esprit qu'il faudra peut-être la diriger vers d'autres services.

CAS CLINIQUE

Stella Clark rencontra, pour la première fois, l'infirmière dans le service où elle fut diagnostiquée. Le chirurgien lui indiqua que sa tumeur du sein était maligne et lui parla de l'éventualité d'une mastectomie parce que la tumeur était large et profonde, en-dessous du mamelon. Son sein était petit. Stella, jeune femme attirante, tirée à quatre épingles, approchant la quarantaine dit : «Je ne veux pas mourir, mais je ne suis pas sûre que je pourrai faire face à la perte d'un sein — suis-je déraisonnable ?» L'infirmière resta avec elle et, ensemble, elles discutèrent de l'aspect qu'aurait ce sein si on pratiquait une biopsie exérèse au lieu d'une mastectomie. Stella posa des questions sur la reconstruction et les autres traitements. Deux jours avant d'être hospitalisée, Stella téléphona à l'infirmière en lui disant : «J'ai pensé à d'autres questions. Vous avez parlé de reconstruction mammaire; est-ce qu'on peut la faire en même temps que l'opération ?» L'infirmière posa la question à l'équipe chirurgicale. Le chirurgien craignant que le mamelon de Stella puisse contenir des cellules malignes, déclara qu'il convenait d'enlever tout le sein. Il fut d'accord pour proposer une reconstruction ultérieure, car une mastectomie sous-cutanée n'était pas envisageable. Stella accepta cette décision et, malgré des difficultés à regarder sa cicatrice, elle adopta une attitude positive face au port d'une prothèse mammaire. Elle fit poser une poche sur son maillot de bain pour tenir la prothèse et reprit sa vie sociale.

Un an plus tard, Stella et l'infirmière se rencontrent à nouveau. «Que penseriez-vous d'une reconstruction à présent ?» demanda l'infirmière. Stella semblait incertaine. «Je ne suis pas vraiment sûre, je me faisais tant de souci à propos de John [son mari] et de l'apparence que j'aurais à mon travail. Je n'aurais pas dû m'en faire autant. John et moi sommes plus proches l'un de l'autre que nous ne l'avons jamais été et j'oublie vraiment la plupart du temps que je n'ai plus qu'un sein. Il y a évidemment des moments où c'est plus difficile à supporter.» L'infirmière demanda : «Quelle importance ont ces moments-là?» Stella réfléchit un instant et dit : «Eh bien, c'est chouette de savoir que je pourrai toujours recourir à l'opération, mais je vais rester comme je suis pour le moment.»

14

Les stomies : l'effet sur l'image corporelle

Mave Salter

Certaines personnes sont choquées et profondément dégoûtées lorsqu'on leur dit qu'elles devront certainement subir une colostomie, car ce type d'opération a autant de répercussions sur l'esprit que sur le corps. Elle sape l'image corporelle que les gens en bonne santé ont généralement d'eux-mêmes. Cette réaction peut se produire à n'importe quel âge, non seulement à cause de la stomie elle-même — proéminence, mauvaise odeur, aspect de viande crue —, mais également à cause des connotations qui l'accompagnent. Aussi, depuis de nombreuses années recherche-t-on des techniques pour supprimer le recours à la poche ou à la stomie.

Le but de ce chapitre consiste à indiquer des marches à suivre qui permettront au soignant de faciliter la vie de ces malades, car la stomie, bien que parfois temporaire, est la plupart du temps permanente. Si certains malades bénéficient d'assez de temps pour s'y préparer, d'autres arrivent en urgence, ne dispo-

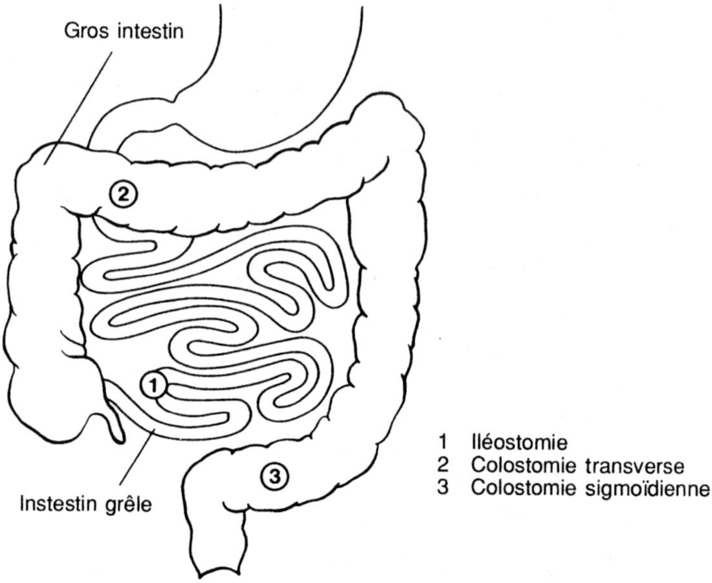

Figure 14.1 Sites de colostomies

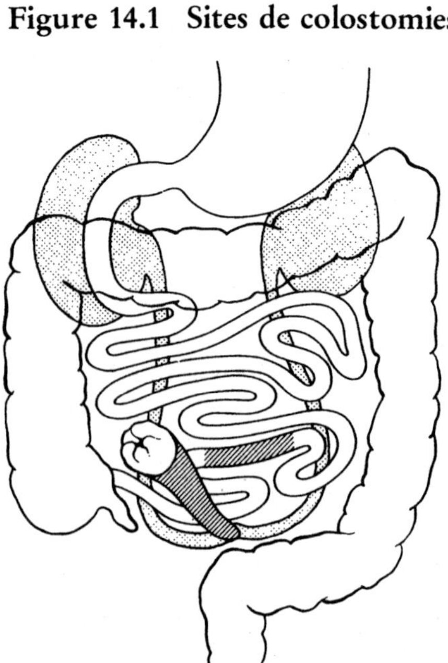

Figure 14.2 Schéma d'un conduit iléal

sant que de quelques jours, voire quelques heures, pour réfléchir.

Il existe quatre principaux types de stomies :

a) La colostomie terminale (généralement permanente).
b) La colostomie transverse (généralement temporaire).
c) L'iléostomie.
d) L'urostomie/conduit iléal.

On peut pratiquer une stomie pour des quantités de raisons, mais celles qui suivent sont les plus courantes :

Colostomie
Cancer du rectum.
Maladie diverticulaire.
Traumatisme.
Fistules (par exemple recto-vaginale).
Post-radiothérapie.
Maladie de Hirschprung.

Iléostomie
Maladie inflammatoire des intestins (par exemple colites ou maladie de Crohn).
Polypose rectocolite (maladie héréditaire où de nombreux polypes prennent une forme cancéreuse).

Urostomie/conduit iléal
Cancer de la vessie.
Les malades chez qui la vessie ne fonctionne pas (par exemple atteinte du nerf concerné à cause d'un traumatisme ou de manière congénitale).
Sclérose en plaques.
Vessie de petite capacité.

Les malades peuvent trouver des connotations sexuelles dans l'altération physique que constitue la stomie. En effet, à présent, ils sont pourvus d'un orifice qui n'a rien à voir avec celui qu'ils avaient auparavant. Si leur stomie est proéminente, les femmes peuvent la considérer comme un symbole phallique, alors que les hommes lui trouveront des caractéristiques féminines — il leur arrive d'associer aux règles les saignements qui peuvent se produire lors du nettoyage de la stomie.

Si l'on essaie d'imaginer la répulsion ressentie par un porteur de stomie, il est peut-être plus facile de comprendre le genre de problèmes complexes auxquels se trouvent confrontés ces malades. Salter (1980) raconte :

> L'anus est caché là où il faut et cet emplacement est bien pratique pour la personne «normale»; l'anus est fonctionnel, efficace et ne nécessite souvent que des soins d'hygiène élémentaires. La stomie renverse totalement la situation. «L'équivalent de l'anus» se trouve sur l'abdomen, forme une excroissance, et rappelle sans cesse au malade le caractère permanent de la situation. En effet, alors que de nombreuses procédures chirurgicales laissent des cicatrices, souvenirs qu'une certaine partie malade du corps a été enlevée, une stomie nécessite une attention continue. Elle émet parfois des bruits gênants en public et se réveille aux mauvais moments, c'est-à-dire les plus intimes. Elle est sujette à différentes complications et peut envahir la vie quotidienne de la personne.
>
> Il est possible que certains malades n'aient jamais entendu parler auparavant de ce type d'opération ou bien qu'ils connaissent quelqu'un qui a une stomie, d'où leur effroi. D'autres ne veulent pas en parler, ni savoir quoi que ce soit à son sujet, jusqu'à ce que la stomie devienne réalité. La stomie est exactement le genre de chose qui suffit à empêcher quelqu'un d'avoir une vie sociale normale. En effet, elle pousse la personne à s'isoler jusqu'à entraîner une véritable dépression. Pourtant, le malade qui choisit de garder pour lui ce lourd secret et de ne raconter à personne son drame personnel, est, à première vue, une personne normale et en bonne santé.

La perte d'une partie de ses organes internes et la création d'un organe externe constitue une perte et le malade passe par différentes étapes de deuil.

Les malades porteurs de stomie peuvent souvent se sentir mis à l'écart par la famille, la société ou les employeurs. Ainsi, chez certains groupes ethniques, une jeune fille avec stomie n'est pas considérée comme éligible pour le mariage (Whitethread, 1981). Les gens vivant dans des dortoirs ou partageant une salle de bains commune vont prendre d'immenses précautions pour s'assurer que leurs colocataires ne sachent rien de leur stomie, afin de ne pas être ridiculisés ou mis dehors. Lorsque les porteurs de stomie travaillant dans la restauration reprennent leur travail, ils devront peut-être se battre pour rester, alors que d'autres retravaillent et retrouvent une vie sociale sans avoir à affronter ces problèmes. L'incontinence est socialement inacceptable — c'est un fait qui nous est inculqué dès la petite enfance —, or les porteurs de stomie doivent faire leur deuil de la perte d'une partie du corps, mais également du contrôle de leur vessie ou des selles.

LES DIFFÉRENTS GROUPES D'ÂGE

On peut faire des stomies à tout âge — du bébé ayant, par exemple, une imperforation de l'anus à l'enfant avec spina bifida; de l'adolescent ayant subi un traumatisme au jeune adulte marié ayant une maladie inflammatoire des intestins; des gens d'une quarantaine d'années avec cancer du rectum aux personnes âgées souffrant de diverticulite.

En fonction de ces différents groupes d'âge, quels problèmes les malades vont-ils se poser ? Un jeune bébé n'aura pas de problème d'image corporelle, mais ses parents devront accepter le fait que leur enfant est différent de ceux de leurs amis. Il n'existe pas beaucoup de poches adaptées aux minuscules stomies des nouveau-nés, et cela doit être déroutant pour les parents de voir leur enfant dans un incubateur portant un sac aussi grand que lui. Comment ces parents apprendront-ils à s'adapter à leur enfant, accepter ce trou rouge et proéminent sur son abdomen et par lequel sortent les selles ? Si l'expression du visage, les mots et les gestes de l'infirmière montrent son acceptation à la fois de la stomie, du bébé et de ce que ressentent les parents, et si elle leur donne du temps pour exprimer leurs émotions, alors ces derniers finiront, peut-être, par l'accepter aussi. Et si l'infirmière peut assister à la visite d'un ami ou d'un membre de la famille qui voit la stomie pour la première fois, elle sera peut-être une source d'aide et de soutien moral pour les parents. On parle beaucoup de nos jours de communication, et cela est aussi important pour un bébé avec une stomie : il faut encourager la mère à ne pas avoir peur de toucher le bébé ou de blesser sa stomie; il faut insister sur le fait que la stomie n'a pas de sensibilité en elle-même et l'assurer que, tout en faisant attention pendant les soins de peau et le changement de poche, elle peut toucher, prendre son bébé dans les bras et donc avoir avec lui une relation normale.

Les enfants porteurs de stomie ont certainement grandi avec, si bien qu'ils ne se sentent pas différents jusqu'à leur arrivée en primaire. On sait très bien que les enfants peuvent être très cruels entre eux à certains moments mais, une fois encore, si l'enfant est accepté par ceux qui le soignent, il appendra à avoir une image positive de lui-même. Les enfants croient souvent qu'être malade ou devoir aller à l'hôpital est une forme de punition, aussi devra-t-on les assurer du contraire, leur répéter qu'on les aime beaucoup et qu'on veut qu'ils rentrent vite.

De nombreux parents surprotègent leurs enfants, alors que d'autres se battent pour qu'ils soient traités comme des égaux. Si une mère se sentant coupable, consacre tout son temps à son enfant « malade », au point de négliger son conjoint ou ses autres enfants, il faudra entreprendre une thérapie familiale. Dans une telle situation, il serait nécessaire que l'infirmière se fasse le porte-parole de la famille. L'équipe qui a soigné l'enfant au départ a un rôle important à jouer; elle peut suggérer à la mère de prendre quelques distances avec son enfant malade afin de se consacrer un peu plus au reste de la famille. On peut demander à des bénévoles de prendre le relais pour permettre aux parents de décompresser un peu.

Les parents et les enfants peuvent avoir des questions à poser concernant par exemple le sport, les douches communes, ce qu'il faut faire lors de voyages de classe de plusieurs jours et sur l'importance d'apprendre à se soigner seul très tôt. Bien que l'autosondage intermittent et la reconnexion du tractus urinaire supprimant le recours aux urostomies soient plus fréquents, de nombreux enfants vont devoir encore porter une stomie, de nombreux enfants qu'il faudra par conséquent aider. Évidemment, les enfants pour lesquels on a décidé qu'une urostomie n'était pas nécessaire auront besoin d'aide, car leur tractus urinaire sera reconnecté : de nombreux enfants apprennent à se sonder eux-mêmes, à intervalles réguliers, durant la journée.

Il est de plus en plus courant d'intégrer, quand c'est possible, les enfants handicapés à un environnement scolaire normal, et cela apporte beaucoup à l'enfant porteur d'une stomie. Si la stomie est son seul handicap, l'enfant rencontrera peu de problèmes, et une liaison bien menée entre la maison, l'école et l'hôpital lui permettra de réussir à vider et changer son appareillage à l'école. Donc, si on lui apprend à être indépendant, il pourra plus facilement, si nécessaire, trouver de l'aide auprès de l'infirmière scolaire.

Si un enfant souffre d'un handicap surajouté tel qu'un spina bifida, les parents et l'équipe soignante doivent alors décider de l'école la mieux adaptée à son cas. Il se peut qu'un enfant porteur d'appareillages orthopédiques ou se déplaçant en fauteuil roulant ne puisse pas franchir les escaliers, mais de nombreux obstacles peuvent être surmontés en discutant de la situation avec le médecin scolaire, l'infirmière scolaire ou le corps enseignant. Une décision pourra alors être prise sur la meilleure marche à suivre. Le bien-être de l'enfant a une importance primodiale et il faudra expliquer aux enseignants ses besoins afin de faire disparaître leurs réticences. Évidemment, plus l'enfant est indépendant, plus il sera rapidement accepté normalement dans une école; le considérer comme un égal par rapport à ses camarades aidera les autres enfants à l'accepter comme un des leurs. Tout en étant cruels, les enfants montrent des capacités d'adaptation et d'acceptation remarquables — donc, si un enfant ne se sent pas gêné par sa poche lorsqu'il prend une douche ou se change pour la gymnastique, une simple explication de l'enseignant aux autres élèves suffit la plupart du temps à éviter les drames.

L'adolescent

Si l'image corporelle change constamment, l'adolescence doit sûrement constituer un passage difficile pour une personne ayant une stomie. Deux catégories sont à distinguer dans cette classe d'âge : ceux qui ont grandi avec une stomie et ceux qui subissent l'opération durant leur adolescence. Souvent, dans le cas d'une maladie intestinale inflammatoire, les chirurgiens attendent que cette période critique soit passée. Malheureusement, la croissance peut être stoppée à cause de cet ajournement; les traitements conservateurs sont un échec, et il ne reste plus d'autre choix que de faire une stomie. Pourtant, souvent après l'opération, ces jeunes se développent, prennent du poids, grandissent et disent qu'ils auraient bien voulu avoir une stomie avant ! Ce n'est pourtant pas le cas de tout le monde car, bien que souffrant d'une maladie de Crohn et de colite ulcéreuse, ces malades suivent, la plupart du temps, un traitement conservateur pendant de nombreuses années. Ils peuvent ne pas bien accueillir la stomie, même si elle signifie la fin de leurs diarrhées et des douleurs. Si beaucoup d'entre eux savent qu'un jour ils devront peut-être recourir à la stomie, d'autres sont opérés très vite, ce qui crée un choc terrible sur le plan émotionnel, surtout pour l'adolescent qui s'est peut-être déjà forgé une image corporelle intacte.

La polypose familiale est une maladie héréditaire. Il faut suivre soigneusement les adolescents de ces familles à risques, car ils présentent souvent des altérations du côlon de type cancéreux ou précancéreux, impliquant le recours à la colostomie. Bien qu'il soit possible aujourd'hui de créer une poche périnéale avec une iléostomie couvrante temporaire, il subsiste encore beaucoup de conflits dans les familles, de tensions et de sentiments de culpabilité de la part des parents à cause de la nature héréditaire de la maladie.

On considère qu'il vaut mieux éviter aux adolescents la stomie et éliminer les stomies temporaires le plus vite possible, pourtant, l'auteur connaît le cas d'une jeune fille de seize ans qui a manifesté des troubles psychiatriques graves lorsqu'on lui a retiré sa stomie. Pour elle, c'était devenu une béquille; avoir perdu sa stomie revenait à lui avoir fait perdre du même coup la sympathie des autres ainsi que sa dépendance, par rapport à sa mère en particulier.

Certains points nécessitent un examen particulier tels que le port de maillots de bain (sera-t-il possible de porter un bikini ?), ce qu'il faut dire aux amis et la façon dont parents et soignants peuvent, de manière diplomatique, aider ces adolescents dans leur conflit. À la différence du maillot de bain, le bikini pose vraiment des problèmes pour cacher la poche. Une malade a réussi à surmonter cela en portant un paréo du côté de la stomie. Les maillots de bain une pièce sont à présent à la mode; imprimés ils rendent la poche moins visible. S'il faut la vider alors qu'on est, par exemple, en train de prendre un bain de soleil, on peut mettre une serviette sur le bras, de la même façon qu'en d'autres circonstances, un sac à main ou un manteau peuvent cacher une poche pleine jusqu'à ce qu'on puisse la vider.

Certes, il n'est pas raisonnable qu'un adolescent clame partout qu'il a une stomie, mais on peut lui conseiller de le dire à ses plus proches amis qui, venus lui rendre visite à l'hôpital, auront appris quel type d'opération il aura subi. Cependant, le cas échéant, pour réduire le choc il faut conseiller au jeune d'expliquer l'opération en termes simples; par exemple : « J'étais plutôt malade, avec des diarrhées fréquentes et douloureuses. Ils ont dû enlever mon côlon/rectum, et à présent je me soulage par une ouverture pratiquée sur mon ventre. Je dois donc porter une poche, mais je me sens vraiment à nouveau en forme. » Si un porteur de stomie a une image valorisée de son corps, cette confiance va gagner ses amis. Ainsi, le style de vêtements, de loisirs, etc. de la personne peuvent confirmer qu'il n'est pas différent de ceux de son âge.

Les jeunes adultes ont un autre problème : décider quoi dire à un partenaire lorsqu'une relation devient sérieuse. Si la découverte provoque la fin de la relation, vont-ils blâmer la stomie ou accepter la situation ? Une fois le côlon et le rectum enlevés, l'un des points positifs de la rectocolite hémorragique est la guérison de la personne qui, après une période d'adaptation, peut apprendre à vivre avec sa stomie. Sa qualité de vie est souvent fortement améliorée et elle se sent bien; ce qui n'est pas le cas avec la maladie de Crohn, la stomie ne supprimant pas tous les problèmes. De nombreux malades souffrent d'une perte de poids persistante et d'abcès périanaux si bien que la seule chose qui reste à faire est de proposer un soutien continu. Donc, quel moment choisir pour parler à leur petit(e) ami(e) de leur stomie ? Et que se passe-t-il dans un couple marié quand l'un des deux subit une stomie ? Comment peut-on aider leur partenaire à l'accepter ? Que dire quand ils avouent leur peur des odeurs ? Que vont-ils faire de leur poche lorsqu'ils feront l'amour ? La peur d'endommager la stomie ou de bouger la poche comporte des effets négatifs sur l'image du corps, alors qu'une poche idéale et sûre, que l'on peut changer en fonction des activités, que ce soit le sport ou les relations sexuelles, inspire confiance et engendre des effets positifs sur l'image du corps. Il existe une grande variété de systèmes dont beaucoup sont de couleur rose pour ressembler à la couleur de la peau. Ces appareillages conviennent à la population blanche; les fabricants feraient bien de se pencher sur le problème des gens de couleur.

Il est difficile d'avoir des règles strictes et précises quant au moment ou aux mots que la personne va choisir pour parler à son ami(e) du changement qu'a subi son anatomie. À la troisième ou quatrième rencontre, on détecte la véracité ou la superficialité des sentiments, et cela peut être le bon moment pour donner des explications. Ce qu'il faut éviter, c'est de repousser le moment où on va parler de la stomie, car elle risque d'être découverte par accident. On peut aider un partenaire marié à accepter la stomie en lui en parlant ouvertement dès qu'on le sent nécessaire. On peut expliquer (lorsqu'on discute des implications de la stomie dès le début avec le couple) que les poches modernes ne fuient pas, ne laissent pas passer les odeurs, restent intactes et peuvent être dissimulées lors de contacts physiques intimes. Les hommes ayant une stomie peuvent porter une poche kangourou pour cacher leur poche, et les femmes un joli dessous assorti à leurs sous-vêtements ou bien des combinaisons. Les angoisses peuvent être balayées en raisonnant avec le couple sur le fait que la stomie est durable et qu'on ne peut l'endommager lorsqu'on la touche avec précaution. Cela redonne aux partenaires suffisamment confiance pour rétablir des relations sexuelles.

Tous les conseils sur ce qu'il faut faire au restaurant ou quand on boit un verre ainsi que sur le contrôle d'une poche pleine ont un lien avec l'image du corps. Discuter librement du sujet crée une compréhension qui, on l'espère, mènera à l'acceptation. Il peut être nécessaire de rappeler au porteur d'une stomie qu'il vaut mieux manger d'abord au lieu de boire l'estomac vide et que le vin et la bière peuvent rendre les selles encore plus liquides, qu'avec une urostomie, deux bières suffisent pour remplir la poche, et que s'il boit trop d'alcool, il risque d'oublier de vérifier son appareillage.

Il y a les trucs du métier qu'un malade peut apprendre pour diminuer ou éviter les bruits dus à la stomie : le rassurer en lui disant qu'il les sentira progressivement venir et qu'il aura quelques secondes pour expulser des flatuosités. Pour ce faire, il peut plier les bras ou s'asseoir de manière telle qu'il diminue le bruit. Il peut aussi prétendre resserrer sa ceinture tout en exerçant une pression douce avec le doigt ou la paume de la main sur la stomie afin de supprimer le bruit. La majorité des poches à colostomie ont à présent un filtre intégré pour flatulences, ce qui réduit le débit d'expulsion des gaz en excès. Certains porteurs de stomies vont sauter des repas dans l'espoir que leur stomie sera moins active, mais la règle à adopter est de prendre ses repas à heures régulières.

Pour ce qui est des relations sexuelles, si un malade trouve que sa stomie devient active lorsqu'il s'allonge et non en position assise, on peut lui suggérer d'attendre un peu puis de reprendre la position précédente avant le rapport sexuel. Un partenaire compréhensif acceptera volontiers d'attendre un peu que la stomie se calme. Le sens de l'humour fait des merveilles !

La fonction sexuelle peut être entravée par un très grand stress ou la maladie, et cela doit s'améliorer avec le temps. Une fois qu'ils ont récupéré après l'opération, les malades souffrant de maladie inflammatoire intestinale se sentent souvent mieux; le fait de ne plus avoir à prendre de médicaments tout le temps améliore finalement la libido. Une rectocolectomie totale ne doit pas altérer la fonction sexuelle lorsqu'elle fait suite à une maladie inflammatoire des intestins, mais il faut aider les malades qui ont des difficultés. Par exemple, la douleur (dyspareunie) ressentie par une femme lors de son premier rapport après l'opération et la cicatrice périnéale peuvent inhiber le retour à une vie sexuelle normale. Comme précédemment, la compréhension et la patience du partenaire sont d'une grande aide.

Pour éviter les catastrophes post-opératoires, la consultation en pré-opératoire est d'une importance capitale. Rappelons-nous la jeune femme mariée qui racontait ce qu'elle avait ressenti des années auparavant :

> Je pense que j'ai vraiment su ce qui allait m'arriver lorsque, trente-six heures avant l'opération, on a marqué le site de la stomie et fixé une poche « pour voir ». Là, je me suis rendu compte que je ne serais jamais plus la même. Je pensais avoir déjà assez pleuré, mais là, je recommençai de plus belle. L'infirmier qui s'était occupée de mon entrée, sentant mon problème, me remonta le moral et me demanda de me considérer comme une jeune femme ordinaire, une mère de famille qui devait seulement avoir une stomie. Il me donna ma première séance de consultation psychosexuelle. J'avais un chemin extraordinairement long à parcourir, mais cela m'aida beaucoup, car

> non seulement quelqu'un comprenait vraiment, mais en plus voulait bien passer du temps à en parler avec moi. Je n'oublierai jamais la compassion et la gentillesse de cet homme; il comprenait ce que signifiait cette mutilation physique et le traumatisme psychologique qui en découlait (Salter, 1983).

Beaucoup de femmes ayant une stomie continuent à concevoir, avoir une grossesse normale et accoucher d'un enfant en bonne santé; cette malade n'eut pas cette chance. Au moment de son opération, elle et son mari avaient un enfant et voulaient agrandir la famille. On lui assura que la stomie n'était pas un obstacle à une grossesse et, après avoir attendu un an après l'opération comme on le leur avait conseillé, elle essaya à nouveau d'être enceinte. Des examens de stérilité montrèrent qu'une trompe était bouchée mais, trois ans plus tard, elle eut la joie immense d'avoir un test de grossesse positif — pour être admise à l'hôpital quelques heures plus tard à cause d'une grossesse extra-utérine. Au moment de l'opération, on lui retira la trompe et, quatre ans plus tard, bien que complètement guérie du point de vue de sa stomie, elle était encore bouleversée par les problèmes que cette opération lui avait causés.

Une autre question vint à se poser : sa petite fille avait été mise au courant très tôt des choses de la vie. Elle avait remarqué que toutes les mères de ses amies avaient des bébés et on lui avait dit comment ils étaient conçus. Un jour elle demanda : «Maman aimes-tu papa ?» Lorsqu'on lui répondit affirmativement, elle demanda alors : «Eh bien pourquoi n'as-tu pas de bébé ?» Cette mère fut si bouleversée de sa stérilité secondaire qu'elle écrivit la chose suivante : «Au moment où j'écris ceci, je suis sur une plage pleine d'enfants. Nous poussons notre petite fille à se faire des amies; il le faut, ou elle n'aura personne d'autre avec qui jouer. C'est toujours à elle de faire le premier pas, car il semble que presque tous les autres enfants ont déjà un ami, un frère ou une sœur. Nous avons fait tout notre possible pour qu'elle ne reste pas enfant unique. Suis-je la seule à être bouleversée à chaque fois que mes amies sont enceintes et qu'elles ont la possibilité de choisir d'avoir ou non d'autres enfants ?» (Salter, 1982.)

Les porteurs de stomie et leur famille ont besoin de solutions pour résoudre leurs problèmes complexes, et si les membres des professions de santé ne peuvent fournir les bonnes réponses, ils doivent chercher à prodiguer le soutien dont ont besoin ces malades. La malade dont je viens de parler était heureuse de discuter de ses problèmes avec sa famille, mais attention à l'individu qui veut que personne ne sache rien; il vit sur la corde raide de peur que les gens ne découvrent et n'acceptent pas vraiment la réalité de sa stomie. Certains aiment à donner un nom à leur stomie, mais il ne faut pas encourager cette attitude. Après tout, peu de gens qualifient une partie de leur anatomie de «Rose» ou «Tom» par exemple. Ensuite, tout ce que les parents ont à faire, c'est d'en parler à leurs enfants ou à leurs relations, honnêtement et simplement. Cette attitude s'impose pour un parent souffrant d'une maladie de Crohn à qui il peut arriver de faire de fréquents séjours à l'hôpital, car il est important de savoir si les enfants sont perturbés à cause de ses absences fréquentes. Le soutien à la famille est encore un paramètre important, et le personnel hospitalier comme les infirmières de ville doivent travailler ensemble pour assurer la continuité de la prise en charge.

Un autre exemple de malade qui risque d'avoir des problèmes est l'homme de quarante ans typique : il a un travail fixe et découvre, d'un seul coup, qu'il devra porter une stomie après chirurgie abdominopérinéale du rectum suite à un cancer; il sera en général admis à l'hôpital moins d'une semaine après le diagnostic. Si on ne lui a donné aucun conseil ni aucune information sur l'opération à venir lors d'une consultation externe, il pourrait très bien rentrer chez lui et faire ses propres plans pour l'avenir. C'est à ce moment-là que l'équipe de soins doit intervenir. En même temps que la perte de contrôle des selles suite à la stomie, il peut également devenir, temporairement, incontinent urinaire : une menace pèse sur son rôle de chef de famille auquel sa mauvaise condition physique peut le forcer à renoncer jusqu'à être réduit à regarder sa femme faire toutes les tâches qui lui étaient dévolues.

À cause de leur proximité, les nerfs pelviens peuvent être affectés dans ce genre d'opération, ce qui entraîne une impuissance. Cet homme sera brusquement embarrassé lorsque sa femme le verra nu; il fermera à clé la porte de la salle de bains derrière lui et les enfants ne le verront plus en sous-vêtements. Cet homme actif, autrefois compétent, deviendra complètement malhabile s'il s'agit d'utiliser ses mains pour changer sa poche.

Il est parfois nécessaire de ne résoudre qu'un problème à la fois; par exemple, une fois qu'il se remettra à manger normalement, on lui apprendra à irriguer sa stomie (pour évacuer les selles qui s'y trouvent), lui donnant ainsi un certain contrôle sur sa colostomie. Dès qu'il se sentira en meilleure forme, il pourra commencer à effectuer quelques petits travaux dans la maison et envisager de reprendre son travail. Ses problèmes urinaires et sexuels auront besoin d'un suivi, il sera important d'en discuter librement avec lui. L'implication du partenaire est cruciale car, comme le disait une épouse : « Tu as le cancer ? Pourquoi toi ? Nous avons eu tant de bonheur ensemble, nous avons passé tant de bons moments, eu beaucoup de joies; je suis gourmande, j'en veux encore, des années et des années de lendemains qui chantent, mais pas seule, *jamais* seule... L'intrus était venu et ne voulait pas nous lâcher » (Randall, 1972).

Dans quelle mesure l'équipe médicale peut-elle aborder les problèmes sexuels qui pourraient survenir ? Une proportion significative d'hommes ayant subi une excision du rectum deviennent temporairement, voire d'une manière permanente, impuissants; quant aux hommes qui subissent une cystectomie pour tumeur de la vessie, ils restent impuissants définitivement. Les femmes peuvent ressentir une sécheresse, un raccourcissement du vagin dont on ne leur a peut-être pas parlé avant l'opération. Il faut discuter avec ces malades de la possibilité d'implants péniens ou autres prothèses. L'infirmière ne doit pas se dire que parce que, dans leur grande majorité, ces malades abordent la cinquantaine ou qu'ils sont près de la retraite, leur vie sexuelle n'a plus d'importance pour eux. Si les infirmières soignent les malades de manière personnalisée, il faut qu'elles considèrent chaque malade comme un individu ayant des besoins physiques, émotionnels, spirituels, sexuels et sociaux. Si les infirmières croient à la nécessité d'une bonne information, il sera nécessaire de dire aux malades quelles seront les implications de leur traitement et, en particulier, avant l'opération, dans quelle mesure cela affectera leur vie sexuelle. Dans tous les cas, il faudra fractionner les informations en fonction de la capacité et de la volonté des malades à les digérer.

Les malades âgés porteurs de stomie auront grandi à une époque où l'on ne parlait pas de ces fonctions intimes. Ils rencontreront certainement des problèmes plus importants de dextérité, de coordination et de vision que les valides, et une poche qui fuit ne les aidera pas à changer le peu d'estime qu'ils ont d'eux-mêmes, surtout si cela signifie l'aide d'un parent pour tout nettoyer. Ils peuvent donc croire qu'ils sont retombés en enfance. Aussi arrive-t-il à l'équipe soignante de penser à ce que peut ressentir un homme, de quatre-vingts ou quatre-vingt-dix ans, physiquement handicapé, mais mentalement alerte, de voir sa fille soigner sa stomie. Si le malade et son entourage sont satisfaits de l'arrangement et si cela implique de choisir entre rester à la maison ou aller dans une institution, il se peut que le malade choisisse la première solution. Pour l'aider à accepter la situation, les infirmières doivent chercher des moyens permettant à ce malade de penser d'une manière positive aux choses qu'il peut encore faire par lui-même et, par là-même, lui faire retrouver l'estime de lui-même.

LE SOIN DES FISTULES

Les maladies intestinales inflammatoires (particulièrement la maladie de Crohn), le cancer pelvien ou les dommages créés par les radiations peuvent provoquer la formation de fistules. Bien qu'une fistule ne soit pas d'origine chirurgicale, le débit des matières est souvent important, et un appareillage est nécessaire. Ces malades souffrent souvent des effets démoralisateurs d'une poche qui fuit et sur laquelle ils n'ont aucun contrôle. L'image du corps est donc radicalement altérée par la fuite des matières, l'apparition de la fistule et la nécessité de porter une poche.

À la vue de sa stomie, pour la première fois, la réaction naturelle du malade est l'horreur et le dégoût. Cela n'aide en rien si l'infirmière donne de fausses assurances, déclare trouver la stomie belle ou ressembler à un bouton de rose ! Il faut laisser le malade exprimer ses sentiments de répulsion et de rejet auxquels l'infirmière doit prêter une oreille attentive. Les malades peuvent réagir de bien des manières durant ce processus de deuil, qui n'est pas seulement une émotion ressentie à la suite de la perte d'un être cher, mais le résultat de toute perte (voir chapitre 2 pour des explications complémentaires sur l'aide à apporter).

LA DIALYSE PÉRITONÉALE

Évoquons maintenant les malades qui subissent une dialyse ou une dialyse péritonéale et précisons leur effet sur l'image corporelle. La dialyse péritonéale suppose que les cathéters de drainage soient souvent portés à demeure, ce qui rappelle constamment aux malades la défaillance de leur corps. Le style de vie peut être affecté par les interruptions constantes nécessitées par le traitement, qu'il soit fait à domicile ou à l'hôpital. S'il y a possibilité d'effectuer les soins à domicile, il faut une pièce entière pour mettre les machines et l'équipement, et la dialyse signifie une interruption fréquente de sommeil. Si elle est effectuée à l'hôpital, d'autres problèmes se posent.

Les régimes peuvent avoir un effet sur l'image corporelle de ces malades. En effet, pour éviter les malaises entre les dialyses, un régime pauvre en protéines (souvent bas en potassium) et élevé en calories est conseillé (en fonction de l'état des reins) afin d'aider à garder au minimum les taux d'urée, de potassium et de créatinine.

L'estime de soi peut être sérieusement affectée par les médicaments et les fistules artério-veineuses. Les relations peuvent être affectées à cause de la pression exercée sur le malade et sa famille. Un malade peut se sentir mal et incapable de tolérer des rapports sexuels. Il faut donc évaluer soigneusement la situation et faire les interventions appropriées.

L'insuffisance rénale chronique est une maladie débilitante permanente qui influe fortement sur la façon dont l'individu se voit et dont les autres le perçoivent. Les plus jeunes, ceux qui ont encore tout à vivre, rencontrent d'énormes difficultés, conditionnés qu'ils sont par le culte des médias pour un corps en bonne santé, en forme, plein d'énergie, beau et sûr de soi. L'impuissance, un effet courant de l'insuffisance rénale, est très liée à l'image de soi et à la perte d'amour-propre. Les problèmes sexuels, surtout avec les malades en dialyse péritonéale ambulatoire permanente, sont associés à un défigurement dû à la présence constante d'un cathéter dépassant de l'abdomen. Certains craignent que les rapports sexuels n'endommagent le cathéter et donc n'aient des répercussions négatives sur le traitement lui-même. L'anxiété atteint le conjoint et tous les autres membres de la famille.

Les malades sous hémodialyse ont souvent des cicatrices défigurantes sur l'un ou parfois les deux avant-bras à cause de la fistule artério-veineuse, des sinuosités des veines et des greffes. Les femmes, surtout, peuvent en être embarrassées et choisir de porter à longueur de temps des vêtements à manches longues, quelle que soit la saison.

LES MALADES CANCÉREUX AVEC STOMIES

Il est également important de parler des dommages supplémentaires subis par le corps des malades soumis à la radiothérapie ou la chimiothérapie. Le cancer du col, s'il n'est pas diagnostiqué suffisamment tôt, peut par exemple entraîner une fistule vagino-vésicale suite aux radiations et au processus de la maladie, d'où le recours à la stomie. La chirurgie peut intervenir en urgence pour supprimer l'obstruction due à une tumeur ovarienne, ce qui signifie que le soutien moral pré-opératoire sera limité. Plus de patience et de temps seront à consacrer à la malade en post-opératoire au fur et à mesure qu'elle sortira du choc causé par cette nouvelle attaque contre un corps déjà atteint. Breckman (1980) dit : « Pour certains malades, la stomie est un rappel constant de leur cancer; pour d'autres, qui doivent également faire face à des écoulements vaginaux et des sécrétions rectales, il s'agit d'une atteinte supplémentaire à un corps déjà bien abîmé. À celles auxquelles elle apporte un soulagement à la douleur, la stomie peut représenter un retour à la dignité pour le temps qui leur reste à vivre. »

CAS CLINIQUE

Sue était une malade qui souffrait d'une rechute de son cancer du col. On lui fit donc une exentération pelvienne antérieure et un conduit iléal. Cette « jeune » femme attirante de quarante-quatre ans refusait absolument que son mari, qui l'aimait, voie

Indications destinées à planifier les soins à administrer à un malade porteur d'une stomie (par exemple colostomie)

Problèmes/ besoins du malade	Buts	Actions	Calendrier	Évaluation
1 Besoin d'aide en pré-opératoire impliquant si possible le partenaire ou les parents en insistant sur un retour à un style de vie normal, à la poursuite d'une vie sociale, etc.	S'assurer que le malade est physiquement et émotionnellement capable de supporter la stomie a) Que ressent-il quant au fait d'avoir une stomie? b) Prévoit-il des problèmes?	Le malade est invité à poser des questions à l'équipe et à l'infirmière. Utiliser une brochure expliquant tout sur les soins à donner aux stomies	Vérifier chaque jour ainsi qu'à la sortie	Se sent capable de faire face; accepte de subir son opération (confirmation par des attitudes optimistes et positives)
2 Après l'opération, le malade a besoin de voir sa stomie et son appareillage	Accepter de voir la colostomie et son appareillage	Encourager le malade à regarder son abdomen et, ce faisant, lui rappeler ce qui avait été dit sur l'apparence qu'aurait la stomie (par exemple, elle est rouge, gonflée, etc.)	Lorsqu'il a pleinement récupéré de l'anesthésie	Accepte de voir la stomie et la poche

3 A besoin d'aide pour apprendre à s'occuper de sa stomie	Permettre au malade de s'occuper de sa stomie de façon à ce qu'il considère l'avenir avec confiance et qu'il se prépare à sa sortie	Utilisation de l'appareillage et explications des principes mis en jeu	En permanence	Peut manipuler l'appareillage correctement en vue de la sortie
4 Préparation à la sortie : comment le malade croit-il qu'il s'en sort ?	Permettre au malade de se sentir confiant sur tous les aspect de la vie à la maison	Revenir sur les points mentionnés auparavant, s'assurer que le malade comprend et qu'il a, par écrit, toutes les instructions nécessaires	Avant la sortie	Il a confiance et n'a de cesse qu'il rentre chez lui
5 Le partenaire doit apprendre à soigner la stomie	Se sentir à l'aise avec les soins associés à la stomie	Impliquer le partenaire ou les parents dans la prise en charge de la stomie avec l'approbation du malade	Avant ou après la sortie	Le partenaire est heureux de participer aux soins de la stomie

sa stomie ou qu'il soit impliqué dans les soins. Elle était encore à l'hôpital quand l'infirmière qui l'avait déjà soignée essaya de rétablir avec elle un certain contact. Elle essaya de lui prendre la main alors qu'elle était désespérée, mais Sue la retira; se sentait-elle indigne d'être touchée à présent qu'elle avait une stomie ? Le retour de Sue chez elle inquiéta l'infirmière, car il lui semblait qu'elle ne réussissait pas du tout à accepter son opération. Elle reprit contact avec Sue à intervalles réguliers. Son mari continua à lui apporter son soutien, puis elle accepta finalement de recevoir un membre d'une association d'urostémisés. Elle se rendait à l'hôpital de jour toutes les trois semaines pour sa chimiothérapie. Petit à petit, Sue finit par accepter sa stomie, sembla de plus en plus enjouée, et le personnel de l'hôpital, ainsi que les autres malades, remarquèrent ce changement positif dans son attitude. Elle encourageait ceux qui venaient d'être opérés, en leur disant (elle portait des jeans serrés et des vêtements à la mode) : « Regardez-moi, impossible de deviner que j'en ai une. » Comment savoir si ce comportement était authentique ou pas ? Un jour, six mois après son opération, elle dit : « Vous savez, je ne me réveille plus le matin en pensant : "Oh, il va encore falloir faire face à cette horrible chose aujourd'hui." Elle a pris sa place dans ma vie; elle n'est plus au premier plan, mais représente un petit aspect de ma vie. »

SEXUALITÉ ET SOIN DE STOMIE

Jacobson (1974) admet que, « si soigner c'est prendre soin de la personne dans son ensemble, alors image corporelle et sexualité doivent faire partie du plan de soins. » Un diagnostic de cancer permet parfois à un couple de réévaluer sa relation et de réexaminer ce qui est important dans la vie. Sue et son mari avaient fait précisément cela. Parfois, les thérapies utilisées pour certaines maladies conduisent à une amélioration de la notion de bien-être, et pour les gens qui sont à une étape terminale, la sexualité peut les aider à se sentir vivants. La création d'une stomie affecte le fonctionnement sexuel, soit directement en endommageant un nerf, soit indirectement par des changements de l'image corporelle. Les infirmières se doivent d'être attentives : si, au malade qui demandait s'il pourrait continuer à avoir une vie sexuelle, on avait répondu : « Quel type de sexualité avez-vous ? » au lieu d'éluder sa question, celui-ci, en l'occurrence homosexuel, ne se serait certainement pas suicidé.

LA RÉÉDUCATION ET L'ÉQUIPE SOIGNANTE DU SERVICE

Pendant son séjour à l'hôpital, le porteur de stomie est protégé de son environnement normal; aussi devra-t-il, de retour chez lui, attendre de voir la réaction de ses proches, famille, amis et celles des gens qui viendront le soigner à domicile. La tendance, de nos jours, est de diminuer le temps passé à l'hôpital et de favoriser le retour du malade chez lui le plus vite possible. Les infirmières à domicile ont alors de plus en plus souvent à s'occuper de malades encore physiquement et moralement sous le choc de l'opération. Les soins et l'affection du partenaire jouent un rôle important dans la réinsertion du malade, et l'infirmière peut aider en expliquant, dès le début, qu'il n'est absolument pas nécessaire de changer leurs habitudes lorsqu'ils vont se coucher à cause de la stomie.

Les infirmières doivent chercher à donner une qualité de vie, et non pas seulement à la prolonger, en instillant de la confiance dans une atmosphère détendue et en encourageant le malade à retrouver le respect de lui-même ainsi que son indépendance. Là encore, la discussion sans contrainte du sujet crée la compréhension qui mène à l'acceptation. Les malades doivent pouvoir choisir la personne de l'équipe soignante dont ils souhaitent le soutien, et un malade bien informé acceptera mieux sa situation que celui qui ne l'est pas. Souvent, quelqu'un du même sexe, de la même génération et qui s'est adapté à sa stomie est d'une grande aide. De plus, commencer les consultations très tôt permet une guérison plus rapide. Les associations de bénévoles forment des visiteurs qui sont d'un grand secours aux malades. Ils leur rendent visite après leur opération et pendant leur période de rééducation. Il est primordial que l'infirmière discute de tous les aspects des soins à dispenser à la stomie, et l'infirmière spécialisée peut proposer aux malades une continuité des soins à la fois chez eux et à l'hôpital, de même qu'elle peut servir de relais au sein de l'équipe multidisciplinaire.

Poser des questions — du type : « Cela vous ennuie-t-il que je vous demande si vous faites les courses, si vous allez au restaurant, si vous partez en vacances, si vous travaillez ? Comment votre femme réagit-elle à votre stomie ? » — durant cette période de suivi, ou lorsque le malade revient à l'hôpital, permet de mesurer son adaptation aux événements. Ne pas oublier de lui demander comment il se sent, lui. Les infirmières peuvent en apprendre beaucoup en observant la façon dont la personne s'habille : une apparence négligée pourrait traduire un besoin d'aide. Pourtant, les problèmes ne disparaissent pas avec la sortie; en fait, ils ne font que commencer, car ils peuvent s'aggraver et prendre des proportions dramatiques avec l'âge.

On peut avoir une stomie à tout âge, et l'adaptation à l'opération se fait en fonction de ce facteur. Certains malades retrouveront une vie normale avec peu de problèmes; pour y arriver, il convient de les aider à voir qu'ils ne sont pas fondamentalement différents de ce qu'ils étaient avant l'opération. D'autres peuvent avoir besoin au départ et pendant un certain temps d'une aide spécifique, ce qui demande une disponibilité au moment voulu, qui est possible si le personnel hospitalier et les infirmières de ville travaillent en étroite collaboration quand ils soignent le malade. Et s'il est impossible de retrouver un mode de vie normal, peut-être l'histoire de cette jeune maman venant s'exprimer devant un groupe d'infirmières résumera-t-elle tout ce qui a été dit : « J'ai une colostomie parce que grâce à elle je vais avoir quelques mois de plus à vivre, quelques mois de plus avec mon mari et mes enfants, alors qu'est-ce que cela peut faire que j'aie un trou dans le ventre ? » (Wilson, 1977.)

Références bibliographiques

Chapitre 1

Bancroft J (1976) Homosexuality and the medical profession: a behaviourist's view. *Journal of Medical Ethics*, **2**, 24–27

Chilton S (1984) Identity crisis. *Nursing Mirror*, **158** (13 June), ii–iii

Crown S (1980) Psychosocial aspects of homosexuality. *Journal of Medical Ethics*, **6**, 130–132

Donavon M & Pierce S (1976) *Cancer Care Nursing*. East Norwalk, CT: Appleton-Century-Crofts

Ellis J (1981) *Nursing: A Human Needs Approach*. Boston: Houghton Mifflin, Chapter 17

Emerson J (1983) Living through grief. *Nursing Mirror*, **157** (9 November), ii–x

Goffman E (1963) *Notes on the Management of Spoiled Identity*. New Jersey: Prentice-Hall

Hine J & Daines B (1987) Sexuality and the renal patient. *Nursing Times*, **83** (20 May), 35–36

Kubler-Ross E (1969) *On Death and Dying*. London: Tavistock Publications

McCrea C (1984) First get rid of the stigma. *Sunday Times Supplement*, 10 June

Potterton D (1986) The avoidable disability. *Nursing Times*, **83** (5 March), 18–19

Pritchard P (1981) Stress and anxiety in physical illness. *Nursing Times*, **77** (22 January), 162–164

Salter M (1983) Towards a healthy body image. *Nursing Mirror*, **157** (14 September), ii–vi

Smith R (1984) Identity crisis. *Nursing Mirror*, **158** (16 June), ii–vi

Stewart W F R (1975) *Sex and the Physically Handicapped*. Masham National Fund For Research into Crippling Diseases

Wassner A (1982) The impact of mutilating surgery or trauma on body image. *International Nursing Review* (29 March), 86–90

Wells R (1987) Wanted: nurses who are special for AIDS care in the community. *Primary Health Care*, **5**(3)

Wilson-Barnett J (1980) Prevention and alleviation of stress in patients. *Nursing*, **2** (February), 432–436

Wood N (1975) *Human Sexuality in Health and Illness*. St Louis, MO: C V Mosby & Co

Chapitre 2

Bond M (1982) Self-awareness. *Nursing Mirror* **155** (29 September), 26–28
Brandon D (1982) *The Trick of Being Ordinary*. London: Mind Publications
Earnshaw-Smith E (1982) Emotional pain in dying patients and their families. *Nursing Times*, **78** (3 November), 1865–1867
Firth H (1982) Sources of good staff support. *Nursing Times*, **78** (12 October), 60–62
Laurent C (1984) Help to prevent burn-out. *Nursing Mirror*, **159** (21 November), 37
MacDonald D (1983) More help for nurses in distress. *Nursing Standard*, **301** (23 June)
Randall N (1972) *This Road Can be Travelled*. London: Readers Digest Association
Rogers C (1961) *On Becoming a Person*. London: Constable & Co
Titmus R (1976) *Essays on the Welfare State*. London: Allen & Unwin
Tschudin V (1981) A question of mind over matter. *Nursing Times*, **77** (12 March), 455–459

Chapitre 3

Amsterdam B (1972) Mirror self-image reactions before age two. *Developmental Psychobiology*, **5**(4), 297–305
Blondis M N & Jackson B E (1977) *Nonverbal Communication With Patients: Back to Human Touch*. Chichester: John Wiley & Sons
Bower T & Wishart J (1972) The effects of motor skill on object permanence. *Cognition*, **1**, 165–172
Bruner J S (1975) The ontogenesis of speech acts. *Journal of Child Language*, **2**, 1–19
Chinn P (1980) *Child Health Maintenance: Concepts in Family Centered Care*. St Louis, Mo: C V Mosby & Co
Donaldson M (1978) *Children's Minds*. Fontana: London
Eiser C & Patterson D (1984) Children's perceptions of hospital: a preliminary study. *International Journal of Nursing Studies*, **21**(1), 45–50
Elmassian B (1979) A practical approach to communicating with children through play. *American Journal of Maternal Child Nursing* (July/August), 238
Erikson E (1967) Identity of the life cycle. Selected papers series—psychological issues. Monograph Vol 1, no. 1. International University Press
Fraiberg F (1959) *The Magic Years: understanding the problems of early childhood*. London: Methuen.
Gelbert E (1978) What do I have inside me? How children view their bodies. In *Psychosocial Aspects of Paediatric Care*. New York: Grune & Stratton
Green C (1975) Larry thought puppet play 'childish' but it helped him face his fears. *Nursing*, **75** (March), 301
Jolly J (1981) *The Other Side of Paediatrics*. London: Macmillan Press
Kitzman H (1975) The nature of well child care. *American Journal of Nursing* (October), 1705
Lewis M (1974) Child-initiated care. *American Journal of Nursing* (April), 652
Lipowski Z *et al.* (1977) *Psychosomatic Medicine: current and clinical application*. Oxford: Oxford University Press
Lowenfield V & Brittain W (1970) *Creative and Mental Growth*. Macmillan: New York
Maccoby E (1980) *Social Development, Psychological Growth and the Parent-Child Relationship*. New York: Harcourt-Brace-Jovanovitch
Nagy M (1953) Children's concepts of some bodily functions. *Journal of Genetic Psychology* (March), 199
Petrillo M & Sanger S (1972) *Emotional Care of Hospitalised Children: a developmental approach*. Philadelphia: Lippincott

Piaget J (1958) *The Child's Construction of Reality*. London: Routledge & Kegan Paul
Pidegeon V (1977) Characteristics of children's thinking and implications for health teaching. *Maternal-Child Nursing Journal* (Spring), 1
Schilder P (1970) *Image and Appearance of the Human Body*. International University Press: USA
Sharman W (1985) Tonsillectomy through a child's eyes. Occasional Paper. *Nursing Times*, **81** (4 December), 48-52
Smith L F (1977) Communicating with young children: an experiment with play therapy, part 3. *American Journal of Nursing* (December), 1963
Stone *et al.* (1979) Children's concepts of illness, internal body parts. *Maternal-Child Nursing Journal* (Summer), 115
Waechter E & Blake F (1976) *Nursing Care*, 9th Edition. Philadelphia: Lippincott

Chapitre 4

Marks R (1986) *Practical Dermatology*. London: Martin Dunitz
Atherton D J (1985) *Your Child with Eczema—A Guide for Parents*. London: Martin Dunitz

Chapitre 5

Andreasen N J C, Norris A S & Hartford C E (1971) Incidence of long-term psychiatric complications in severely burned adults. *Annals of Surgery*, **174**(5), 785-793
Campling J (ed) (1981) *Images of Ourselves*. London: Routledge & Kegan Paul
Furnham J & Lane S (1984) Actual and perceived attitudes towards deafness. *Psychological Medicine*, **14**(2), 417-423
Koelle W H & Convey J J (1982) The prediction of the achievement of deaf adolescents from self-concept and locus of control measures. *American Annals of the Deaf*, **127**, 769-779
Myklehurst H R (1964) *The Psychology of Deafness*. New York: Grune & Stratton
Thomas A & Herbst K G (1979) Social and psychological implications of acquired deafness for adults of employment age. *British Journal of Audiology*, **14**, 76-85

Chapitre 6

Atkinson H (1986) Principles of treatment. In Downie P A (ed) *Cash's Textbook of Neurology for Physiotherapists*, 4th Ed. London: Faber & Faber
Ayres J A (1962) Perception of space of adult hemiplegic patients. *Archives of Physical Medicine*, **43**, 552-555
Ayres J A (1972) *Sensory Integration and Learning Disorders*. Los Angeles: Western Psychological Services
Bonnier P (1893). Cited by Critchley M (1950)
Critchley M (1950) The body-image in neurology. *Lancet*, **1** (25 February), 335-340
Critchley M (1953) *The Parietal Lobes*. London: Edward Arnold
Critchley M (1968) A personal account of a complicated case of parietal disease. *Medical Society of New York, Supplement*, **26**, 73-82
Downie P A (1986) *Cash's Textbook of Neurology for Physiotherapists*. London: Faber & Faber

Espir M L E & Rose F C (1983) *The Basic Neurology of Speech and Language*. Oxford: Blackwell Scientific Publications
Fisher S & Cleveland S E (1968) *Body Image and Personality*. New York: Dover Publications
Gilliatt R W & Pratt R T C (1952) Disorders of perception and performance in a case of right-sided cerebral thrombosis. *Journal of Neurology, Neurosurgery & Psychiatry*, **15** 264–271
Hecan H & Albert M C (1978) *Human Neuropsychology*. New York: John Wiley & Sons
Heimberger R F, Demeyer W F & Reiton R M (1964) Implications of Gerstmann's syndrome. *Journal of Neurology, Neurosurgery & Psychiatry*, **27**, 52–57
Luria A R (1959) Disorders of 'simultaneous perception' in a case of bilateral occipitoparietal brain injury. *Brain*, **82**(III), 437–449.
Luria A R (1966a) *Higher Cortical Function in Man*. New York: Basic Books.
Luria A R (1966b) *Human Brain and Psychological Processes*. New York: Harper & Row
Luria A R (1973) *The Man with a Shattered World: History of a Brain Wound*. London: Jonathan Cape
Luxon L M (1986a) Physiology of balance. In Downey L J (ed) *Current Approaches — Vertigo*. Southampton: Duphar Medical Publications, 1–8
Luxon L M (1986b) Personal communication
Pick A (1922) Störung der Orientierung om eigen Korper. *Psychologische Forschung*, **1**, 313–318
Sacks O (1985) *The Man Who Mistook His Wife for a Hat*. London: Duckworth
Siev E & Freishtat B (1976) *Perceptual Dysfunction in the Adult Stroke Patient*. New York: Charles B. Slack
Walsh K W (1978) *Neurological Psychology*. Edinburgh: Churchill Livingstone

Chapitre 7

Askevold F (1975) Measuring body image. *Psychotherapy and Psychosomatics*, **26**, 71–77
Birchnell S A, Dolan B M & Lacey J H (1986) Body image distortion in non-eating disordered women. *International Journal of Eating Disorders* (submitted)
Birtchnell S A, Lacey J H & Harte A (1985) Body image distortion in bulimia nervosa. *British Journal of Psychiatry*, **147**, 408–412
Bruch H (1962) Perceptual and conceptual disturbances in anorexia nervosa. *Psychosomatic Medicine*, **24**, 187–194
Bruch H (1973) *Eating Disorders, Obesity, Anorexia Nervosa and the Person Within*. New York: Basic Books
Button E J, Fransella F & Slade P D (1977) A reappraisal of body perception disturbances in anorexia nervosa. *Psychological Medicine*, **7**, 235–243
Casper R C, Halmi K A, Goldberg S C, Eckert E D & Davis J M (1979) Disturbances of body image estimations related to other characteristics and outcome in anorexia nervosa. *British Journal of Psychiatry*, **134**, 60–66
Crisp A H & Kalucy R S (1974) Aspects of the perceptual disorder in anorexia nervosa. *British Journal of Medical Psychology*, **47**, 349–361
Fries H (1977) Studies on secondary amenorrhoea, anorectic behaviour and body image perception: importance for early recognition of anorexia nervosa. In Vigersky S (ed) *Anorexia Nervosa*. New York: Raven Press
Garner D M & Garfinkel P E (1982) *Anorexia Nervosa; a Multidimensional Perspective*. New York: Bruner/Mazel
Glucksman M L & Hirsch J (1969) The response of the obese patient to weight reduction. *Psychosomatic Medicine*, **31**, 1–7
Huon G F & Brown L B (1986) Body images in anorexia nervosa and bulimia nervosa. *International Journal of Eating Disorders*, **5**(3), 421–439

Orbach S (1983) *Food, Fatness and Femininity*. Institute of New York: The Women's Therapy Centre
Pierloot R A & Houben M E (1978) Estimations of body dimensions in anorexia nervosa. *Psychological Medicine*, **8**, 317-324
Russell G F M, Campbell P G & Slade P D (1975) Experimental studies on the nature of the psychological disorder in anorexia nervosa. *Psychoneuroendocrinology*, **1**, 45-56
Schilder P (1935) *Image and Appearance of the Human Body*. London: Kegan Paul, Trench & Trubner
Slade P D & Russell G F M (1973) Experimental investigations of bodily perception in anorexia nervosa and obesity. *Psychotherapy and Psychosomatics*, **22**, 359-363
Strober M, Goldenberg I, Green J & Saxon J (1979) Body image disturbance in anorexia nervosa during the acute and recuperative phase. *Psychological Medicine*, **9**, 695-701
Stunkardo A & Mendelson M (1967) Obesity and the body image. *American Journal of Psychology*, **123**(10), 1296-1300
Touyz S W, Beaumont P J V, Collins J K & Cowie I (1985) Body shape perception in bulimia and anorexia nervosa. *International Journal of Eating Disorders*, **4**(3), 259-265
Willmuth M E, Leitenberg H, Rosen J C, Fandacaro B A & Gross J (1985) Body size distortion in bulimia nervosa. *International Journal of Eating Disorders*, **4**(1), 71-78
Wingate B A & Christie M J (1978) Ego strength and body image in anorexia nervosa. *Journal of Psychosomatic Research*, **22**, 201-204

Chapitre 8

Barnes A (1979) Tetraplegia: a personal account. *Nursing*, **1** (4 July), 194-197
Burton E (1986) A lifetime on crutches (letters column). *Nursing Times*, **82** (8 January)
Hope J (1987) A soldier's suffering. *Community View*, **39** (January)
Jones G H & Heywood J (1987) Walking tall. *Nursing Times*, **83** (29 April), 45-46
Lambert J (1985) Adjusting to tetraplegia. *Nursing Times*, **81** (6 February)
McKean C (1987) Chris's story. *Nursing Times (Community Outlook)*, **83** (11 February), 6
Morgan (1976) Patients with cerebral palsy. *Nursing Mirror* (5 February)
Stewart W (1975) *Sex and the Physically Handicapped*. Action Research for the Crippled Child

Chapitre 9

Baker G M B (1981) Psychological management. *Clinics in Rheumatic Disease*, 7(2), 459
Bland J H (1960) *Arthritis Medical Treatment Home Care*. New York: Macmillan, p 56
Board M A (1984) Relationships with care givers. *Rehabilitation Psychology*, **193** 196
Collodi C (1984) Pinocchio *The Oxford Companion to Children's Literature*. Humphrey Carpenter & Mari Prichard. Oxford University Press
Evans J (1977) On disturbance of the body image. In Stubbins J (ed) *Paraplegia in Social and Psychological Aspects of Disability*. Baltimore: University Park Press
Goffman E (1968) *Stigma*. Harmondsworth: Penguin Books (Pelican)
Kiviniemi P (1977) Rheumatoid arthritis and psyche: a review of the literature. Emotions and personality in rheumatoid arthritis. *Scandinavian Journal of Rheumatology*, Suppl **18**, 2, 3, 5, discussion 22
Knudson-Cooper M S (1981) Adjustment of visible stigma: the case of the severely burned. *Social Science and Medicine*, **15B**, 31-44
Kohl S J (1984) Cited in Kroger D W *Rehabilitation Psychology*. New York: Aspen Publications, Chapter 6, 857-858

Maycock J A (1983) *Me and My Companion. A Recording of a Patient's Experience of Living with Arthritis*. (Unpublished)
Maycock J A (1984) Pain—a different approach. *Nursing*, second series, **31**, *Rheumatology Nursing*, 924
Maycock J A, Edwards M, Newman S & Shipley M (in press) The effect of disease duration on patients' perception of rheumatoid arthritis. Paper presented at the 16th International Congress on Rheumatology, Sydney, May 1985
McCay J (1979) Patient rehabilitation—the nurse's role. *Nursing*, **5**, iii-iv
Mechanic D (1977) Illness behaviour, social adaptation and the management of illness. A comparison of educational and medical models. *Journal of Nervous and Mental Disease*, **165**, 79-87
Moldofsky H P & Chester W J (1970) Pain and mood patterns in patients with rheumatoid arthritis: a prospective study. *Psychosomatic Medicine*, **32**, 309-318
Norris C M (1985) Body image. Its relevance to professional nursing in C E. In Carlon & B Blackwell (eds), *Behavioural Concepts and Nursing Intervention*. New York: Lippincott
Panayi G S (1980) *Essential Rheumatology for Nurses and Therapists: Rheumatoid Arthritis*. Eastbourne: Bailliere Tindall, 48
Parsons T (1972) Definitions of health and illness of American values and social structure in patients physicians and illness. In Jaco (ed) *A Source Book of Behavioural Science and Health*. New York: Free Press.
Raynaud A G M (1882) *Local Asphyxia and Symmetrical Gangrene of the Extremities*. (Translated by Barlow T) London: New Sydenham Society.
Rogers M (1979) Paralysis—how it affects movement and daily life. Nursing, **5**, Activity and Daily Disability, 203-206
Sevoss M D (1984) Mobility impairment. *Rehabilitation Psychology*, **249**, 252-253
Smith-Pigg J S, Webb-Driscoll P W & Caniff R C (1985) *Rheumatology Nursing—A Problem-Orientated Approach*. New York: John Wiley & Sons, p 284
Steiger M (1976) Understanding the psychologic factors in rehabilitation. *Geriatrics*, **31**, 68-73
Stevenson V & Hon Officers of RCN Rheumatology Nursing Forum (unpublished) *Information for Pay Review Body 1985*. London RCN Association of Nursing Practice
Stewart W F R (1975) *Sex and the Physically Handicapped*. Marsham National Fund for Research into Crippling Diseases
Wilson D (1981) Colostomy, changing the body's image. *Nursing Mirror*, **152** (2 April), 38-40
Zietlin D J (1977) *Psychological issues in the management of rheumatoid arthritis. Psychosomatics*, 18, 7-14

Chapitre 10

Addison C (1978) Social implications of sudden facial disfigurement. *Social Work Today*, **9**(41), 18-20
Adsett C A (1963) Emotional reactions to disfigurement from cancer therapy. *Canadian Medical Association Journal*, **89** (31 August), 385-391
Baxley K O, Erdman L K, Henry E B & Roof B J (1984) Alopecia: effect on cancer patient's body image. *Cancer Nursing*, 7(6), 499-503
Bertthelsen J G & Skakkeback N E (1983a) Testicular cancer: abnormal structure and function of the contralateral testis. *International Journal of Andrology*, **6**(3), 209-211
Bertthelsen J G & Skakkeback N E (1983b) Gonadal function in men with testic cancer. *Fertility and Sterility*, **39**(1), 68-75
Boron H A (1985) Adolescent adjustment to amputation necessitated by bone cancers. *Orthopaedic Nursing*, **4**(5), 30-32

Bouchard R & Owens N F (1976) *Nursing Care of the Cancer Patient*. St Louis, Mo: C V Mosby Co, Chapter 6
Denning D C (1982) Head and neck cancer: our reactions. *Cancer Nursing*, **5**(4), 269-273
Hendry W F, Stredonska J, Jones C R, Blackmore C A, Barrett A & Peckham M J (1983) Semen analysis in testicular cancer and Hodgkin's disease: pre- and post-treatment findings and implication for cryopreservation. *British Journal of Urology*, **55**, 769-773
Holmes P (1986) Facing up to disfigurement. *Nursing Times*, **82** (20 August), 16-17
Holmes S (1986) Radiotherapy: minimising the side effects. *The Professional Nurse*, **1**(10), 263-265
Hudson B, Baker H W G & de Kretser D M (1980) The abnormal semen sample. In Pepperell R J, Hudson B & Wood C (eds) *The Infertile Couple*. Edinburgh: Churchill Livingstone
Krumm S (1982) Psychosocial adaptation of the adult with cancer. *Nursing Clinics of North America*, **17**(4), 729-737
Mennie A T (1978) In Tiffany R (ed) *Oncology for Nurses and Health Care Professionals*. London: George Allen & Unwin, Vol 2, Chapter 8
Murray R L E (1972) Principles of nursing intervention for the adult patient with body image changes. *Nursing Clinics of North America*, 7(4), 697-707
Newell G R, Mills P K & Johnson D E (1984) Epidemiologic comparison of cancer of the testes in Hodgkin's disease among young males. *Cancer*, **541**, 1117-1123
Pearson J & Dudley H A F (1982) Bodily perceptions in surgical patients. *British Medical Journal*, **1284**, 1545-1546
Price B (1986) Keeping up appearances. *Nursing Times*, **82** (1 October), 58-61
Sewell H H & Edwards D W (1980) Pelvic genital cancer, body image and sexuality: frontiers of radiation therapy. *Oncology*, **14**, 35-41
Smitherman C (1981) *Nursing Actions for Health Promotion*. Philadelphia: F A Davis Company, Chapter 12
Tiffany R (ed) (1978) *Oncology for Nurses and Health Care Professionals*. London: George Allen & Unwin, Vol 2, *Care and Support*
Walter J (1977) *Cancer and Radiotherapy: A Short Guide for Medical Students*. Edinburgh: Churchill Livingstone, Chapter 8
Wimer Cline B (1984) Prevention of chemotherapy-induced alopecia; a review of the literature. *Cancer Nursing*, **7** (June), 221-228

Chapitre 11

Abel T M (1952) Personality characteristics of the facially disfigured. *Transactions of the New York Academy of Science*, **14**, 325-329
Andreason N J C & Norris A S (1972) Long-term adjustment and adaption mechanisms in severely burned adults. *Journal of Nervous Mental Disorder*, **154**, 352-362
Bernstein N R (1976) *Emotional Care of the Facially-Burned and Disfigured*. Boston: Little Brown
Berschild E, Walster E & Bohnrenstedt G (1972) Beauty and the beast. *Psychology Today*, **5**(10), 42
Bowden M I & Felier I (1979) The psychosocial aspects of a severe burn, a review of the literature. *Supplement to International Bibliography on Burns*
Cape O (1976) In Bernstein N R *Emotional Care of the Facially-Burned and Disfigured*. Boston: Little Brown
Chang F C & Herzog B (1974) Burn morbidity: a follow up study of physical and psychological disability. *Annals of Surgery*, **183**, 34
Collyer H (1984) *Facial Disfigurement, Successful Rehabilitation*. London: Macmillan

Goffman I (1963) *Stigma: Notes on Management of a Spoiled Identity*. Harmondsworth: Penguin Books
Knudson Cooper M S (1981) Adjustment to visible stigma—the case of the severely burned. *Social Science and Medicine*, **15b**, 31-44
Kolman P B R (1983) The incidence of psychopathology in burned adult patients: a critical view. *Journal of Burn Care and Rehabilitation*, **4**, 430-436
Kubler-Ross E (1969) *On Death and Dying*. New York: Macmillan
McBride M (1979) *The Fire that will not Die*. ETC Publications
McGregor F C (1953) *Facial Deformities and Plastic Surgery: A Psychosocial Study*. Springfield, Illinois: C C Thomas
Muir I F R & Barclay T L (1974) *Burns and their Treatment*. London: Lloyd-Luke
Piff C (1985) *Let's Face It*. London: Gollancz
Richardson S (1962) Social and psychological consequence of handicapping. Unpublished paper presented at 1962 *American Sociological Association Convention*, Washington, DC
White A C (1982) Psychiatric study of patients with severe burn injuries. *British Medical Journal*, **284** (13 Feb)

Chapitre 12

Bart D (1971) Depression in middle aged women. In Goinick V (ed) *Women in Sexist Society*. New York: Basic Books, 99-117
Brown R (1972) Quoted in Haddox V, Posada A & Rubro A (1978) Social and psychological adjustment following pelvic exenteration. *American Journal of Obstetrics and Gynecology*, **114**, 162
Glover J (1985) *Human Sexuality in Nursing Care*. London: Croom Helm
Masserman J H (1966) *Sexuality of Women*. New York: Grune & Stratton
Parker M (1983) Psychological problems in the treatment of gynaecological malignancy. *Nursing Times*, **79** (7 March), 56-57
Paykell E & Weiseman M (1974) *The Depressed Woman. a Study of Social Relationships*. University of Chicago Press
Pfeffer N & Woollett A (1983) *The Experience of Infertility*. London: Virago
Webb C & Wilson-Barnett J (1983a) Hysterectomy: dispelling the myths—1. *Nursing Times*, **79** (23 November), 52-54
Webb C & Wilson-Barnett J (1983b) Hysterectomy: dispelling the myths—2. *Nursing Times*, **79** (30 November), 44-46
Wilkinson S (1987) Hidden loss. *Nursing Times*, **83** (15 March), 30-32

Chapitre 13

Bard M & Sutherland A (1952) The psychological impact of cancer and its treatment. Adaptation to radical mastectomy. *Cancer*, **8**, 656
Badger C (1986) The swollen limb. *Nursing Times*, **82**(31), 40-41
Denton S & Baum M (1983) Psychosocial aspects of breast cancer. In Margolese R (ed) *Breast Cancer*. Edinburgh: Churchill Livingstone
Dobson S (1983) Bringing culture into care. *Nursing Times*, **79**(5), 53-57
Forrest P *et al.* (1987) *Breast Cancer Screening*. DHSS: HMSO
King's Fund Consensus Conference on the Treatment of Primary Breast Cancer. (1986) London: Kings Fund
Maguire P, Tait A, Brooke M & Sellwood R (1980) The effect of counselling on the psychiatric morbidity associated with mastectomy. *British Medical Journal*, **2**, 1454-1456

Maguire P, Brooke M, Tait A, Thomas C & Sellwood R (1983) The effect of counselling on physical disability and social recovery after mastectomy. *Clinical Oncology*, **9**, 319-321
Markowski J, Wilcox J & Helm P (1981) Lymphoedema incidence after special post-mastectomy therapy. *Archives Physical Rehabilitation*, **62**, 449-452
Norris C (1978) Body image—its relevance to professional nursing. In *Behavioural Concepts and Nursing Intervention*. Philadelphia: Lippincott
Pendleton L & Smith G (1986) Provision of breast prostheses. *Nursing Times*, **82**(22), 37-39
Pope B (1981) After the mastectomy, prostheses and clothing. *Nursing Times*, **77**(6), 314-318
Rosser J (1981) The interpretation of women's experience—a critical appraisal of the literature on breast cancer. *Social Science and Medicine*, **15**(E), 257-265
Sampson C (1982) The neglected ethic, religious and cultural factors in the care of patients. London: McGraw Hill
Simpson G (1985) Are you being served? *Senior Nurse*, **2**(6), 14-16
Stanway A & Stanway P (1982) *The Breast—What Every Woman Needs to Know from Youth to Old Age*. London: Granada
Tait A, Maguire P, Faulkner A, Brooke M, Wilkinson S, Thomson L & Sellwood R (1982) Improving communication skills. The use of a standardised assessment for mastectomy patients. *Nursing Times*, **78**(51), 2181-2184
Tait A (1985) *The Mastectomy Experience. Two Interviews Examined. Studies in Sexual Politics*. Sociology Department, University of Manchester.
Watson M (1984) The effectiveness of specialist nurses as oncology nurses. In Watson M & Greer S (eds) *Psychosocial Issues in Malignant Disease. Proceedings of the 1st Psychosocial Oncology Conference*. Oxford: Pergamon Press

Chapitre 14

Breckman B (1980) The stoma and the patient. *Nursing Mirror*, **150** (24 January), Supplement i-iii
Jacobson A (1974) Illness and human sexuality. *Nursing Outlook*, **32** (January), 50-53
Randall N (1972) *This Road Can be Travelled*. London: Readers Digest Association, i-iv
Salter M (1980) A cross to bear. *Community View*, **4** (March), iii-iv
Salter M (1983) Towards a healthy body image. *Nursing Mirror*, **157** (14 September), iv-vi
Whitethread M (1981) Ostomists: a world of difference. *Journal of Community Nursing*, (5 August), 4-6/10
Wilson C A (1977) *I am an Ostomate*. Chicago: International Ostomy Association Bulletin

Index

960398 - (II) - (0,3) - OSB - 100 - SNE

MASSON, Éditeur
21, rue Camille Desmoulins
92789 Issy-les-Moulineaux Cedex 9
Dépôt légal : janvier 2005

Achevé d'imprimer en janvier 2005
sur les presses numériques de BOOKPOLE
BP12 - ZI Route d'Étampes - 45330 Malesherbes
http://www.imprimerie-bookpole.com
N° d'impression : L04/05138A

Imprimé en France